U0395709

Larry I Goodyer

Travel Medicine for Health Professionals

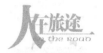

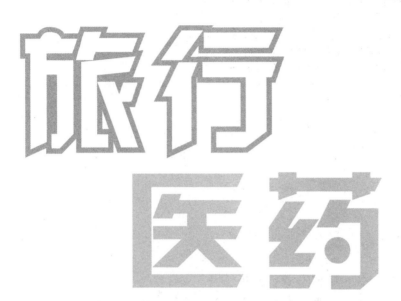

旅行医药

拉里·古迪尔/著

孙梦茹 译

苏州大学出版社
Soochow University Press

图书在版编目(CIP)数据

旅行医药/(英)古迪尔(Goodyer,L. I.)著;孙
梦茹译. —苏州:苏州大学出版社,2016.1
ISBN 978-7-5672-1548-1

Ⅰ.①旅… Ⅱ.①古… ②孙… Ⅲ.①旅游卫生一基
本知识 Ⅳ.①R128

中国版本图书馆 CIP 数据核字(2015)第 260875 号
版权登记号 图字:10-2015-401 号

Travel Medicine for Health Professionals

Copyright@ Larry I Goodyer, Head of School of Pharmacy, De Montfort University, Leicester
All rights reserved

书　　名	旅行医药	
著　　者	[英] 拉里·I. 古迪尔(Larry I Goodyer)	
译　　者	孙梦茹	
责任编辑	李　敏　杨　群	
出版发行	苏州大学出版社	
	(地址:苏州市十梓街 1 号　215006)	
经　　销	江苏省新华书店	
印　　刷	苏州工业园区美柯乐制版印务有限责任公司	
开　　本	700 mm×1 000 mm　1/16	
字　　数	267 千	
印　　张	16.5	
插　　页	1	
版　　次	2016 年 1 月第 1 版	
	2016 年 1 月第 1 次印刷	
书　　号	ISBN 978-7-5672-1548-1	
定　　价	36.00 元	

苏州大学出版社网址　http://www.sudapress.com

简　　介

作者：

    Prof. Larry Ivan Goodyer BPharm MPharm PhD MRPharmS FFTMRCSP
（Glasg）FRGS Dr. Goodyer，现任莱彻斯特·德蒙特福德大学药学院院
长，曾任国际旅行医药学学会 International Society of Travel Medicine
（ISTM）药师专业委员会主席，自 1991 年起致力于专门为海外旅行提供
专业医药准备的 Nomad 旅行商店及诊所的创建及运营。他开展了许多
关于旅行医药的专题讲座并在大量期刊和杂志上发表过相关文章，出版
多部专著，也多次在电视电台直播中宣讲旅行医药。

译者：

    孙梦茹，医学硕士，现就职于常州市第一人民医院药事科临床药学
室，主要从事治疗药物监测、个体化精准医学和旅行医药相关方面的研
究；担任 Prof. Larry 在中国进行旅行医药专题报告的翻译，在与 Prof.
Larry 的接触交流过程中，对旅行医药产生了浓厚的兴趣，经 Prof. Larry
授权，完成了《Travel Medicine for Health Professionals》的翻译。

中译本序言

　　与英国 De Montfort 大学 Leicester 药学院院长 Prof. Larry 在机场的一次偶遇,使我第一次听到"旅行医药"这个词。畅谈彼此的工作时,得知 Prof. Larry 曾担任过国际旅行医药学学会(International Society of Travel Medicine) 药师专业委员会主席。他赠我一本他的新作——《旅行医药》,这使我与这门新兴学科有第一次系统的全面接触。2014 年 4 月,我在英国开会时,Prof. Larry 特地带我去参观旅行医药诊所。诊所有专职医务人员为来访的旅行者提供健康咨询,介绍目的地的气候、卫生状况和疾病谱等,并对沿途卫生保健注意事项、携带药品及卫生用品提供建议,在咨询室外有注射疫苗的房间和供应各色旅行用品的橱柜。后来,乘车经过伦敦街道时,稍加注意便发现几家旅行诊所,旅行医药已为英国社会和旅行者接受。我在惊叹国外同行在保护旅行者健康这一公众医疗分支领域做得如此细致的同时,不禁联想到作为一个旅行大国的我们,在这方面的欠缺。据中国国家旅游局的统计,2015 年上半年国内旅游人数 20.24 亿人次,入出境旅游总人数 1.27 亿人次,其中,入境旅游人数 6 510 万人次,出境旅游人数 6 190 万人次,如此庞大的人口流动和旅行热情,带来旅行医药学的市场需求日益扩大。旅行医药致力于旅行者的健康,而旅行者还包括国际访问、商务出行、外出务工人员等,甚至是因各种原因流离失所的流浪者,这些都是旅行医药关注的对象,可见旅行医药的发展前景十分广阔。我国幅员辽阔,各地区的地理、气候、人文差异都很大,旅行的风险也随之增加:青藏高原的高原反应、沙漠环境的昼夜温差、喜马拉雅雪山的寒冷、云南热带丛林的湿热多虫等,我们需要专业的科学为愉快、健康的出行保驾护航。

　　旅行医药学是一门年轻的学科,朝气蓬勃,但旅行医药并不是一个新的概念,人们很早以前就已注意到了旅行与疾病的关系。例如,据记载,公元前 430 年的雅典瘟疫可能由贸易路线传播。我国的古代战争史上有很多关于旅行医药问题的描述,《三国志・武帝纪》记载:"公至赤壁,与备战不利。于是大疫,吏士多死者,乃引军还。"有研究认为,曹军因水土不服导致军队感染血吸虫病是曹操赤壁之战失败的一个重要原因。多少年来,鼠疫、天花、霍乱、流感等传染病的流行是与人口移动有密切关系的。随着世界经济和科学技术的进步、交通工具的迅猛提速、国际交往的日益增多,传统的守口把关的检疫的方法已不能控制疾病的传播,而且随着旅行者目的地、旅行方式、旅行内容、旅行周期、旅行者年龄等方面的巨大变化,旅行者面临的风险也越来越多。例如,英国 20 世纪 90 年代初的海外死亡人数达 4 000 例,其中,外伤死亡率 20%,游泳死亡率 16%,交通事故死亡率高达 37%,感染死亡率有 1%。因而与旅行相关的医药学和卫生问题不断引起国际组织、各国医疗专家们的重视:20 世纪 80 年代初,美国首先在检疫处成立了旅行医药学指导中心;随后意大利旅游医药学会和旅游卫生中心正式成立;美国创办了"国际旅行医药学杂志";英国的热带病研究所把研究重点转向旅行医药学;1983 年世界卫生组织西太区主任中岛宏博士亲自主持召开了"国际旅行卫生讨论会";1988 年 2 月世界卫生组织东地中海地区和欧洲地区两个办事处联合召开了第一届地区性旅行医药学会议,明确指出了旅行医药学是公共卫生的一门新学科;同年 4 月世界卫生组织和世界旅游组织召开第一届国际旅行医药学大会;1991 年 5 月世界卫生组织、世界旅游组织、美国疾病控制中心、美国埃默里大学和英国公共卫生和热带病学院共同召开第二届国际旅行医学大会,并建立国际旅行医药学学会(ISTM)。世界卫生组织把旅行卫生列为 2000 年全世界人人享有健康的必不可少的组成部分。

旅行医药学是一门研究旅行与健康关系的独立学科,研究的内容广泛,涉及的传统学科包括热带医学、传染病学、胃肠病学、内科学、儿科学、老年医学、妇科学、整形外科、皮肤病学、护理学、精神病学、耳鼻喉科学、眼科学、急救医学、临床微生物学、生理学、药理学、免疫学、流行病学等。旅行医学还涵盖了食品和水的卫生与安全、媒介控制、旅行地和旅行途中生态环境、气候与卫生、环境污染和突发事件、意外伤害的救助、防范等多个领域的知识。近些年来,一些新发、再发传染病的出现,给旅行医药学带来新的挑战:2003 年严重急性呼吸系统综合征(SARS)的暴发,证实了新发传染病可以在短时间内传播到全球范围,并且这种传播与日益发达的交通工具和日益增多的国际交流密切相关。而 2014 年 7 月,在西非埃博拉疫情的发展过程中,正是通过国际旅行,使远离西非三国的尼日利亚出现了第一例埃博拉病毒感染,并由此造成了一系列感染。2015 年 7 月,我国广东省惠州市出现首例输入性中东呼吸综合征

(MERS)确认病例,患者为韩国确认病例的密切接触者,亦是因国际旅行而造成的,而且耐药性问题的出现和慢性病旅行者的增多也使得旅行医学关注的问题更加复杂化。

我国的旅行医药学起步较晚,旅行医药学的实践与发达国家还存在很大的差距,主要表现为:(1)专业人员不足。旅行医药学专业的上岗培训、持续培训和监督考核尚未建立规范的制度,从事旅行医药咨询的得到国际认证的专业人员很少。(2)除保健中心外,无专业的咨询机构。目前,国内从事旅行医药学的专业机构是国际旅行卫生保健中心,而英国等国已有专门的旅行医药学诊所,为旅行者提供专业的咨询和药品、专业设备的供给以及疫苗接种。而且我国大部分保健中心将工作重心放在出入境人员健康体检和传染病监测中,是一种被动的咨询,进行个体化旅行医学咨询的人数极少。(3)信息更新不及时。专业书籍、教材、学术期刊稀缺,需要构建及时的网络、电话、面对面咨询相结合的一体化系统的服务,与国际接轨。

我希望通过借鉴 Prof. Larry 这本书,可以填补一些我国在旅行医药领域的不足,更希望在广大同仁的共同努力下,建立有中国特色的旅行医药学专业模式,进一步加速完善我国旅行医药学事业的发展,使这门边缘学科走进千家万户的生活中心,服务大家,为安全、愉快的旅行提供保障。

游一中

内容提要

　　旅行医药是一门新兴的交叉学科,涉及范围很多,它涵盖了内外妇儿等传统的临床医学、预防医学、流行病学、公共卫生、药学和气候学等。随着世界经济和科学技术的长足进步,交通工具速度的提升,国际交往的日益增多,旅行对于促进国际交往、国际贸易、人类和平和世界进步起着非常重要的作用,已成为人们生活中不可缺少的部分。伴随旅行业的发展,旅行者面临的风险也随之增加,因此与旅行相关的医学和卫生问题引起了人们的重视。旅行医药致力于国际旅客的健康,是通过各种方式尽可能地将旅行者在旅行期间的患病风险和事故风险降至最低,主要强调的是旅行者旅行前的准备(包括风险评估和处理),旅行中的预防、自我治疗措施和旅行后的临床诊断。

　　本书全面系统地介绍了旅行医药的相关基础知识,总结了旅行者面临的各种医疗相关风险以及相应问题的解决方案,为卫生人员和旅行者的实践提供了理论依据。全书共 11 个章节。第一章:卫生专业人员的作用和信息来源,为专业技术人员提供经验交流和学习先进理念的平台;第二至第七章:旅行者的腹泻(流行病学、预防剂、腹泻处理),旅行者的食物和水卫生(食物和水的处理),疟疾(疟疾的分类、病理生理学和生命周期、化学预防剂、应急治疗),旅行相关的热带和其他疾病(登革热、黄热病、乙型脑炎等虫媒疾病,甲肝、乙肝、血吸虫、狂犬病、蠕虫感染、埃博拉病毒等与环境和其他人接触感染的疾病),叮咬的避免(降低暴露、昆虫驱避剂、其他避免措施),疫苗接种(疫苗的种类、接种方案、不良反应)是旅行医药一般常见的领域;随着探险度假的兴起,人们会遇到很多极端环境相关的问题—第八章:环境风险(炎热气候、寒冷气候、高海拔、海洋风险)主要对该领域进行了探讨;第九章:阳光和热量相关的皮肤状况(紫外线对皮肤的影响、避免阳光暴露的措施、遮光剂);第十章:航空和海洋运输相关的健康问题(晕动病、时差、深静脉血栓);第十一章:医药箱和急救的自我处理,以及旅行者的小型医疗条件(海外药品的购买、药品包装、法律法规、急救和医药箱的设计、探险和团队的医疗条件、特殊环境下的医疗条件、叮咬和蜇伤处理)。

本书可供所有涉及旅行医药领域的医生、护士、药师等卫生专业人员参考或培训使用,也适于作为所有对旅行医药感兴趣者的入门、科普书。

前　言

　　本书旨在帮助海外旅行者最小化他们可能遇见的医药相关的风险，使得他们在适当的条件下，依照书中的方法可以实施自我治疗。毫无疑问，在过去的二十年里，国际旅行趋势明显上升，其中前往发展中国家的旅行是增长最多的之一。

　　到目前为止，旅行医药已在欧洲、北美和大洋洲等工业国家中广泛实践，给这些国家的旅行者的出行做准备。近年来，随着其他国家经济的飞速增长，保护这些地区旅行者的健康的重要性和关联性也随之突显。一个特例就是中国，现如今中国每年的海外旅行超过 8 000 万人次，这代表了一个非常巨大的增长率；2013 年 1 月至 5 月，中国的出境游人数达 3 790 万，同期增长 17.3%。从中国到其他发展中国家的旅行也迅速增长，2014 年有 30 万中国游客跟团访问非洲国家。当然，很大一部分旅行归属于商务旅行，而非洲对中国来说是一个重要的活动区域。

　　作者对旅行医药的兴趣始于 1988 年与妻子前往印度的一次背包旅行。当时作者是伦敦一家医院的药师，因此作者对药品及急救品做了充足的准备，也具有一些将胃肠道疾病以及其他旅行相关健康问题的风险最小化的适当知识。当周游印度北部时，作者与妻子遇见两大类的背包客：一类是所谓的医疗装备只是一盒膏药；另一类是仿佛在背囊里携带了一个真正的战地医院，而后者往往是医生的子女。幸运的是在整个行程中，作者他们是健康完好的，但是，他们把许多自己的医药供给送给了各种各样的旅行者，而且人们经常会咨询作者和其护士妻子一些旅行者会遇到的范畴内的问题。这使作者确认了更好地为这种类型的海外旅行者的旅行做准备的需求和重要性。而当时，旅行医药并不是一个被认可的专业。国际旅行医药学会（ISTM）直到 20 世纪 90 年代初才成立。

　　真正涉足旅行医药的契机是在 1989 年，当时作者参与并帮助 Nomad Medical 的建立。这家公司为一系列的旅行者供给必需品：从年轻的背包客到外籍人士和那些计划远离医疗设施的大型探险者。Nomad 商店有旅行用的专业设备和衣服、疫苗接种及独特的旅行专用药房。作者参与并帮助 Nomad 商店的经历为本书的写作做出了巨大贡献。

本书重点填补了以产品为导向的方式的空白,因为它比其他文章更深入、更广泛地探究了旅行者常问的问题:对于我的海外旅行,我需要携带什么药物和其他健康相关用品? 因此,这本书旨在为需要解决这些问题的卫生专业人士提供理论依据。医疗产品是药师的专业领域,这本书特别针对那些在社区药房工作的人们。另外,任何涉及旅行医药的护士和执业医师都会发现这本书非常实用。

用品供给和预防性接种方面的考虑必然不能与一般健康问题和离境前给予旅行者的口头意见分离。为了突出每一节的重点,每一章的最后都有"常见问题"的总结。其中有一些源自通过国际旅行医药学会(ISTM)运行的 TravelMed 电子邮件讨论组。这个国际组织讨论了由专家和从业者提出的一系列的热点和多样化的问题。不得不强调的是,在这些问题下列出的答案并不一定反映此组织的任何成员的意见,大部分是依据现有论据的作者个人的理解。

很多(但不是所有)旅行医药书是有关昆虫叮咬、食物和水或直接接触造成的感染的避免和处理。因此,本书的前几章致力于上述领域,强调药物治疗、疫苗接种、水的净化和叮咬的避免。随着探险度假变得越来越受欢迎,本书有专门一章探讨与极端环境条件有关的健康问题。最近媒体更多地关注空中旅行的相关问题,特别是深静脉血栓的风险或是接触性传染病的暴露,如严重急性呼吸系统综合征(SARS),本书第 10章相关文字考虑了这些领域及长期的晕动问题。与旅行相关的另一个被很好认知的健康领域是过度暴露于阳光,本书描述了晒伤和日光浴的潜在危险的处理,尤其注重遮光剂的使用。最后一章是对针对不同类型旅行者的医疗和急救用品的概述,也包括叮咬刺伤的处理。

卫生专业人员的作用是要考虑不同的旅行者可能会遇到的风险,帮助疫苗接种、预防疟疾、健康促进、医疗/急救用品和其他设备的准备。护士、医生和药师都可以发挥作用。希望这本书可作为对所有参与旅行者的海外旅行准备工作的卫生专业人员有用的参考资料和教育工具。

此版本是《旅行医药》在中国的首版。在中国,旅行者的健康问题变得日益重要,但旅行医药的实践在这里仅仅处于初期发展阶段,作者希望这本书能成为对从事该新兴学科领域的中国实践者们有用的参考资料。

拉里·I. 古迪尔

目 录

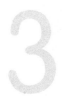

旅行者的食物和水卫生

疟疾

旅行相关的热带和其他疾病

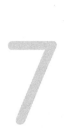

环境风险

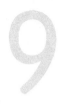
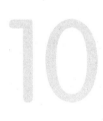

1、卫生专业人员的作用和信息来源

Travel Medicine for Health Professionals

Chapter

1

1.1　引言

与旅行相关的疾病由来已久,甚至可以追溯到古代。例如,据记载,公元前430年的雅典瘟疫可能由贸易路线传播。第一个公共卫生领域试图遏制与旅行相关的流行病的案例要追溯到中世纪的瘟疫,其做法是扣留船只以及船员40天,"quarantine"(检疫)一词由此从拉丁语的"四十"衍生而来。旅行医药学的研究起源于19世纪晚期,当时探险家和传教士的发病率和死亡率都很高,那时的一项研究表明超过四分之一的工人因为自己或者家人的健康状况不佳,不得不返回。旅行医药是一个内容非常广泛的学科,涉及所有与旅行相关的能够影响个人健康的风险,而"travel medicine"和"travel health"常被作为同义词使用。

个人健康的风险来源于两个方面:一者是目的地国家存在的或者发生率增加的疾病(如热带病);再者是旅行或者与旅行相关活动的风险(如旅行晕动病、环境问题和事故)。在某些情况下,当地医疗设备的欠缺也会危害健康。过度紧绷的健康系统可能产生的影响也是不可低估的。对于一个长途旅行者,存在着去适应一个新的文化和环境的心理方面的问题。近期的旅行医药越来越倾向于包含由于流离失所的人们的迁移造成的对健康影响的研究,如难民往主流国家的涌入。与旅行健康相关的问题的一般范围见表1.1。

表 1.1　旅行健康问题

感染:昆虫传播,食物和水,接触/吸入事故	皮肤疾病,包括日光危害
海拔/气候	医源性
旅行晕动病	慢性疾病

旅行医药的很多领域涉及预防医学,即教育旅行大众如何把各种风险最小化。例如,鼓励利用避免叮咬的方法预防由昆虫介导传播的热带疾病。类似的,知道腹泻的感染途径有助于确保水与食物卫生的不同措施的确定。

药品及相关用品也往往具有"预防性",包括疫苗、抗疟疾药片、防晒霜、水净化消毒设备和化学品。药品的管理问题一旦发生,也应该被考虑在内,某些药物可能会出现供不应求或质量差的问题,所以通常应在出行前购买。

对于许多人来说,旅行健康第一考虑因素是计划接种何种推荐的疫苗,后面会有相关讨论。这并不一定代表这类疾病或健康问题会构成最大的风险,但是它确实给旅行者一个接触专业人士的机会,通常是护士或执业医生以及逐渐发挥更大作用的社区药师。

1.2　国际旅行、发病率和死亡率

近30年来,国际旅行的迅猛发展是毋庸置疑的。从1986年有报告记录以来,国际游客人数由刚开始的3亿到2005年的7亿,这种趋势在英国近年来非常明显(图1.1),特别是前往发展中国家及热带地区旅行人口数的增加(图1.2)。

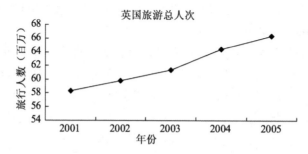

图1.1　2001—2005年英国总的旅行人次

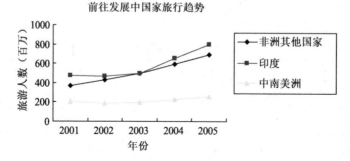

图1.2　2001—2005年英国旅行趋势

大量研究对一定规模和程度的与旅游相关的疾病问题下了很好的定义,规模较大的一次研究是在苏格兰、芬兰和瑞士开展的。结果汇总如表1.2。研究指出了一系列会增加风险的因素,包括目的地、年龄和旅行的时长。瑞士人的研究表明75%的热带旅行者至少存在一个健康相关问题,尽管其中只有5%的人严重到需要就医。芬兰人和苏格兰人的研究主要包括前往西班牙或者北美的旅行者,两个地方个人的健康相关的主诉分别为48%和43%。一般来说,越往南方,在欧洲越往东走,遇到健康问题的概率就越大。苏格兰人和瑞士人的研究都证明问题高发群体为 20 ～ 29 岁这一年龄段。

表 1.2　疾病研究中度假者疾病发生率百分比

情况	度假者疾病发生率百分比		
	瑞士人 n = 10 555	苏格兰 n = 2 211	芬兰 n = 2665
腹泻	34	34	18
呼吸系统	13	6	8
晒伤/皮肤	6	4	10
其他	32(14% 便秘)	N/A	6

无疫苗可用的疾病是发病率上升和死亡率增加的最有可能的原因,大量的研究表明,旅客死亡的最大原因是心血管疾病,通常是心肌梗死,这已占死亡报告的 35% 至 70%。造成这种趋势,部分是由于旅行中老年人的增加,虽然这些死亡与旅行本身没有必然关系。外伤,主要是车祸或溺死,排在第二,占死亡的 20%。这可能反映了一个倾向,在外从事某些活动对个人而言要比在家里做相同的事更危险,有趣的是,因感染性疾病而死亡的只有 1% ～ 3%。

1.3　与旅行相关的潜在问题

旅行的需求和潜在的问题因人而异,分类见表 1.3。

表 1.3　不同级别的建议和支持

旅行者的类型	需要注意的事项
度假者和到西方国家旅行者	防晒
	胃肠道问题
	旅行晕动病
	空中旅行
	叮咬和蜇伤

续表

旅行者的类型	需要注意的事项
度假者和到热带及发展中国家的短期旅行者	如上 +
	叮咬的避免和疟疾
	疫苗接种
	（高海拔）
到热带国家的长途旅行者/背包客	如上 +
	全面的医疗箱
探险队	如上 +
	专业医疗箱
	高海拔和气候问题
	中毒

去西方短途旅行的人，如前往欧洲南部，占海外旅行者的最大比例，他们不太可能去医生那里进行旅行前的健康咨询，然而他们中的许多人会拜访药师，咨询一些常见问题。在这种类型的旅行者中，有关防晒意识以及胃肠道感染方面的建议，可能是主要关注的领域，一些人可能在空中旅行和旅行晕动病等问题中需要帮助，叮咬反应也是常见问题。在各种旅行中，高海拔区域也存在发病风险。

前往发展中国家的旅行者，特别是到非洲国家，例如撒哈拉以南的非洲地区或者东南亚，需要增加关于昆虫叮咬传播的疾病方面的知识，特别是疟疾。同时，旅行者应按计划进行疫苗接种，理想期一般为旅行前的 2～3 个月。

长途旅行者和背包客趋向年轻化，他们可能独自旅行，又或者和横跨大陆的团体一起，例如由 10～20 人组成的横跨非洲的卡车旅行。这种类型的旅行者需要携带相当全面的医疗箱，可能包括抗生素。尽管跨陆卡车旅行可能配置齐全的装备，仍需要始终提醒个人保证自己的供给。

为探险队远征提供服务，不管是科研性还是探索性的，都在这本书范畴之外，需要对有关医疗用品和气候条件进行特殊考虑。

1.4　卫生专业人员的参与领域

专业卫生人员参与四个方面的活动：
- 旅行前的建议（健康增值）
- 处方和药品及医疗相关物品的推荐
- 疫苗接种
- 已返回的旅行者的问题

医生和护士主要关注疫苗的接种，而社区药师除此之外，还会提供药品和给药建议，以及医疗箱中其他物品的供给。

旅行者收到矛盾的建议是一个潜在的问题。比如，一个旅行者在预防疟疾方面咨询过医生，然后利用网络、电话服务热线或者咨询当地的药师作为深层次的信息来源，这样旅行者就可能会收到矛盾的建议。再者，旅行社会提供不同的建议，往往不能充分满足任何特殊的需求。大量研究表明，旅行社在该方面的服务水平较差，经常给出矛盾或错误的建议。一项研究发现，几乎没有旅行社会自发提供建议。同时一些研究表明医生自己并不是总能给旅行者提供最好的帮助。医生的建议多变，难以令人接受，特别是在预防疟疾方面。这可能归因于医生接触的咨询旅行卫生问题的人的比例相对较少。进一步的研究证明，在英国，护士比医生提供更多的旅行前建议以及疫苗接种建议。瑞士药师的研究发现，一个合理的理论知识水平涉及旅行健康相关的各种问题。在电话咨询中，药师经常会对疟疾的预防给出错误的建议，尽管一半的人说他们本该参考官方的文件。在进一步咨询中，在使用官方文件时给出的建议通常是正确的。

随着美国、加拿大和英国在法律上允许药师开具疫苗处方及变更疫苗接种，这些国家的社区药师逐渐开始经营他们自己的旅行诊所。在英国，药师还可以在没有医生处方的情况下提供一些处方药，例如抗疟疾药。

本书涉及范围广泛的议题来帮助专业卫生人员给公众的海外旅行做好准备，特别强调旅行医药以及供给的问题，而在此领域，药师起到了特别重要的作用。

风险评估和处理

旅行者旅行前的准备咨询的指导要素之一就是风险评估及之后的可能有助于降低这种风险的措施的确定（风险处理），理想的状态下是在离开的 8 周前做这样的咨询，以便有足够的时间完成疫苗接种计划。

　　风险评估本身将会考虑到目的地相关的所有健康问题,如传染性疾病,个人相关的如某些人患有的慢性疾病,因此应该考察以下方面的内容:

　　● 病史和个人因素,包括特别是药物史和过敏史,目前的健康问题,妊娠以及免疫抑制。一般来说还需试着鉴别"有特殊需求的旅行者",包括如残疾人、幼童或年老者。

　　● 目的地的健康、安全问题。

　　● 对风险的态度——个人是否计划参与冒险活动,对于目的地潜在的风险的态度。

　　● 旅行的风格、模式和目的。

　　依据这些详细的信息可确定风险处理的策略,过程总结见图1.3。首先,旅行者意识到会涉及的风险以及这些风险发生的可能性是重要的。有效的风险沟通在帮助旅行者接受风险处理策略方面是重要的。这些策略大致可分为两类:用口头的建议来矫正行为和为可能发生的事做准备,以及疫苗接种和药物治疗等防御措施。

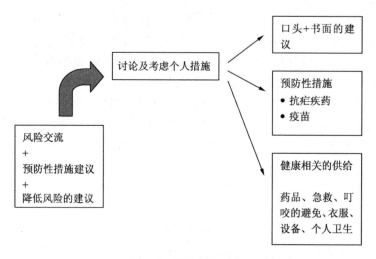

图1.3　风险处理过程

　　疫苗接种是用于抵抗传染性疾病最广泛的预防性风险处理措施。另一个主要的预防措施是抗疟疾药的使用。而这两个方面都需要考虑风险/效益比以及费用等因素。

　　行为矫正和自我治疗建议都涉及的常见例子是旅行者腹泻的处理。在这种情况下,应该建议旅行者健康饮食,同时供给疾病治疗的适当药物。

拥有合适的与健康相关的装备是风险处理的一个要素。这些装备包括极端环境所需的合适衣服、驱虫剂以及其他避免昆虫叮咬的产品、水纯化工具、急救药箱和药品。

就风险沟通和处理而言，需要考虑以下几个方面：

- 区分信息的优先次序，在简短的咨询中只有最重要和最相关的意见可以口头给出。
  - 个人相关信息。
  - 不过载信息。
  - 采用有影响的书面意见和互联网网站。
  - 使用辅助工具，例如地图和图片。

可供风险评估和处理的信息范畴列于表1.4，这是由英国皇家护理学院制作的一个风险评估表，非常简单实用。在与旅行者的讨论中，覆盖表中描述的所有点当然是不切实际的。卫生专业人员可以通过更深入的讨论来识别更高风险组。对冒险度假咨询者应该覆盖这些点里的某些内容。

表1.4　旅行前的面谈

面谈覆盖的领域	具体问题
目的地和行程	为什么旅行？例如商务活动/喜好
	旅行的类型，例如住旅馆/背包客
	特殊活动，例如徒步旅行
健康状况	慢性疾病
	目前用药状况
	复发性疾病
	过敏反应
	心理状态
	特殊需求
妊娠	
既往史	疫苗接种
	对疟疾预防药的反应
	高海拔问题

有一个不得不强调的重点,并不是只有传染病可置旅行者于风险之中。事实上,正如已经提到的,在严重的发病率和死亡率方面更需要关注的是事故发生的可能性,最常见的是由路况不熟等造成的交通事故或从事危险体育活动,特别是与水有关的运动。

因此,本书中讨论的内容涉及与旅行者健康相关的广泛议题。下面简单介绍的内容有一部分将在具体章节作详细介绍(表1.5)。

表1.5　卫生专业人员的作用

问题	建议	供给和预防
胃肠道问题	食物和水的卫生	电解质补液
		抗腹泻
		抗生素*
		水净化
日光	防晒	防晒霜
晕动病	最小化的措施	抗晕动病药
高海拔问题	避免措施	药物治疗*
性行为	安全的性行为	避孕套
		口服避孕药*
昆虫叮咬传播的疾病	避免昆虫叮咬的措施	驱避剂,杀虫剂,蚊帐,疟疾预防剂**
疫苗接种	接种日程表里的建议	疫苗*
伤口,叮咬和蜇伤	伤口护理	敷料和消毒剂
		蜇伤的缓解

续表

问题	建议	供给和预防
一般卫生问题和预警	特殊建议	
有特殊需求的旅行者	确保给出必要的医疗建议	慢性疾病用药* 急性问题恶化的用药**

* 处方

** 可能需要处方

1.4.1　胃肠道疾病

清楚的关于腹泻疾病处理的建议是重要的,因为腹泻是最常见的问题之一,会使人变得虚弱。

1.4.2　防晒

大量的阳光危害认知活动的传单可以用于口头建议。防晒用品的选择和供应是药师负责的重要领域。

1.4.3　航空和航海

虽然在预防晕动病特别是在海上旅行方面有许多可取的药物,但我们应该意识到实用的建议有助于将问题最小化,长途空中旅行引发的特殊危险——下肢深静脉血栓,这些年引起了广泛关注。

1.4.4　高海拔问题

高原反应是可致命的,对于存在这种风险的旅行,我们可以提供最简单有用的建议。在某些情况下,药物治疗是必需的,卫生专业人员应该意识到很多方案是可以用的。

1.4.5　性行为

所有的卫生专业人员有责任促进安全的性行为。不管在家里还是外面,给出的建议都是一样的。需要考虑避孕方面的建议,一些在生育年龄的女子希望使用激素避孕,而在某些国家激素的获取是存在困难的。

1.4.6　由昆虫叮咬传播的疾病

在疟疾预防和避免叮咬建议方面,卫生专业人员起着重要作用,推荐适宜的抗疟药物可能是其在旅行医药中最重要的责任,虽然这还存有争议。获得相关的信息,对基本用药原则的理解,对情况的认知可给专家意见提供参考,是在此领域提供建议者的责任。特别是药师,可以提供几乎所有避免叮咬的药品,以及一些抗疟药片。

1.4.7　接种疫苗

旅行者寻求建议的主要动力之一是旅行前的疫苗接种,在这种情况下,旅行者通过接种疫苗的护士了解相关疫苗的选择。

1.4.8　伤口护理

在热带国家,特别是在恶劣的环境下,即便一个小伤口都有可能发展成长期的疼痛,良好的伤口护理方法以及基本急救药箱的合理使用,可以避免这些情况的发生。

1.4.9　基本措施

在某些领域需要特殊的建议,比如在非洲淡水游泳应避免血吸虫病造成的风险;在炎热的气候下,如果没有合理的措施,很容易脱水和中暑。

1.4.10　慢性长期情况下的药物处理

药师需要特别关注慢性疾病的旅行用药。任何合法的需求、包装、药物稳定性以及目的地基本的供给问题都应该考虑到。另外,在海外,即便是一个突发性的反复性情况,例如轻度哮喘、膀胱炎都会难以治疗,带足所需药品是非常必要的。适合旅行以及海外工作的身体素质的筛选,取决于个体的心理和生理健康,在这本书范畴之外。本书则将给出一些适宜空中旅行的建议。

1.4.11　返程的旅行者

基础健康护理工作者对热带疾病下诊断,事实上是不可能的,因为疾病起初的症状不具代表性。如果存在流感样症状或者一般性的疲劳嗜睡,那么旅行后的问诊是非常重要的。如果某人在疟疾高发区回来后有流感症状,通常的建议是疟疾检查。理想的情况是,任何有此症状的人需要被询问前一年的旅行状况。不寻常的出疹或者皮肤溃疡,可能与热带疾病有关,同样需要咨询专家。最后,为期超过一周的腹泻可能与海外的痢疾感染有关。在有明确的症状出现,之前,一般旅客的热带疾病并不常被检查出。

1.5　信息的来源

旅行医药学最重要的方面之一是确定特殊目的地的潜在风险和常用建议的更新。本节的目的在于列出一些可用的资源。(表1.6)

表 1.6　信息来源

组 织 机 构	网 址
British Global and Travel Health Association 英国国际旅行卫生协会	www. bgtha. org
Centre for Disease Control（US）Travellers' Health 旅客健康疾病控制中心（美国） The US 'Yellow Book' —美国"黄皮书"	www. cdc. gov/travel www. cdc. gov/travel/yb/
National Travel Health Network and Centre 国家旅行卫生网络中心	www. nathnac. org
Fit For Travel	www. fitfortravel. nhs. uk
Foreign and Commonwealth office 英国外交联邦事务部	www. fco. gov. uk/travel
DoH Health Information for Overseas Travel（UK Yellow Book）-NaTHNaC 国家旅行卫生网络中心对海外旅行的健康信息（英国黄皮书）	www. nathnac. org/ yellow_book/01. htm
Malaria Reference Laboratory 疟疾参考实验室	www.　malaria-reference. co. uk
International Society of Travel Medicine 国际旅行医药学学会	www. istm. org
MASTA 国外旅行者医学建议中心	www. masta. org
Nomad	www. nomadtravel. co. uk
ProMed 疫症情报网	www. promedmail. org
Travax	www. travax. nhs. uk
World Health Organisation（For Travel） 世界卫生组织（旅行） World Health Organisation（outbreaks） 世界卫生组织（疫情暴发）	www. who. int/csr/don/en www. who. int/csr/don/en/

1.5.1　书、文章和图表

关于旅行医药学的专业性书籍有 2 本。Richard Dawood 的"Travel Health"主要针对外出旅行的人，但是对卫生专业人员具有巨大价值，每一章都是由该领域的专家撰写,涵盖了问题的方方面面。"Textbook of Travel Medicine"更多针对卫生专业人员,内容虽然没有 Dawood 说的那样广泛,但更深层次地关注了某些问题。世界卫生组织的指南给出了各种目的地的风险的细节描述。目前英国的疫苗接种和疟疾预防的指南中有大量的章节和列表可用。主要的缺陷是他们没有囊括时下最新的信息。英国国家医药协会和英国国家处方局关于疟疾预防的指南每 6 个月更新一次。

1.5.2　电子数据库和网站

大量网站的内容是基于美国国情的,并不能反映当今英国的方针。很多的网站包含旅行医学的普遍问题和可以搜索到确定疟疾预防和疫苗接种需求的数据库。以下是目前可用的网站资源的节选,但是 URLs 很容易变更或者关闭。不过这些网站往往会提供其他相关的网站链接,因此我们可以从他们提供的链接中找到正确的网址。

Travax

感染和环境卫生中心的在线数据库,它提供准确及时的疫苗时间表、疟疾预防和特殊目的地的其他卫生风险。该数据库免费注册。公众可用的还有一个简化版,叫"Fit for Travel",列出接种疫苗时间表以及疟疾预防建议,同时包括不同国家的疟疾分布地图。

National Travel Health Network and Centre (NaTHNaC) 国家旅行卫生网络中心

在英国,类似于 TRAVAX 的是 NaTHNaC 网站,该机构负责管理英国的疫苗接种中心,他们的关于海外旅行的公众健康信息非常有用,被称为"英国黄皮书",他们运营给卫生专业人员使用的在线信息和建议。特别是关于疟疾的建议,包括基于实验室的伦敦疟疾的预防和为卫生专业人员提供的在线热服。

World Health Organisation 世界卫生组织

世界卫生组织时刻关注疾病暴发的最新消息,给出确定的传染病监控和应答(CSR)网络清单。他们的"国际旅行和卫生部"同时给出了详细的疫苗接种和疟疾信息的一般建议。需要注意的是,关于预防和疫苗接种可能与英国实际情况不同。手册中许多国家关于以上方面的描述同样可以在网站中获得。

Promed

它是一个邮件讨论小组,作为全世界范围内暴发的不确定疾病的预警系统。卫生专业人员可以注册获得来自 Promed 的邮件,与全世界众多的卫生专家交流讨论最新的疫情。

MASTA

该网站提供有用的搜索引擎和数据库,你可以进入一个关于许多国家旅行的完整程序,然后生成一个关于疟疾和疫苗接种的推荐表。具体国家的具体问题也会列出,同时给出保持健康的一般性建议。另外,一个有趣的部分是时差计算器,在其中输入航班的详细信息,会生成一个关于睡眠模式和阳光暴露变更的建议。MASTA 有一个拥有自己产品的电子商务部门。

Foreign and commonwealth office 英国外交联邦事务部

由于所在国家犯罪或者政权不稳定的意外事故同样是安全健康旅行的一个组成部分,这个网站提供国与国之间所有对于英国公民的潜在威胁以及避免或解决问题的贴士。

Centre for Disease Control 疾病控制中心

这是美国政府运营的机构,包含大量关于旅行健康的信息,给出了国家特色的建议,反映了美国的政策。

Nomad

包含旅行健康信息,也可以订购常用的和较难获得的旅行保健用品。

1.5.3　组织

国际旅行医药学学会(International Society of Travel Medicine,ISTM)每年举办 2 次会议,并出版国际旅行医药学杂志,同时还建立了非常有意义的网站,会员可以参与非正式的但是内容丰富的邮件讨论小组。英国旅游健康协会(BTHA)非常活跃,而且英国所有涉及旅行医药学的卫生工作者都应该加入。所有会员可以免费登录 Travax 同时获得培训、新的 travelwise 公告以及英国旅游健康协会(BTHA)的研究期刊。

2、旅行者的腹泻

Chapter

2

Montezuma's Revenge（蒙提祖马二世的报复），Aden Gut（亚当的肠道），Basra Belly（巴士拉肚）……用于描述关于旅行者的腹泻（travellers' diarrhoea，TD）的俚语数之不尽。在所有旅行风险中，腹泻的发生率最高。据估计，约30%～50%的工业化国家的旅行者，相当于每年400万人，在前往热带国家后会遭受腹泻，尽管旅行者的腹泻通常是一个3～5天就能解决的自限性问题，仍有一些重要的考虑点：

- 3～5天的腹泻，对于一个为期2周的假期来说，仍代表了一种毁灭，如果旅行是有价值的话，那会更令人沮丧。如果假期为期仅一周，问题的严重性更加凸显。

- 在重要的商务或政治会议中，一次腹泻就能影响发挥表现，甚至会致使行程的失败。

- 一些旅行者腹泻的潜在风险更大，比如儿童、老人或免疫力低下者。

- 一个发展中国家旅行者的腹泻发生率高会导致该国的旅游业的收入严重受损。

- 从国外归来后的持续性腹泻，会导致旷工或工作效率下降。

发展中国家旅行者的腹泻高发归因于经济和控制约束不如工业化国家规范造成的卫生和食品处理方面的问题。这就导致旅行者必须有接受卫生措施教育的概念，包括水和食物的卫生概念，来降低旅行者的腹泻的发生率。这个问题在第三章中会有更详细更深入的描述。

对于卫生专业人员来说，最重要的问题是理解预防性措施和利用口服补液、抗动力药物与抗菌药物处理旅行者的腹泻以及两者的潜在作用。本章将讨论这些方面的问题以及旅行者的腹泻的流行病学、病因学和症状等需要考虑的重要问题。

2.1　旅行者腹泻的定义和症状

公认的旅行者的腹泻综合症定义是：水样未成形粪便的突然发作，且伴有一种或多种以下（肠道）症状：

- ☐ 腹部的疼痛
- ☐ 恶心
- ☐ 呕吐
- ☐ 发热
- ☐ 抽筋（腹部绞痛）

  ❏ 粪便含脓血或黏液

  ❏ 大便里急后重

  一些肠道症状是经常性发生的,如痉挛、腹部的疼痛、大便的里急后重。呕吐和粪便带血的发生率低于10%,发烧的概率接近30%。

  一般旅行者的腹泻被认为是一种急性问题,腹泻超过14天为慢性或者反复性腹泻。有人已提出,“复发性旅行者的腹泻”可以用来描述症状超过14天的腹泻,而超过30天的腹泻被称为慢性腹泻。旅行者的腹泻被定义为急性、复发性,还是慢性,很大程度取决于致病因。贾第鞭毛虫是导致旅行者的腹泻的潜在因素,由该生物感染的腹泻在不治疗的情况下,能反复持续几个星期或几个月。

  对一次旅行者的腹泻的相对严重程度的分类存在一些难度,已提出的分类体系如下:

  ● 轻度 24小时内1～2次不成形便,无其他症状

  ● 中度 24小时内1～2次不成形便,伴有其他症状

  ● 经典 24小时内3次以上不成形便,伴有其他症状

  个人的症状是可容忍的还是痛苦的往往在一线之间。例如,你会把一个腹泻一次或两次者而他本人觉得特别疼痛的归结为哪种类型?定义为严重腹泻可能更有作用,暗示可能是细菌性痢疾,需要进一步的检查以便于特定的抗菌治疗。

  旅行者的腹泻往往见于旅行的第1周,归来的3天是高峰期,超过90%的腹泻发生在旅行的前2周。在对一个去墨西哥超过2周的旅行者们的研究中,有大面积有关腹泻的报道,接近一半的人在待到第2周时遭受腹泻。

  30%左右的病人可能会卧床不起,40%被迫改变行程,低于1%的需要住院。只有3%的人发展成反复性腹泻,病情持续2周以上,1%～2%的人持续1个月以上,症状的严重性随涉及的病原体类型而有一定程度的变化,严重度和确定一个病原体的可能性弱相关,50%左右的腹泻48小时后自发性痊愈,平均持续时间为4天。

2.2 流行病学

  某些地区感染腹泻的风险与在当地儿童中观察到的非常相似,由此引发了一种假设:对某些病原体的适应和有了免疫力起重要作用。旅行中需要考虑以下因素。

目的地 不同目的地的旅行者的腹泻相关风险总结见表2.1。在许多的尝试评估问题严重程度的研究中有漏报的倾向,因此更大规模的数据更具有说服力。一般来说,旅行者的腹泻在夏天旅行中发生率更高,这可能与当地苍蝇数量增加有关。一项对回到奥地利就医的332个腹泻病人的研究已经很好地说明腹泻与目的地有关,其中97人的大便中发现了一个或者更多的病原体。亚洲的腹泻发生率比其他目的地更高。一项对从肯尼亚、印度、牙买加和巴西旅行回来超过60 000人的大规模研究中发现,肯尼亚和印度的腹泻风险最高,发病率达50%。令人惊讶的是,英国旅行者腹泻发生率要显著高于其他国家,且症状更严重。作者关于这一点也没有很明确的解释。

旅行停留的时长和之前的旅行 旅行停留的时长与产生抵抗旅行者的腹泻免疫力的倾向有一定的相关性。旅行者从一个发展中国家到另一个发展中国家的旅行腹泻风险低于工业化国家旅行的观察支持了这个观点。

在一个涉及大量美国旅行者小于90天的旅行研究中,不管目的地为何处,腹泻的风险每天增加2%。这种腹泻风险的增加贯穿了整个旅行,过半的旅行者在超过1个月的旅行中发生不止一次腹泻。

外籍人士的腹泻风险随着时间的推移有所下降,但是在尼泊尔进行的一项研究证实,腹泻仍然会大量出现。而且在此项研究中的外籍人士的正常粪便样品中存在高水平的病原体。人体对肠毒素大肠杆菌(ETEC)可能会产生耐受,但是对由其他病原体引起的旅行者的腹泻仍然敏感。

Shlim等的另一项研究表明,在海外居住的人在定居前2年仍处于风险期,居住在尼泊尔的人中42%的腹泻被确认归因为居住的头3个月内肠毒素大肠杆菌的影响,尽管这种由大肠杆菌引起的感染会在之后显著减少。这很好地解释了Hill的发现,即在旅行1个月后仍能发现多种腹泻。在此期间,观察到的其他病原体包括:环孢子虫(32%)、贾第鞭毛虫(16%)和内阿米巴虫(6%)。他们确实发现在超过2年的居住者中腹泻有减少。

无经验的旅行者的腹泻风险可能更大(可能与对水和食物的卫生措施不当有关),因为他们往往独自旅行。Reinthaler等发现,超过2个月的旅行,腹泻可能发展为寄生虫感染。在他们的研究中,蓝氏贾第鞭毛虫是最主要的寄生虫,在去印度这个公认的腹泻高发区的旅行中占有很高的比例。细菌感染与1~2周的旅途有关。

总之,旅行者的腹泻的风险确实随着时间的增长而降低,有人提出这种风险会在待在热带地区 1 年之后有明显的降低。鉴于以上证据,这可能主要归因于对肠毒素大肠杆菌的抵抗力,其他原因引起的旅行者的腹泻风险的降低,特别是由寄生虫造成的感染风险的高低,需要更长的时间。

重要的一点,长途旅行者,如在发展中国家停留超过 1 年,不应该利用抗生素治疗轻度、中度腹泻,因为在这些国家停留可以形成一些免疫力,返家后这方面的免疫力会消失。工业化国家的频繁旅行者的腹泻与不常旅行的人相同,其症状可形成对抗肠毒素大肠杆菌的免疫力的证据,促进了对抗此微生物的疫苗发展,虽然目前还没有可行的疗法。

宿主因素　年龄是一个风险因素,年轻成人(20 ~ 30 岁)的发病风险高于年长的人,关于这点的可能解释是这个年龄层的人爱冒险的饮食习惯和对某些病原体的免疫力低下。3 岁以下儿童的发病率最高,令人吃惊的是,3 ~ 6 岁的儿童的腹泻发病率最低。

饮食习惯　关于这一点,下一章会做更详细的解释,其中最重要的风险因素与在餐厅饮食相关。在一个对奥地利旅行者的研究发现,待在旅馆的人,患有细菌感染的腹泻的可能性更大,寄生虫感染的腹泻在徒步旅行中更常见。在五星级酒店食宿与在经济型的旅馆并没有什么区别。

其他疾病和药物治疗　人们发现胃酸降低者更易发生旅行者的腹泻。这可能是因为很多病原体被胃酸清除达不到致病的水平。因此,旅行者服用质子泵抑制剂(PPIs)、长效 H_2 受体拮抗剂(风险程度较轻),可能存在腹泻风险。

对于抑制胃酸分泌必不可少的病人,H_2 受体拮抗剂比 PPI 优先给予,而且需要告知他们旅行者的腹泻的风险,对于高风险区域的旅行,抗菌预防的方方面面都要考虑到。

腹泻对药物吸收方面的影响还没有被广泛研究,理论上,可能减少通过胃肠道的时间。许多热带旅行者服用了疟疾预防剂,一个研究表明,腹泻降低了氯胍(并非氯喹)的血药浓度。如果存在这一问题,旅行者需要更多地关注避免昆虫叮咬。除非医生建议他们不应该服用更多量的药物。

免疫力低下的人,比如化疗或者患有获得性免疫缺陷综合征(AIDS)CD4 细胞计数偏低的病人,腹泻的风险增加。在少年和老年人中,腹泻导致脱水的潜在危险更大,患有肠道炎的病人(IBD)在腹泻后情况会恶化。

2.3　病因学

旅行者可能会遭受一些非感染因素导致的腹泻：

- 与在家相比,饮食的改变,如添加剂/食物不耐受性,高脂肪的摄入
- 饮酒的增加,导致肠道刺激
- 经期

超过50%的旅行者的粪便样品病原体检测呈阴性,很好地支持了这些非传染型病因。而在很多研究中,超过95%的情况进行了抗菌治疗。因此,目前的观点是,腹泻的主要病因是微生物。

通过感染性微生物的三种方式定义腹泻是非常方便的：

微生物引起的非炎性腹泻　腹泻通常产生水样便,伴有恶心呕吐,很少或者没有肠道炎症,旅行者中这种类型腹泻的致病因通常是病毒或者细菌产生的毒素(比如肠毒素大肠杆菌,稍后讨论)。

微生物引起的炎性腹泻　由于结肠的发炎,腹泻中带有脓血,伴有细菌感染造成的发热和腹部绞痛。一般有脓水和血的存在的腹泻简称痢疾。不是细菌痢疾就是阿米巴痢疾。

微生物引起的全身性感染　在这种情况下,微生物能够穿透肠壁,引起全身的症状和其他组织的感染(局部病变),致病菌为伤寒沙门氏菌。

2.3.1　大肠杆菌 E. coli 在旅行者腹泻中的作用

最常见的和广泛引用的病原体是产肠毒素大肠杆菌(ETEC),该细菌产生与霍乱弧菌相似的毒素,破坏肠内钠质子泵的功能,导致水样腹泻。由 ETEC 病原体引起的腹泻在世界各地广泛存在。拉丁美洲的发病率最高,平均检出率34%左右,对比部分非洲地区为30%,而亚洲只有16%。但是这些数据都是平均值,存在很大的变化：例如,在拉丁美洲的研究表明结果在17%和70%之间。Sonnenburg 和 Tomieporth 等的研究发现,印度和肯尼亚30%的腹泻归因于肠毒素大肠杆菌,由病毒造成的发病率一定程度上高于其他研究。旅行者的腹泻还涉及其他形式的大肠埃希氏菌(E. coli),特别是肠集聚性大肠杆菌(EAEC),在南美洲更常见。

病原体受季节的影响,例如,在墨西哥,肠毒素大肠杆菌在夏季和雨季更普遍,而空肠弯曲菌在冬季更常见。

除了肠毒素大肠杆菌,还有大量的其他旅行者的腹泻致病菌,表 2.1

给出了一个粗略的不同区域的病原体的风险对比。不幸的是,单独地从临床症状确定可能的病原体并不是一直可行的。比如,尽管志贺氏菌一般与发热和粪便带血相关,但是肠毒素大肠杆菌也可引起此样症状。一般来说,肠毒素大肠杆菌涉及轻度的疾病。一些重要菌株列于表2.2,描述如下。

表 2.1 旅行者腹泻的发生率

访问每个国家,受影响的旅行者(百分比)		
>7%	10% ~ 20%	20% ~ 50%
美国	欧洲南部	非洲
加拿大	以色列	拉丁美洲
欧洲中部	日本	中东
澳大利亚	非洲南部	亚洲
新西兰		

表 2.2 除大肠杆菌(E. Coli)外的旅行者腹泻病原体

	亚洲	拉丁美洲	非洲
空肠弯曲菌	+ +	+	+ +
沙门氏杆菌	+ + +	+ +	+ +
志贺氏菌	+ +	+ + +	+
产气单胞菌	+ + +	+	+
轮状病毒	+	+	+ + +
阿米巴痢疾	+ +	–	–
蓝氏贾第鞭毛虫	+ +	–	–
隐孢子虫	+	–	+
环孢子虫	+	–	–
霍乱弧菌(非01)	–	–	–

研究中菌株的数量以百分比做单位:

– 罕有报道(<5%);+ ,5% – 10% ;+ + ,10% – 30% ;+ + + 报道 >30%

2.3.2 其他细菌

总的来说,细菌感染占整个旅行者的腹泻的85%,除了大肠埃希氏菌,腹泻还涉及大量其他细菌。空肠弯曲菌比肠毒素大肠杆菌引起更长期持久的疾病,并伴有发热、粪便带血和黏液,身体的不适和绞痛在腹泻停止后仍继续。在许多地方,它已是一个比较常见的旅行者的腹泻致病因,特别是在泰国。在墨西哥和摩洛哥的冬季,空肠弯曲菌引起旅行者的腹泻的比例高于肠毒素大肠杆菌。在 Reithaler 的研究中它是最常见的引起腹泻的细菌,37% 的粪便检出率相比肠毒素大肠杆菌和其他形式的大肠埃希氏菌的检出率(24%)要高得多。但是粪样在返回后因腹泻就医的旅行者中获得。普遍认为,肠毒素大肠杆菌在旅行到达目的地不久后就产生影响,超过 5 天后就影响不大了,因此可以预期肠毒素大肠杆菌发生率会降低。研究中没有指明具体的国家,但显示出 3 个从欧洲南部归来的病人携带喹诺酮耐药菌。可以肯定的是,空肠弯曲菌是归家后持续性腹泻的一个重要致病因素。

产气单胞菌是旅行者的腹泻的潜在致病因素,特别是在亚洲。大量研究表明其与持续性腹泻相关。

沙门氏菌引起的食物中毒在任何卫生条件差的地方都可能发生,因此它是旅行者的腹泻的常见病原体就显得不足为奇。症状在严重程度和持续时间上差异很大,可持续 1 ～ 2 天或到 3 周。败血症和全身的感染是潜在的并发症。

志贺氏菌通常引起细菌性痢疾。腹泻通常起病急骤,伴有发热呕吐,粪便带血和黏液,伴有其他肠道症状,持续 2 ～ 3 周。

2.3.3 寄生虫

这些微生物与长途旅行者更相关,小于 1 个月的旅行,即便是到高风险的目的地,发生率通常也小于 10%。

溶组织内阿米巴(痢疾阿米巴)不大可能会引起旅行者的腹泻,但可能会导致阿米巴痢疾。它比细菌痢疾发病要慢,粪便更成形,伴有臭气,带有血和黏液,没有发烧症状。虽然症状在几个星期内可以缓解,但是有复发的危险,伴有胃穿孔和胃肠道出血并发症(插图 1)。另外,微生物可以在胃肠道转移,导致肺部、肝脏和脑部脓肿的形成。旅行者中的一个典型表现,有时被认为是非痢疾型的阿米巴病,表现为一天的痉挛性腹泻而接着几天无症状,甚至便秘。这种症状的波动,可能会延迟治疗。严重的阿米巴结肠炎在旅行者中是罕见的,造成生命威胁的是结肠穿孔。

贾第鞭毛虫感染在去尼泊尔、俄罗斯某些地区和欧洲东部的旅行中比较常见,它是使用天然水的登山者和露营者的潜在风险源,被确认是塔斯马尼亚丛林徒步旅行者腹泻的病原体。感染是以水作为媒介的,野生动物可能是重要载体。最初症状可能为水样便,大多与吸收不良相关,尤其是脂肪吸收的减少会导致泡沫恶臭型的腹泻,被称为脂肪痢。

此外,伴有恶心、腹部不适、腹部胀气等症状。症状可以持续超过 7 周,25% 人可能体重下降。一个在德国旅行者的研究确定印度半岛和非洲西部是高发区,4% ~ 5% 的旅行者感染贾第鞭毛虫。旅行者在这些国家待的时间是否长于其他国家未陈述,这可能会导致风险率数据增加。进一步的观察发现,11% 的病人在甲硝唑的初始治疗中并未获得治愈,一些病人需要服用阿苯达唑才达到治愈目的。另外,无症状的寄生体仅存在于 10% 的个体中。

环孢子虫并不是旅行者的腹泻的常见病原体,但是发病率可在特殊情况下发生变化。环孢子虫在尼泊尔是已报道的致病菌,它可能导致了该国在 4 月至 7 月之间 30% 外籍人士发生腹泻。病人会突然出现严重的水样便症状,伴有腹胀气,几天后症状有所缓解。厌食和疲劳是普遍的症状,症状的持续会导致体重降低。

近年来隐孢子虫引发了英国的水污染。它是自限性的,但是对于免疫力低下者,特别是艾滋病患者是非常危险的。由它引起的腹泻可能会很严重,但是在健康人中 1 ～ 3 周可以痊愈。

2.3.4　其他

病毒疾病占旅行者的腹泻的 10% ,但霍乱疾毒携带者在旅行者中是极罕见的。霍乱频频暴发的新闻往往阻止旅行者访问特殊的目的地。这在很大程度上是没有根据的,因为典型的霍乱(El Tor 01 菌株)造成的大量的流体损失,突然脱水症状现在是很少见于健康人的。一个更致命性的菌株——0139 血清型,于 1992 年在孟加拉国发现,但至今未对旅行者产生威胁。霍乱在营养不良的人群中是更严重的问题,特别是对于年轻或年老者来说。对于健康的旅行者,霍乱是一个轻度的体感,一些未确诊的感染患者坚信他们只不过是有不超过一次的旅行者的腹泻发作。

研究不认为蠕虫(worm)对胃肠道的侵入导致腹泻,尽管慢性粪小杆线虫(圆线虫)感染可能有腹泻症状。这种感染是由于吃了被污染的食物引起的,这点会在第五章进行详细的解说。血吸虫病是第五章讨论的另一个蠕虫感染。

2.4　预防

大多数旅行者的腹泻对抗菌药物有反应,预防性使用这些药物似乎是合理的。1960 年罗马奥运会期间,英国队使用链三磺片将腹泻发生率控制在最低水平。

2.4.1 可用于预防的药物

抗菌药物用于旅行者预防腹泻已经很多年了。20 世纪 80 年代,磺胺类被普遍使用。因为世界范围内这些抗菌药物耐药性的发展,复方新诺明只能提供 60% ~ 70% 的保护作用,此外,磺胺类药物的副作用使得其在预防腹泻方面受到限制。

氟喹诺酮类是目前的首选用药,它可提供 90% 的保护,虽然在东南亚的耐药弯曲菌株的流行可能会限制其在该地区的使用。另一种药物环丙沙星的推荐剂量是 500 mg,每日一次。

多西环素也可以缩短腹泻的持续时间。人们关注的焦点仍然是肠道病原体对四环素类抗生素的高耐药性。越来越多的疑问在于,多西环素用作疟疾的预防(见第四章)是否也为一些旅行者提供了预防腹泻的作用,但很少有证据支持或反对这种假设。一项实验表明,如果每周 2 次常规服用多西环素可提供 85% 的保护作用。另一个对前往墨西哥的旅行者的研究发现,40% 的肠道致病性大肠杆菌对多西环素耐药,但无环丙沙星耐药。

一些研究表明乳酸杆菌制剂在预防旅行者的腹泻方面是无效的。已经对一种含有益生菌 L. casei GG 的制剂进行了一些小规模的试验研究,看起来可提供最高 40% 的保护。如此低水平的保护作用,需要指出的是其可能导致人们自满于饮食建议的安全错觉,益生菌预防旅行者腹泻的作用有待进一步研究。乳酸杆菌制剂好的方面在于其对一些只愿意购买具有部分预防作用的商品的旅行者是具有吸引力的。未来,转基因变性的乳酸杆菌制剂可能作为一种益生菌在预防旅行者的腹泻中发挥作用。

水杨酸铋已被推荐作为旅行者的腹泻的预防剂。不过,该药每天服用 4 次才能达到 60% 的预防作用。除了必须记得每天服药 4 次,还有其他轻微的副作用,如引起舌头和粪便发黑,可能降低其依从性等。

人们仍在尝试生产用来对抗肠毒素大肠杆菌的疫苗,提供至少部分旅行者的腹泻的预防。口服霍乱疫苗似乎可以提供对肠毒素大肠杆菌的一些交叉预防作用,但这种可能的情况不超过 7%。

2.4.2 预防性抗生素的适应征

人们强烈反对药物预防旅行者的腹泻可能是因为旅行者的腹泻的自限性,不值得持续使用昂贵的抗生素。美国的发展共识会议规定,旅

行者的腹泻不值得预防。一般,反对预防性使用抗生素的理由如下:

* 不良反应　在不能就医的情况下,会发生复杂的副反应。同时可能导致其他微生物,如念珠菌和梭状芽孢杆菌的过度繁殖。

* 花费过高。

* 懈怠　环丙沙星不能杀死寄生虫和病毒,因此对食物和水的卫生仍需要关注。

* 耐药性　如果某种抗生素已经在本地居民中使用,旅行者使用该种药物可能不会对旅行地整体的耐药水平产生影响,但是,还是存在旅行者携带和发展环丙沙星耐药菌株的风险。

* 治疗更有效　抗生素能在 24 小时内缓解症状,用作治疗更实际。

在高危人群中存在一些预防的适应征。例如,免疫抑制,胃酸缺乏者(服用质子泵抑制剂的结果)或者 IBD(炎症性肠病患者)。在脱水或电解质紊乱的特殊风险情况下,例如服用地高辛的人,也需要预防。旅途的一个重要方面在于周全的考虑,就如下面会讨论到的,如果使用抗生素,短期的自我治疗是首选方案。

人类免疫缺陷病毒(HIV)携带者,通常不会给予预防性药品,应该携带抗生素以备自我治疗。需要提醒他们格外注意食物和水的卫生,有人认为,CD4 + 细胞计数可以用来指导是否应给予预防药品,细胞计数小于 200 者应该提供预防用抗生素,少于 500 者应该服用水杨酸铋。

2.5　旅行者腹泻的处理

旅行者的腹泻的处理有三种方式——抗蠕动药物、口服补液和抗生素治疗。这些方式的理论依据已有综述。Hill 的研究表明,在大多数情况下,旅行者自行治疗他们的腹泻。这个研究回顾性分析了来自美国的 784 个旅行者,46% 报道发生了腹泻,可能因为旅行者前往了高风险目的地。34% 发生了 2.1 节中描述的分类系统中的典型腹泻。更甚的是 11% 的人丧失了“行动能力”。尽管许多腹泻很严重,但几乎所有的旅行者都自行治疗。在这些腹泻者中,47% 携带了抗生素,剩下的携带了抗蠕动药。而 74% 的丧失行动能力的人服用了抗蠕动药,27% 服用了抗生素。这是旅行者自行治疗腹泻的 2 种最常用的方式:抗生素或洛哌丁胺。但是,在许多国家,抗生素并没有如美国那样管制严格,可广泛用于旅行者腹泻的自我治疗。另一个关于旅行者的腹泻治疗的重要方面是补液治疗,特别是口服补液(ORS)。所有自我治疗的方法讨论如下。

2.5.1　抗蠕动药

这一类药物中最有用的是洛哌丁胺,因其对胃肠道有特殊作用。其他药物,例如可待因和地芬诺酯/阿托品,效果不如洛哌丁胺,并有全身性的副作用。洛哌丁胺降低了大肠的蠕动,因而从某种程度上促进了流体的重吸收。在服用洛哌丁胺时,要谨慎的维持液体的摄入。

对轻中度旅行者的腹泻,洛哌丁胺可以改善便频和抽筋的症状,使得旅行者可以继续已规划的议程,但它不可以用于儿童。儿童的首选措施是补液。

在洛哌丁胺的使用方面有一些认知上的不足,需要指出的是,最大剂量服用洛哌丁胺一天以上时,在解决腹泻的同时会导致便秘。没有研究表明这个特殊问题与洛哌丁胺相关,由于饮食的改变和补液摄取的不足,便秘和腹泻一样,成为旅行者的一个问题。另一个理论上的不足是,抗蠕动药可以延长志贺氏菌引起的感染,这大概是因为病原体的滞留。这可能与只需要相对较少的微生物的存在就可观察到志贺氏菌样症状相关。因此,即便很少量的病原体的滞留都可能产生副作用。

洛哌丁胺的生产商声称在过度强调只服用补液情况下,洛哌丁胺可能未被充分利用。在一个医生、护士和药师中的调查中,只有四分之一的人会推荐抗蠕动药用于腹泻的治疗,超过一半的人强烈同意关于抗蠕动药的使用会延长疾病发病周期和造成对胃肠道进一步的伤害的论述。人们广泛认为这些药物延迟病原体和毒素的排泄。

当然,在旅行者的腹泻的情况下,腹泻发作是考虑的重点,洛哌丁胺确实起到了作用。在没有任何充分的证据证实抗蠕动药在旅行者的腹泻的治疗过程中有不良的影响情况下,许多人认为,在没有痢疾的情况下,使用抗蠕动药是安全的,甚至在痢疾存在的情况下,在服用适当的抗生素后仍能使用它们。

抗蠕动药可适用于轻中度的旅行者的腹泻,这些类型的旅行者的腹泻中没有发热或者粪便带血的症状。在旅行者的腹泻可能会影响到旅行计划和不超过 24 小时的情况下,应继续使用洛哌丁胺。它还可以用来维持良好的水合作用。

2.5.2　口服补液

口服补液(ORS)的使用,拯救了发展中国家数以百万计腹泻患者的生命。盐和葡萄糖(或其他糖类)的平衡可以使补液充分有效吸收。钾和碳酸氢钠的加入有利于调节电解质的不平衡。ORS 运用于儿童和老年人的腹泻是公认的,但有人认为对相对的健康成人的旅行者进行腹泻治疗并无必要。在这个年龄段中,腹泻通常不是一个脱水疾病。简单的维持液体摄入如饮用含糖饮料或者食用含盐饼干,在健康成人中足够了。在一个去墨西哥旅行者中进行的研究提供了健康成人不需要该种治疗的一些直接的证据。随机的分配给受试者洛哌丁胺或者洛哌丁胺加口服补液来自我治疗旅行者的腹泻。两组在症状或腹泻的持续时间上都没有不同。

更有甚者,在没有合适的饮料或容易到手的食物的情况下,可携带袋装电解质应急。这些旅行者需要利用盐和糖来完善他们的解决方案。一个较合理的配方是,一升纯净水加入半勺盐和 8 平勺糖。在没有糖的情况下可以用蜂蜜代替。

儿童和老人应使用商品化的补液(如 Dioralyte™, Rehidrat™)。虽然在海外就可获取,但 WHO 规定的处方中含钠量较高,可能不那么可口。表 2.3 对比了一些可获取的 ORS 配方,WHO 处方因其较高的钠含量而具有高渗性。英国处方含有较少的钠,因此低渗。这里有很好的证据证明使用低渗的溶液更有利于水分的吸收。另一方面,一些人质疑对于非常高输出的腹泻,如霍乱,它们可能逆转低血钠症。其他人则认为 感染霍乱的儿童,钠浓度在 50 ~ 70 mmol/L 已足够。在任何情况下这对来自发达国家的旅行儿童都非常罕见。在服用 WHO 处方的儿童中未观察到高钠血症。

表 2.3 口服补液(ORS)

溶质(mmol/L)	WHO-ORS	UK ORS(Dioralyte)	Dioralyte Relief(UK)
钠	90	60	60
钾	20	20	20
氯	30	60	40
碳酸氢钠	30		30
柠檬酸盐		10	
葡萄糖	111	90	111
米或淀粉			(6g/包)
渗透压	331	240	

维持补液的摄入还可以帮助改善一般的症状和保持健康。通过积极的补液治疗,实际上可以增加粪便流体输出。通过简单地增加液体摄入,电解质溶液是否能给成人带来益处尚未有研究。

一些证据显示基于复杂碳水化合物(比如大米)的配方在促进吸收和液体的保留方面比糖配方更有效。一种含有淀粉的口服补液(Dioralyte Relief™)已在英国运用,附加的好处是它可以形成更固态粪便,该产品是否能给旅行者的腹泻患者带来好处需要进一步研究。

2.5.3　抗菌治疗

运用抗菌药物的旅行者的腹泻的自我治疗是非常有效的。但是否该给予旅行者这种药物是有争议的。复方新诺明一度被作为旅行者的腹泻治疗的经验性抗菌药物,现在已被在一定量的实验中证明更有效的喹诺酮类取代。

在腹泻的第一时间给予氟喹诺酮类药物进行自我治疗,病情的严重程度和持续时间就会有所降低。在伯利兹英军中多次被引用的一个研究报告中,单剂量 500 mg 的环丙沙星可以使旅行者的腹泻的平均持续时间从 50 小时降低至 24 小时以下。而且,超过 90% 的参与者 72 小时没有继续排便不成形,而对照组只有 79%。但该研究只涉及 84 个志愿者,不能代表大多数的旅行者。在一个前往墨西哥的旅行者研究中获得了几乎相同的结果,即服用环丙沙星 3 天,痊愈的时间由 60 小时降低到 20 小时。其他利用单剂量环丙沙星的实验也显示了可观的腹泻持续时间和严重程度的改善。

研究仍待继续,但是在腹泻症状出现时及早地服用单剂量的环丙沙星似乎是合理的,它是一种缩短腹泻持续时间的有效途径。如果症状持续到第 2 天,单剂量治疗后,建议一个 3 ~ 5 天的疗程(500 mg 每天 2 次)。

Cochrane 对抗菌药物在旅行者的腹泻中的有效性进行了系统性综述。他们确定了 20 个适用于总结的实验,但完整的 meta 分析仍数据不足。10 个实验检测的主要成果是对未成形粪便持续的时间测定,表明接受抗生素治疗显著降低,然而,这个分析结果因为没有使用或者没有正确报告事件分析的时间而被评判。24 小时后,第二个终点,接受抗菌药物治疗人中的未成形粪便数量降低。72 小时内接受治疗的人获得了更大的改善,因此结论认为抗菌药物缩短了腹泻的持续时间,降低了旅行者的腹泻的严重度。与预期的一样,接受抗菌药物治疗者的副作用发生率更高,但是都不严重,停药后,不良反应消失。综述没有评价一个方案相对另一方案的有效性,例如,短期和长期疗程之间的方案。

如表 2.4 所示,环丙沙星对一些,但并不是所有的细菌病原体都有作用。空肠弯曲菌可能对氟喹诺酮类敏感,阿奇霉素是可以选择的药物,它对由其他病原体引起的旅行者的腹泻同样有效。环孢子虫只对复方新诺明敏感,隐孢子虫感染没有可用的抗菌药物。贾第鞭毛虫和阿米巴痢疾的治疗,需要用到甲硝唑或替硝唑。

表 2.4　旅行者腹泻的抗菌治疗

微生物	临床综合征	潜伏期/持续时间	主要症状	抗菌药物的选择
病毒,如轮状病毒	非炎症性	潜伏期 3 天 持续时间 1 周	水样泄 恶心和呕吐	N/A
ETEC 产肠毒素大肠杆菌	非炎症性	潜伏期 16 ～ 72 小时 持续时间 3 ～ 5 天	水样泄 腹部绞痛	氟喹诺酮 利福昔明
空肠弯曲菌	炎症性	潜伏期 突然发病	发热 粪便含脓、黏液、带血	大环内酯类
沙门氏杆菌	炎症性	潜伏期 突然发病	发热 粪便含脓、黏液、带血	氟喹诺酮
志贺氏菌	炎症性	潜伏期 突然发病	发热 粪便含脓、黏液、带血	氟喹诺酮
阿米巴痢疾	炎症性	症状逐渐发生	发热 粪便含脓、黏液,带血 胀气,不适 中度体重降低	甲硝唑
蓝氏贾第鞭毛虫	非炎症性	潜伏期 2 周 症状逐渐发生 不治疗可持续数月	每天 2 ～ 5 次半成形便 胀气 轻度体重降低	甲硝唑 替硝唑
环孢子虫	非炎症性	可能突然发作 持续近 6 周	水样泄 腹胀气 体重降低 疲劳和厌食	复方新诺明
隐孢子虫	非炎症性	突然发作 潜伏期 1 周 持续期 1 ～ 3 周	水样泄 轻度腹胀气 体重降低	无

为了增加一些免疫力,长途旅行者首次出现腹泻症状时应该避免此种治疗。

用于旅行者的腹泻治疗的最新的抗菌药物是利福昔明,它结构上与利福平相似,吡啶咪唑环的引入使得口服生物利用度降低到小于 1% 。因为它不能被吸收,使得胃肠道的抗菌药物浓度很高。尽管利福昔明治疗腹泻的最小抑菌浓度很高,但由于治疗剂量的药物在胃肠道内的浓缩,所以很容易达到标准。目前进行的有效性研究确实表明在治疗旅行者的腹泻中,利福昔明至少与环丙沙星的效果相同,优于安慰剂组,不良反应少。尽管它在痢疾患者身上的作用没有被特殊研究,利福昔明确实对细菌病原体如志贺氏菌有活性。值得关注的是,利福昔明的使用降低了结核分枝杆菌的交叉耐药性。实践研究表明这种耐药性没有发生而且耐药性不是由于质粒转移产生的。

2.5.4　旅行者腹泻处理的一般途径

在旅行者腹泻的抗生素治疗方面目前没有国际共识。如果使用抗生素,旅行者需要携带一个疗程的环丙沙星,使用指南见表 2.4(32 页)的下半部分的描述。在美国,水杨酸铋也被作为治疗轻度旅行者的腹泻的一个选择,60% 的案例在此疗法下得到改善。在英国,一般不使用该种疗法,在表 2.5 的上半部分描述的方案对大多数旅行者来说更合适。说明指出,如果粪便带血,伴有发热现象或者腹泻持续 5 天以上,应该就医。这种假设是建立在可以获得帮助,合适的抗菌药物容易取得的前提下的。对于大多数去发展中国家的长途旅行者,情况并非如此,故需要携带抗菌药物。在比较罕见的情况下,比如,非常偏远地方的旅行,个体需要自我药疗的指导,特别是情况严重或者持续性腹泻发生时,环丙沙星和甲硝唑都是需要的,这些药物的使用应该遵循医嘱。

表 2.5　旅行者腹泻的处理

腹泻的严重程度			
	轻度	中度	严重
旅行者未带抗菌药物	补液(如果需要,洛哌丁胺)	补液 短疗程的洛哌丁胺	就医
旅行者携带抗菌药物	补液(如果需要,洛哌丁胺)考虑症状出现时服用氟喹诺酮	洛哌丁胺和氟喹诺酮(单剂量/短疗程)	氟喹诺酮 3 ～ 5 天;超过 14 天,服用甲硝唑

对于儿童,任何情况下,重点推荐的治疗途径都是口服补液。

控制饮食在成年人和儿童中都是不需要的,但是某些食物会增加胃肠道蠕动,吃一些清淡的食物(如面包、土豆、香蕉)可以改善症状。有些人主张,避免食用乳制品,因为有可能产生乳糖不耐症。

对于有重要议程的业务主管或政治家,因为时间是限定的,关于他们的需求更是个难题。证据显示,在第一次粪便溏泄后,单剂量 500 mg 的环丙沙星和洛哌丁胺联合用药,可以在 24 小时内缓解症状,特别是由肠毒素大肠杆菌引起的症状。加入洛哌丁胺的优势并不明显,但是有些人认为是有意义的。虽然环丙沙星在这个方案中不允许使用,即便偶尔用在某些情况下也是有规定的。除此之外,还有氟喹诺酮类、氧氟沙星与洛哌丁胺联合用药的例子。

抗生素治疗的争议可以通过药物经济学进行判定。一个有趣的发现是医疗人员认为抗生素是治疗的很好的选择,25% 的微生物学家在出席一个海外会议时,携带抗菌药物用作旅行时的腹泻治疗。

推荐以下治疗方案,用来作为健康成人的自我治疗。

* 24 小时内只有 1～2 次大便溏泄的轻度旅行者的腹泻,不需要特殊治疗。

* 轻中度腹泻,可以使用洛哌丁胺,如果症状严重的或痛苦的情况下,可以加用抗菌药物,一日量已足够,如果症状持续超过 24 小时或者有痢疾症状,需要完整的 3 天疗程,例如 500 mg 环丙沙星每日两次。需要注意的是,因为很多研究都是在腹泻症状一出现就使用抗菌药物情况下进行的,为了评估腹泻的严重性而推迟治疗是有益的证据是有限的。在一般的抗菌治疗中,在腹泻症状一出现就服药是最有效的,因为这可以限制肠毒素的产生。对于症状严重的痢疾,需要一整个疗程的抗菌药物治疗。

2.6　持续性腹泻

约 3% 的腹泻,症状持续超过 14 天,返回的旅行者不可避免的需要就医。

发生持续性腹泻的原因有很多,贾第虫病是其中最重要的一个,当然,表 2.2(24 页)列出的其他寄生物也可能引起该种情况。细菌感染同样可以引起持续性腹泻,特别是志贺氏菌和产气单胞菌,偶尔也会是大肠杆菌,特别是肠致病性大肠杆菌,也能引起长时间的腹泻。有许多致病菌不确定的具有慢性后遗症的严重腹泻暴发的案例,可能是因为急性期过后病原体的消失,粪样中检查不出任何病原体。该类腹泻在美国的同名小镇暴发后,这种腹泻被命名为"布雷纳德腹泻"。据报道在 1992 年,乘游轮参观加拉帕戈斯群岛的游客感染这种综合症,接近一半的感染者一年后仍然在患病中。

外籍人士会遇到腹泻伴随严重吸收不良的症状,即热带口炎性腹泻。这种情况在回家后仍得不到改善。病因尚未完全明确,但与胃肠道中需氧菌的繁殖确切相关,会长期发生维生素 C 的缺乏和体重的降低,一般的抗菌药物只能暂时缓解症状,但不能解决问题。四环素 250 mg 每日 4 次,联合叶酸 5 mg 每日 1 次,6 周的疗程,可以治愈这种综合征。

另一个潜在的情况是,一次腹泻就可能引起肠道菌群的紊乱,这需要一定的时间恢复。这种腹泻后症状会随着抗菌药物的反复使用而加重。目前确认旅行者的腹泻和肠易激综合征发作相关,也存在因腹泻牵出的潜在炎症性肠病。

如果病患就医,会进行粪样的采集,粪便中某一微生物的出现不一定意味着它就是病原体,如阿米巴孢囊在没有临床痢疾的情况下仍然存在。同样,尽管粪便呈阴性,一个感染性微生物依然可能是病原体。环孢子虫感染的孢囊通常可以确定。

如果结果呈阴性,医生会进行经验性的治疗,有时候,医生会开始这种经验性的治疗而不是等结果。适宜的经验性治疗开始应该服用 5 天疗程的环丙沙星,如果不起作用,甲硝唑或者替硝唑会用来对抗贾第鞭毛虫。其他原因引起的持续性腹泻需要进一步的研究,特别是应该排除阿米巴感染。

Reinthaler 等的研究算出每个病人的抗菌药物的平均花费要比粪便检查花费的十分之一还少,他们推断,在大多数情况下,病原体仍然是未知的,强调了经验性治疗的必要性。

如果获得一个阳性的培养,微生物的确定可以指导治疗,如表 2.4(32 页)所述。

阿米巴感染很难根除,导致症状的反复,需要服用一个疗程的安特酰胺糠酸酯,甲硝唑用于随后的治疗。

Taylor 等提出了对于慢性腹泻旅行者的临床病情检查,要点如下:

● 确定旅行中发作的次数以及无任何症状的时期,以确定多重感染的可能性。

● 询问患者腹泻的表现,帮助病原体的确定,总结如表 2.4(32 页)。

* 进行体检和粪样的培养。
* 如上所述的经验治疗。
* 吸收不良研究。
* 稳定对经验性治疗无反应患者的情绪,没有存在吸收不良的情况的腹泻都会解决。
* 尝试其他措施,比如避免饮用奶制品。

2.7　要点总结

* 旅行者的腹泻通常有感染源。肠毒素大肠杆菌是最普遍的病原体,也存在其他致病菌。
* 大部分旅行者的腹泻不会超过 3 天,为自限性疾病。
* 通常不推荐使用抗菌药物做预防剂。
* 维持补液的摄入和洛哌丁胺的使用,是治疗成人腹泻的主流。
* 不是所有的医生都主张运用抗菌药物的自我治疗,自我治疗不是氟喹诺酮类的许可的适应征。
* 对于一些长途或者有重要行程的旅行者,应该考虑携带抗菌药物进行自我治疗,理想状态是在医疗监护下使用。常需要单剂量的氟喹诺酮类药物。

2.8　常见问题

问题	回答
为什么当地居民没有遭受到与旅行者相同程度的腹泻?	本地儿童的腹泻发生率与去发展中国家旅行者的腹泻是相似的,是儿童的发病率和死亡率高的一个原因。居住在该地区的人们会增强对腹泻病原体的抵抗力,但旅行者不能依赖这种需要一年时间才能增加的抵抗力,即便是对肠毒素大肠杆菌。
成人发生腹泻后,作为补液的理想饮料是什么?(有人说可口可乐很好)	不应该使用可口可乐,因为它果糖浓度相对较高,会导致肠内液体的滞留。应该使用文中所描述的措施,尽管不同专家对最好的维持水合作用的方法有各自的观点,如耶路撒冷的 Dr C Sherer 主张:"在治疗旅行者的腹泻多年后,我发现最好的替代品是浓茶,每杯茶加一勺的葡萄糖,一点盐,外加一些柠檬汁。茶越浓越好。Good Aussie char!"

问题	回答
最好的治疗婴儿和儿童旅行者腹泻的方法是什么?	如果婴儿还在母乳喂养期,应该继续喂养母乳,如果需要,口服补液 ORS。如果婴儿有呕吐症状,ORS 应该慢慢给予,用勺子每 5 分钟一次。在服用 ORS 后,24 小时停用奶粉,父母应该注意的婴儿的脱水症状。环丙沙星不常用于儿童,单剂量 10 mg/kg 的阿奇霉素,每天半剂量的服用 4 天可适于儿童。
旅行者腹泻对华法林治疗造成影响吗?	严重的腹泻会影响华法林的吸收。抗生素的使用,例如环丙沙星也会降低华法林的代谢,旅行者中接受华法林治疗的,在这种情况下需要进行国际标准化比值(INR)检测,测试盒是可获取的,但是非常昂贵。
我能运用顺势疗法或益生菌预防腹泻吗?	没有有力的科学证据证明这种预防有效,特别是顺势疗法。个人可以采用,但不能因此产生安全的错觉,应特别注意水和食物的卫生(见第 3 章)。
我应该服用抗生素吗?(如环丙沙星)	反对论点认为旅行者的腹泻是自限性疾病,而环丙沙星具有副作用。另外,一些人考虑到耐药性的问题,而且环丙沙星并不是对所有腹泻都有用。 支持论点认为抗生素大大降低腹泻时间和单一剂量的副作用是较低的。 在作者看来,在某种程度上,应优先考虑病人的偏向。对于去高风险地区的短途旅行,抗菌药物应该运用于症状出现第一时间内的自我治疗,超过 3 个月的长途旅行,争论在于不鼓励一开始就使用抗菌药物。当他们所去的国家药品供应不足时(见 11 章),还是需要携带抗生素,在腹泻第一时间使用抗菌药物,可能是最有效的治疗方法。

3、旅行者的食物和水卫生

Travel Medicine for Health Professionals

Chapter

3

旅行者的腹泻(TD)感染是因为食用或饮用污染了的食物或水。如在第二章指出的,造成风险的因素很多。与常规观念相反,食物比水更容易引起旅行者的腹泻。原因在于被微生物污染的水易于稀释,任何时候个人吞食的能够造成感染的微生物并不足量。一些病原体,如志贺氏菌或隐孢子虫,只需很少的数量就能引发感染,但这种感染在旅行者中是相对较少的。如果一个污水处理系统坏掉,则可能造成霍乱。

在食物污染的情况下,微生物繁殖非常快,造成仅吞食一小片食物,就能有足够多的病原体引起感染。

本章将考察当旅行者感染了由吞食污染的食物或者水造成的腹泻,可以采取的使风险最小化的措施。值得注意的是,并不是所有的问题都是由感染性微生物引起的,鱼和植物的毒也能引起严重问题。

3.1　食物卫生

随着公众旅行食物卫生习惯的大幅度改善,没有必要错过当地美食。不一定是某种食物本身存在危险,重要的是它是如何制作和储存的。本节主要帮助旅行者选择最安全的食物。

理论上说,遵循关于食物卫生方面的标准建议的旅行者感染腹泻的概率要少很多。但是,除了避开高风险食物,如鞑靼牛排、生牡蛎,大多数一般研究并没有表明遵循卫生建议可以降低旅行者的腹泻的风险。在一个研究中 ,尽管有出发前的准备建议,34%的人还是感染了旅行者的腹泻。遵循建议和旅行者的腹泻的发生在前往印度的长期旅行者中没有相关性。

关于尼泊尔外籍人士和旅行者的一个研究表明饮食高风险食物和腹泻并没有直接相关性。最好的避免腹泻的方法是在家中准备食物而不是在旅馆就餐。但是,研究确实表明,腹泻与过早准备好食物,并在常温下放置有一定关联。

博帕尔(Bhopal)给出了一个图文介绍,描述了一对"环球旅行"夫妇,他们非常小心地避免高风险性食物,但还是感染了严重的痢疾。"在返回伦敦的途中,一人感染了危及生命的贾第虫病,2 次腹泻,大便溏泄持续 30 周"。

遵循饮食建议是不必要的,这个结论是非常诱人的,但是,遵循关于食物卫生方面的建议还是有很多令人信服的依据:

- 没能成功避免旅行者的腹泻更多归因于旅行者没能很好地遵循

食物卫生的建议,而不是建议无效。在一个研究中,只有少数比例的旅行者愿意遵循此建议。

● 关于这个问题的研究实验很少,因此缺少足够证据将一个特殊规定饮食的习惯和发病率相关联。

● 不遵循任何食物卫生建议的人仍然处于感染寄生虫或者志贺氏菌的高风险,遭受更严重的腹泻,也没有形成抵抗力。这些旅行者往往遭受多种并发症,更严重的旅行者的腹泻的研究支持了这个观点。

3.1.1　食物卫生的一般原则

有一个可以帮助旅行者避免高风险的普遍接受的说法:"peel it, boil it or forget it"。这个原则是指煮过、热气腾腾的食物才被认为是最安全的。

一些其他一般性的观点需要理解:

● 如果可能,最好亲自准备食物,而不是在旅馆和饭馆就餐。旅馆的档次对感染旅行者的腹泻的概率似乎没有什么影响。最好避免吃路边摊,除非是热的,比如,新鲜出炉的。食宿在五星级大酒店可能比低水平的旅馆的风险更大。原因是在这些酒店为了更好地表现食物美观,在食物的准备方面涉及更多的操作,因此污染的几率就更大。

● 干燥的食物更安全。因为微生物需要在潮湿的环境下生存。关键的信息是潮湿食物的细菌污染,在一个温暖的环境中,将会快速产生大量的微生物,如果食用,可能引起胃肠道的感染。

● 感染可能由被污染的盘子和刀具引起。一些旅行者会携带自己的刀,叉子和杯子。一个比较极端的措施,一些人会使用酒精擦拭可疑的器皿。

● 养成良好的个人卫生习惯很重要。如果露营或者居住在恶劣的环境下,很容易降低卫生要求。旅行者要注意在准备和食用食物时清洁手和指甲。

● 即便旅行前的准备建议没有降低旅行者的腹泻的发生率,它也可以帮助人们理解他们所处的环境。最近的一个研究说明了此点,接受过这些建议的人们往往旅行者的腹泻的就医率要低。

● 本地食物通常比旅馆提供的用不熟悉的烹饪方式准备的西化的食物安全。

3.1.2　一些特殊食物

表3.1给出了食物的种类和它们对于旅行者的相对安全度。现在

分别讨论如下：

表3.1　旅行者食物的选择

通常安全	风险	最好避免
新鲜烹饪和热的食物	不新鲜不热的街边摊	储存差的食物
去皮的水果	未在干净水中仔细清洗的未去皮的水果和沙拉	阔叶植物沙拉
罐头食品；干制食品和新鲜出炉的面包	冰淇淋	贝类 罕见的肉类和鱼类 未经消毒的奶制品

沙拉　在高风险食物清单中的排位很高。最糟糕的是阔叶类蔬菜，如生菜。这是因为它们大的表面积，为许多微生物提供了滋生地，所以必须严格地清洗干净。另外，在发展中国家，利用人类粪便——"夜香"作为肥料，也容易滋生许多微生物。其他沙拉原料如西红柿或者黄瓜，如果准备得好的话，风险要低一些。

如果自己制作，准备沙拉或者生的蔬菜时应该用干净的水清洗直到所有可见的污渍都被去除，最后用消毒水或者煮开的水漂洗。一些旅行者喜欢夜间将蔬菜浸泡于化学消毒液中。没有证据显示这种做法显著优于仔细清洗，但是它是没有害处的。传统做法是使用高锰酸钾溶液，但这种做法往往会因为过长的接触的时间而腐坏食物或者影响蔬菜的品质。碘和氯用作水的纯化（稍后讨论）同样可以用来漂洗，这些产品的生产商给出建议的适当浓度。食用沙拉加大量的醋或者柠檬可能降低腹泻风险，因为在低 pH 值下，微生物的存活率降低。

水果和蔬菜　黄金规则是如果水果和蔬菜没有煮过食用前需先去皮。因此在水果中，香蕉和橙子是理想的选择，葡萄则会更危险。同时，被煮过的蔬菜放置几个小时也会存在风险。

自助餐和酱料　它们是旅行者的腹泻和食物中毒的常见来源。敞开的自助餐，苍蝇飞绕在食物上，留下微生物，在温暖的环境下很快繁殖。放置的冷酱也是微生物滋生处。

面包、大米和意大利面　面包是一种相对安全的干粮。大米和意大利面，一经烹煮，需立即食用掉。米饭特别容易滋生芽孢杆菌，产生毒素，引起严重腹泻。

鱼和贝类　在最好避免的食物中，鱼和贝类排位很高。考虑到贝类在生长时需要过滤大量的水而获得浮游生物，如果这种贝类生活在浅水区的排污口,会有很高的被污染概率。鱼一般需要非常小心的存储,被特殊的毒素毒死是个问题,如,"雪卡毒"是由进入鱼类食物链的雪卡毒素(神经心脏毒素)的产生者浮游生物甲藻引起的。

肉和家禽　与蔬菜存在的风险没有什么本质上的区别,需保证它们被很好的处理,不要反复热或者不正常的储存。在外面就餐时,这些情况不可能全都知晓,它们可能被潜在的因素感染。如果可能,选择新鲜的彻底煮过的肉类产品。避免雕刻菜是明智的,因为准备它们的时候需要很多手工操作。

乳制品　最主要的问题是乳制品具有潜在的风险,因为它们由未经消毒的牛奶制作,存在布鲁氏杆菌。保证牛奶煮过,这样才是安全的。因此,印度湾仔茶,广泛使用可沏的茶和牛奶在大桶里一起煮,几乎没有危险。需要注意的是羊奶酪是一个众所周知的问题因素。

3.2　水卫生

在很多方面,净化饮用水要比严格遵循食物卫生相关建议来的容易得多。此外,许多西方人现在常用瓶装水作为液体摄入的主要来源,当旅行的时候,可以遵循这个习惯做法。

瓶装水的使用仍存在风险,因为在许多发展中国家,出售"伪造的"瓶装水,只是简单地用龙头水灌装。连密封的瓶子都可能是没有安全保证的。如果可获取的话,经常建议人们选择苏打水,因为这个不太可能造假。同时,苏打水的相对酸度不利于细菌的繁殖。发展中国家的瓶装水使用率的增长引起了一些关注,因为它存在一个环境问题。据观察,由于贫困国家缺乏资源,被遗弃的瓶子既不能回收也不能受到妥善处置。在许多流行的旅行目的地,旅客乱丢垃圾逐渐成为一个问题。

一般建议饮料应避免加冰。最大的风险就在于,冰是从大块上削下的,在许多地方,大冰块是被运送到饭店的,有时候,它们被储存在大街或者其他不卫生的环境下。据报道,在一个邮轮上发生过这样的问题,它在一个外国的港口使用船上的水,未经氯化消毒制冰。一个没有依据的说法需要澄清,那就是认为在果汁或者水中加入酒精有消毒作用,但事实上酒精饮料中的酒精浓度达不到消毒水平。

有些情况下,旅行者需要对提供的水进行消毒。这些将会被详细讨论。本质上,寄生虫往往比细菌更难杀死,贾第鞭毛虫是最难清除的。登山者使用表面水最有可能遇见贾第鞭毛虫。例如,用溪流和湖水作为饮用水。

旅行者有三种方法制备干净的饮用水:煮沸、化学消毒和过滤。

3.2.1　煮沸

煮沸一直都是水消毒的推荐方法,在高海拔地区,水需要比在海平面煮更长时间,因为沸点低。因为这个变数,理想的做法是在任何海拔都将水煮足 5 分钟,煮过的冷却的水往往味道平淡,是因为其中养分的流失。盖上盖子冷却,冷水的味道可以改善。

煮沸将杀死所有的微生物,是最可靠的对抗隐孢子虫的方法。对于旅行者最主要的缺陷是需要安排器具去煮足够分量的水。煮水可用的加热元件是一个合适的杯子或者茶缸。

3.2.2　化学方法

药师和野营用品商店经常提供水纯化片剂,旅行者了解如何正确使用它是很重要的。氯、碘和二氧化氯是常用的。另外一个唯一被广泛使用的商品是 katedyne silver(瑞士水净化公司产品)。它们的效用依赖以下四个变量:

- 化学试剂的使用浓度
- 接触时间
- 水温
- 水的性质(如 pH,有机物含量)

如果水在常温下只含有一些颗粒物质,放置较短的时间就可以安全饮用。但是,如果水被严重污染,需要用较高浓度的卤素,小心遵循生产厂家标签上的建议。计算卤素浓度时通常使消毒时间小于半小时。

在英国,氯化是登山者和旅行者长期使用的净化水的方法,而在美国,碘比较常用。关于基于氯和碘的两种产品的选择方面存在很长时间的争议。

二氧化氯是最近旅行者常使用化学试剂,因为用它处理后的水味道少,非常受欢迎。还有一个因素是,碘产品在欧洲生物杀灭法规里已不被许可作为水净化使用,下面是对这些化学试剂的对比:

活性范围　碘和氯的活性范围都很广,对细菌、病毒和寄生虫都有效,对于碘,8 mg/L 左右的浓度可在半小时之内完成微生物的清除,这个浓度是贾第鞭毛虫孢囊失活所需的,对于细菌或者病毒污染,0.5 mg/L 的浓度足够。对于氯,8 mg/L 也是有效的。最流行品牌的产品(Puritabs)的浓度是10 mg/L。二氧化氯和氯、碘的活性相似,虽然其声称是对隐孢子虫唯一有效化学试剂。如果旅行者可获取二氧化氯类的产品，需要比厂家说明书更长的接触时间来保证足够的活性对抗这种微生物。

两种卤素在对抗贾第鞭毛虫孢囊的有效活性浓度方面存在争论，特别对于登山者在野外利用表面水时可能存在问题。氯可以使贾第鞭毛虫孢囊失活，但是一个研究对比了氯和碘产品，发现在选择任何的接触时间内，氯的清除率要低于碘产品。有意思的是，即使放置24小时，碘产品也不能清除超过90%的孢囊。

水温　两种卤素在低温下活性降低，需要增加接触时间和（或）浓度，特别是在清除贾第鞭毛虫孢囊时。

有机物的存在　两者的活性都会因有机物质的存在而降低。如果水是混浊的应该预过滤。可以让其通过一片布或者细纱布。或者一种叫作millbank的过滤袋（图3.1），可以用来生产大量的纯净水，这种袋子在登山者中很受欢迎。如果不能预过滤，那么应该使用高浓度的卤素。在这种灭菌情况下，据说氯比碘更敏感，特别是当氨离子或者氨基存在时，往往形成氯胺，而二氧化氯受含氮废物影响较小。

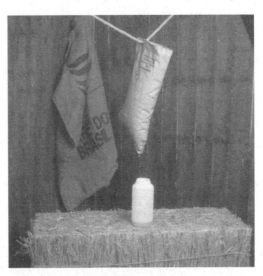

图 3.1　化学消毒前使用 Millbank 过滤水

副作用和禁忌　对于氯化作用相关问题很少，这点显著优于碘。对于碘，需要遵循一定的预防措施：

　　过度的碘摄入会对甲状腺产生影响，在仅仅使用碘化水几个月时，就有甲状腺肿大的现象。最近的类似报道发生在和平队工人，他们利用10 mg/L浓度的碘纯化水。在降低碘浓度后，甲状腺肿大快速得到解决。此外,在这方面实践中,没有临床甲状腺功能亢进症的报道。旅行者不可能都会长时间使用碘化的水,大多数产品都有一个警告说明,碘化水不能被连续使用超过几个星期。

* 因为理论上对甲状腺的作用,碘化产品最好避免在孕妇和儿童中使用。

* 对碘过敏的人显然需要避免这种碘化的纯化方法。

味道 两种卤素都对水的味道产生了影响,有些甚至不能被接受。使用了能杀死贾第鞭毛虫所推荐的高浓度的碘所生产的水特别难以被接受。维生素 C(抗坏血酸)是最方便的中和剂,同时清除了异味和碘化水的棕色,并能改善氯的味道。为达到此目的,分散的抗坏血酸片剂是可获取的,一小撮抗坏血酸粉末具有相同的效果。旅行者需要意识到,如果在水中加入中和剂,碘会失活。即便是烧瓶中很小数量的抗坏血酸加入正在消毒的水中,也将会降低碘的活性,因此,建议旅行者在最终容器中(如茶杯)加入此种中和剂。

氯和碘的味道都可以被硫代硫酸钠清除,尽管还没有商业化的片剂可用。可以使用过氧化氢,但是大多数旅行者都不希望携带一瓶子的过氧化氢。在极端 pH 值下,氯的味道是很糟糕的。

存储 一旦处理好,有氯存在的水可能要比碘更好地抑制污染有机体的增长。在任一情况下,通常最好在 24 小时之内饮用掉消毒好的水。二氧化氯处理后的水要迅速饮用,因为它不具有残留活性。

结论——碘 v 氯 (表 3.2)对于大多数旅行者来说,氯消毒的产品是最合适的和简单易取的,一些登山者和冒险家可能希望使用碘,因为其在某些情况下的理论上的优越性。如果水是冷的(10℃以下),将其静置 2 倍厂家推荐的时间是明智的。当消毒时间不确定时,如果怀疑贾第鞭毛虫的存在,最理想的情况应该静置过夜。二氧化氯活性谱要比氯更广,味道更易被接受。一般认为煮沸或者过滤系统可用于清除微生物如隐孢子虫或者贾第鞭毛虫和其孢囊。

表 3.2　旅行者水纯化试剂碘和氯的对比

	碘	氯	二氧化氯
活性范围	细菌、病毒和寄生虫(除了隐孢子虫)可能比氯对贾第鞭毛虫孢囊更有效	与碘一样	和氯和碘相似,对隐孢子虫活性效力更强
pH	高 pH 值稳定	高 pH 值活性降低	无数据

续表

	碘	氯	二氧化氯
温度/光照	低温活性降低	低温活性降低	光敏,在暗处储藏
有机物质的存在	活性降低但比氯耐受	活性降低	比氯耐受
毒性	一些禁忌;不能连续使用	无特别禁忌;可以持续使用	无特别禁忌

3.2.2.1 氯基产品

二氯异氰尿酸钠 有不同强度的片剂适合 1 L 或者 25 L 水的处理。如果按照包装上的说明使用,它们对贾第鞭毛虫是有效的,尽管目前还没有研究直接考察它们对抗贾第鞭毛虫方面的使用。如果水严重污染,应该使用 2 片。浸泡蔬菜,推荐使用 3 片片剂以达到所需用量的水。建议接触时间为 10 分钟。用相同量的片剂处理 2 倍量的水时,接触时间需要增加到 30 分钟。

二氧化氯 广泛可获取,因为生物杀虫法规的推荐已大面积的替代碘,作为化学消毒剂被广泛使用。

家用漂白剂 可以使用无添加剂或者消毒剂。普通的洗衣漂白剂含有 4%～6% 可用的氯,1 升水中可以加 1 到 2 滴。这种方法最好在没有其他产品可用的紧急情况下才使用。对于旅行来说带一瓶漂白剂也不是可行的,因为持续的振摇会使得氯失活。

3.2.2.2 碘基产品(欧盟除外)

碘酊(碘的酒精溶液 BP) 这是用来纯化水最易取的和最经济有效的碘基产品,含有 2% 可用的碘。溶液中的碘化钾也存在碘离子,它们没有抗菌活性但是使得碘浓度加倍。

碘酊的使用在某种程度上是不规律的,推荐 1 升水使用 5 滴 Martindale。如果有贾第鞭毛虫,增至 12 滴。但是,每滴的体积往往是多样的,取决于所使用的滴管的类型,作者估计一个标准滴管的一滴碘酊只有 0.02 mL。这意味着 5 滴有 2 mg/L,多于清除细菌和病毒的所需的量,但是,推荐的 12 滴只有 5 mg/L,低于贾第鞭毛虫孢囊的最小抑菌浓度。常温下,如果要杀死贾第鞭毛虫,使用这个剂量的碘酊,接触时间需要充足的 30 分钟或者更长(Martinadle 建议 1 小时)。

使用碘酊的显著缺陷是它存储在玻璃瓶内,一旦破损,情况会很糟糕。碘酊不能存在塑料瓶内,因为碘会浸出。英国国家处方集的碘酊配方,一直用乙醇配制。传闻其他碘酊含有工业甲醇,碘伏或者其他形式的水溶性碘都不能用作水的纯化。有大量的商业化的滴瓶碘酊,包装上贴有使用说明和注意事项的标签。

四聚氨基碘酸盐片　每片含有 4 mg 有用碘。比碘酊更方便,剂量更明确。但是,它们也存在一些缺点:

- 片剂的溶解需要很长时间,特别在冷水里。
- 一旦开瓶,迅速失效。
- 比碘酊更贵。

Potable Aqua　有袋装出售,含有四聚氨基碘酸盐片和中和剂抗坏血酸片(前面有提到)。

碘晶体　价格比前两者都贵,偶尔有经济能力的登山者购买,被称为 Kahn-Visscher 系统。

5g 的碘晶体被储存在带有滤纸胶木盖的 30 mL 的干净的玻璃瓶中,加入水形成饱和的溶液,配制出的碘浓度会随水的温度不同,小心倒出上清液,保证不要排出任何晶体。

这个溶液用来消毒水,每升水加入 15 mL 溶液。晶体在较小量下,可以处理很大量的水,通常在 250 L～500 L 之间。

这个过程是烦琐的,尽管系统可以在市售的以此为目的的一种特殊的杯子(Polar Pur ™)中获取(Polar Pur),它给出明确的在不同温度下的用量指导。这里同时存在不经意间消耗掉碘晶体的风险。

3.2.2.3　Katedyne silver (Micropure)

katedyne silver tablets (Micropure™)最主要的优点是对水的味道没有影响,此外,一经消毒,水可以储存好几个月。

它们在使用方面没有特别的禁忌,最主要的缺点是这些片剂只对细菌有用,对水里的寄生虫不产生作用。进一步的缺点是将药品加入水中后,在饮用前,需放置 2 个小时。关于 Katadyn silver 的效用,可用的已发表的数据很少。

3.2.3　泵和设备

市场有很多合适旅行者使用的水纯化设备销售,尽管大部分的种类都存在潜在的缺点。这些设备纯化水有 2 种模式:简单的过滤或者通过含碘的树脂的化学方法,许多体系合并了两种方法。

如果使用简单的过滤,通常带有陶瓷过滤器,最小的适宜的孔径为 0.3 μm。对于病毒的清除,这样的孔过大(甲型肝炎 0.03 μm)。因此,大多数实用系统通过两个阶段清除所有生物:一个过滤器清除大的微生物,一个碘结合树脂除去病毒。一些还有第三个阶段的碳过滤器,清除化学污染和剩余的碘。

过滤系统设计成为清除较小的微生物时需要大量的抽水。这些过滤器会很快被堵塞,除非水中不含有瓦砾。一些设备可以对过滤系统进行清洗,可以更换过滤器。潜在的问题是使用者需意识到化学物质是不可再生的(耗尽),当过程饱和时,净化器就不能再处理更多的水了。

需要注意的是,碘树脂会释放高浓度的游离碘,因此,系统与碳过滤器联合是有用的。

以下关于设备的建议同样需要注意:

- 尽管特定的系统都给出了可以纯化多少升水,但是当水非常脏的时候,纯化的量会降低。
- 注意纯化系统能净化水的效率,一些系统大量的抽水但收获很少。
- 尽管厂家给出可以清除的微生物的种类,但是不会提到设备不起效用的微生物。
- 如果水被工业排出物污染,需要带有碳过滤器的设备。
- 用纯化仪生产的水需要在24小时之内使用。

表3.3总结了英国现今可用的设备,没有一个是完全理想的。价格有20英镑的容量最小的设备,250英镑的较大的康迪(Katadyn)净化器。使用它们最大的优点是通过系统纯化的水可立即饮用,而不用等化学的过程或者开水变凉。它们也对水的味道不产生影响。旅行者在价位和旅行空间都合适的情况下,会觉得它们很方便。

表3.3　水纯化设备

净化器种类	最大纯化水量(升)	设备类型
First Need – Microlite – Original	100 400	过滤器
Katadyne – Mini Filter – Pocket Filter – Piston filter pump	7000 10000 + 10000 +	陶瓷滤器和银
Steripen	250 mls	UV 灯

3.2.4　凝聚-絮凝法

一个还未被广泛使用的方法称为凝聚-絮凝。颗粒,包括微生物被聚集,使它们在重力作用下降到容器的底部,这样就形成了很容易通过一个紧密织布过滤的沉淀物。明矾是一种容易获得的化学物质,可以起到这个作用。8 勺的明矾可加入 4 升水中,搅拌,并静置 30 分钟使沉淀形成。如果水是浑浊的,可以加入更多明矾。较大的微生物,包括贾第鞭毛虫和隐孢子虫可使用此技术来除去,虽然过滤装置可能更可靠。商业化袋装产品(PUR′™)同时含有化学消毒剂和絮凝物质。

3.3　团体和探险队的食物、水卫生

对团体或者探险队来说,良好的食物和水卫生显得更重要,因为腹泻感染传播的概率很大。在这些队伍中,常见的做法是,成员会设计一个表格,每个人都会轮流准备某日的用餐。问题是,个人在准备少量的家庭或者朋友的食物时会很好地注意卫生,但是准备大量的食物时并非如此,特别是 10 ~ 20 人的海外组。另外,食物的准备可能缺乏流动的水或足够的卫生设备。

以下是简单的应该考虑到的规律:

- 不要让感染腹泻的人准备食物,最好由一个人在整体上负责餐饮,监督和保证良好的卫生标准。
- 在准备食物前,应该剪掉指甲,擦洗干净手。理想的情况是,在食物准备区,有独立清洗的围裙或者其他外衣可用。使用干净、干燥的器具,所有器具表面在准备食物前,都应使用适当的氯基消毒剂,以彻底清洗干净。
- 菜单避免某些食物是明智的,如贝类。任何生肉都应该和其他食物分开储存和准备。
- 从后面扎起头发,任何伤口都要包扎或者涂上药膏。
- 食物要趁热吃,不要放置成自助式的餐饮(上面提到)。如果没有冷藏设备可用,任何剩下的食物应该彻底的回热或者扔掉。

3.4　总结

- 新鲜的食物:去皮或者煮熟是最安全的。
- 避免高风险的食物,如贝类。

- 将水煮沸是最好的消毒方法。
- 化学物质在准备安全的饮用水方面是有用的,但有其局限性。
- 氯基化学品被广泛运用,适用于大多数旅行者。
- 更无畏的旅行者,计划用表面水作为饮用水源的应该使用碘基产品。

3.5　常见问题

问题	回　答
需要在氯或者高锰酸钾溶液中浸泡蔬菜吗?	用肥皂水清洗蔬菜,然后用刚消毒好的水冲洗是第一道防线。浸泡是否提供了更多的保护作用还没有研究,能够起作用的接触时间可能毁掉某些蔬菜,如生菜。
蔬菜比肉类安全?	某些寄生虫感染例如绦虫确实只有在吃肉类时才会感染。同时,食物中毒,如沙门氏菌更有可能来自没有煮过或者回热的肉类或者贝类。另一方面,蔬菜是旅行者常见的腹泻来源,特别是沙拉。新鲜的肉类,简单的处理,烹煮后可以认为是安全的。
是否需要购买过滤器纯化水?	纯粹的经济理由,对于多数旅行,对比化学方法,过滤设备没有体现优势。化学方法最大的 2 个优点是无须等待水煮沸和水无异味。对于使用地表水,设备不需要预过滤,但是,市售的所有的设备在有效性、可靠性和方便性方面都存在缺点,如文中所讨论。
纯化水最好是用氯基还是碘基的化学试剂?	如文中所讨论的,作者的结论是氯基是消毒自来水最方便的方法,但是碘基对地表水更有优势。不推荐使用碘基,如果这是超过几个星期的时间内,获得干净水的唯一方法。而且这个方法在欧盟已不可用。二氧化氯可能是处理地表水的另一个可选择的化学试剂。

4. 疟 疾

Travel Medicine for Health Professionals

Chapter

4

在众多虫媒疾病中,疟疾在世界范围内致死率最高。2010 年,大约有2.19 亿的疟疾病例,导致死亡人数为 1.54 亿~1.28 亿,其中大部分为非洲儿童,同年大概有 8 204 位来自欧洲和北美的旅行者在疟区感染了疟疾。

疟疾在欧洲和北美早已被根除,虽然能够传播疟疾的蚊子产于这些国家。因为一个人在其他国家感染疟疾,被本地的蚊子叮咬,导致本地疟疾的暴发的事件偶有报道。如果这些蚊子可以滋生,疾病可能传播给其他人。如果想要一个区域变成疟疾流行区,需要一定数量的寄生虫携带者创造一个足够大的集中资源感染疾病。在疟区以外的其他环境偶然发现的疟疾被称为"机场疟疾"。这是感染的蚊子通过航班进入一个国家造成的,尽管舱内已经使用了杀虫喷雾,但仍时常有在机场周围感染疟疾的报道。

疟疾最活跃的地区在热带板块(图 4.1)。对于英国旅行者,随着去这些区域旅游的增加,疟疾变成一个重要的风险。2011 年,1 677 个英国旅行者感染疟疾,死亡 8 例,这个数字在最近 10 年基本没有什么变化,在 2003 年时,感染达到峰值 2 000 例。如下面将要讨论到的,80% 的案例是居住在英国的移民返回自己的原来的国家的探亲者(VFR)。毫无疑问,撒哈拉以南的非洲区域对英国旅行民众的威胁最大。这一点可以在 2011 年的案例记录中反映出,1 677 个案例中,1 090 例是在撒哈拉以南的非洲地区感染,811 例来自非洲西部。因而案例中占很高比例者是非裔人口便不足为奇。

旅行者疟疾的预防主要有两个方面:化学预防和本书第六章会涉及的蚊子叮咬的避免。不同国家推荐使用的预防药品是多种多样的,虽然世界卫生组织对探访特殊区域的用药给了指南,但没有被普遍接受。这种情况往往导致了旅行者到达疟区后的混乱,他们发现其他国家的旅行者的预防药品与自己的并不相同。这章主要关注当今英国的指南,由英国预防疟疾咨询委员会发布。这个特别编撰的指南在帮助卫生专业人员预防和处理旅行者疟疾方面提供了很好的助记符:

意识:提高公众疟疾的风险意识。(Awareness)

蚊子的叮咬:保证采取避免蚊子叮咬的最佳防护措施。(Bites by mosquitoes)

遵循适当的药物治疗。(Compliance)

及时诊断并得到恰当的治疗。(Diagnose)

本章将考察来自非疫区国家旅行者相关疟疾的各个方面问题。疟疾的处理,除紧急自我药物治疗外,将做简要介绍。

4.1 疟疾的形式和对旅行者的风险

传统可将疟疾分为两大类:潜在的致命性恶性疟疾(恶性疟原虫 *P.falciparum* 引起的)和危险较小的良性疟疾(间日疟原虫 *P. vivax*,三日疟原虫 *P. malariae*,卵型疟原虫 *P. ovale* 引起的)。恶性疟原虫在撒哈拉南部的非洲占主导,而间日疟原虫的感染只占 10% ~ 20%。间日疟原虫在更温和的气候区域发现,不存在于非洲西部。这是因为间日疟原虫的感染需要 Duffy 血型,而在非洲西部不存在该血型。相似的,拥有镰状细胞特征导致一个不太严重的疟疾,病人红细胞中缺乏 6-磷酸葡萄糖脱氢酶(G6PD),提供了部分保护。

卵型疟原虫(*P. ovale*)主要分布在撒哈拉以南非洲地区,另一分布区域是在西太平洋群岛,三日疟原虫(*P. malariae*)能够在对旅行者罕见的恶性疟原虫流行的大部分地区出现。最近,第五种疟原虫已经被定义缩写为 *P. knowlesi*(诺氏疟原虫),有时也被称为"猴疟疾"。这是一种东南亚部分地区猕猴携带的疟疾。虽然认为其不能通过人-人传播,但已有猴子传播到人的病例报告。在旅行者中的有些案例,由于其稀有性,已经被误诊归因于其他类型的疟疾。诺氏疟原虫(*P. knowlesi*)感染的寄生虫血症发病迅速,可能会导致危及生命的并发症,但它对氯喹敏感。如后面将要讨论的,间日疟原虫(*P. vivax*)仍然主要只对氯喹敏感,但是恶性疟原虫(*P.falciparum*)具有广泛的耐药性。

恶性疟疾的一个重要方面,特别是对于居住在流行区的人们,会获得部分免疫力。因此在疟区的健康成人中,具有生命危险的恶性疟疾是不常见的。5 岁以下儿童还没有这种免疫力,这个年龄层的发病率很高。一旦人们离开疟区,不接触恶性疟原虫,这种免疫力几年后会降低。还有一种情况会导致免疫力降低,如患有严重疾病,部分免疫力也会丧失。即便中断暴露在疟疾下,而依然居住在流行区,例如因为季节的变化,或者本地的控制措施,也会导致这种部分免疫力的丧失。

孕期疟疾是非常危险的,是引起自然流产和死胎的一个重要因素。妇女在怀孕期间对疟疾更敏感,他们患病和并发症要更严重。儿童患病状况也很严重,在非洲流行国家的死亡率较高,主要与缺乏医疗设施有关。

对疾病没有免疫力的旅行者在当地的诊所,可能会受到不适当乃至无效的治疗,如在许多国家本地人中利用氯喹片是常见的治疗手段,特别是因为经济因素,而不是使用一般针对恶性疟疾的注射用奎宁。近年来,在许多疟疾流行的国家,氯喹的使用率有所下降,因为耐药性的增加。

如前面提到的,回到自己国家探亲访友的非疟区的移民者是特别具有风险的组别,这些人并非一直采取适当的预防措施,因为以为自己仍有一定的免疫力这个错误的理念。一些证据指明回国探亲访友者(VFRs)相比较其他组别的旅行者,更不易死亡,这是由于保留的免疫力和基因多态性,也可能是对疟疾的危险有更清晰的认识,并寻求早期治疗。

个体风险的实际水平取决于携带疾病的蚊子的比例、感染性叮咬的数量和在区域停留的时间。携带疟疾的蚊子的数量在区域间是有所不同的,时间上常与一年的雨季或湿度相关。城市和沿海地区风险往往较低,海拔高于 2 000 m 处则几乎无风险,这是因为蚊子在此不能生存。

住宿的条件,如是否有空调,也同样是暴露在蚊子下的一个重要决定因素。最重要的决定性因素,可以由旅行者掌控的是个人对抗蚊子的防护和疟疾药品预防等措施。

因此对个别旅行来说,决定疟疾的相对风险的相关方面是很多的,例如,尽管在撒哈拉以南的非洲地区的疟疾风险一般很高,但仅仅几天的参观首都旅行所考虑的方面比在一个乡村地区的较长时间的徒步旅行少得多。高低风险组总结如表 4.1,作为这些因素相关重要性的一个大致说明。

表 4.1　易感染疟疾的旅行的类型

低风险	中等风险	高风险
拉丁美洲或亚洲的城市或主要风景区	商务旅行者	撒哈拉以南的非洲,大洋洲群岛的大部分旅行
高档酒店	非疟疾高发季的疟疾高发区旅行	在热带农村工作
少于 2 周的随团旅行	随团旅行涉及农村地区	
		背包旅行者
不进入农村地区		
		急救工作者
		移民于非疟区的回来探亲者

4.2   病理生理学和生命周期

4.2.1   疟原虫生命周期

疟原虫生活史在许多医学教科书上都有描述,这里仅给出一个简要的总结(图4.1)。

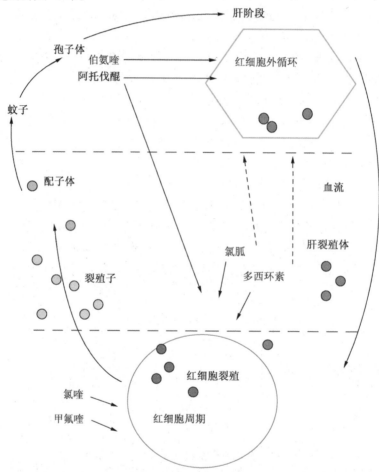

图4.1   疟疾生命周期和化疗作用

疟疾的昆虫媒介为种类很多的按蚊科属,雌蚊体内卵子的发育需要吸血,雌蚊在平静的水面上产卵(从一个池塘到旧轮胎上的积水),自由游动的幼虫最终在这些地方化蛹。为了传播疟疾,在叮咬人类时,一个蚊子需要携带有性状态的疟原虫,被称为配子体。在蚊子体内成熟为无性子孢子,通过叮咬传播给人类,迅速到达肝脏,感染人类肝脏的肝细胞,进一步的发展和繁殖,发生红细胞外的裂殖体。在肝细胞内,成千上万的裂殖子被释放,随后入侵红细胞(RBCs),一旦进入红细胞,裂殖子发展成滋养体,进一步的细胞分裂和繁殖,称为裂殖体(红细胞内裂殖)。这些裂殖体会形成 8 ~ 24 个裂殖子,被释放进入血液中入侵更多的红细胞。

一些裂殖子会形成有性配子体,如果经蚊子吸食血液进入蚊子体内,周期完成,这种有性的生命周期与临床无关。红细胞的入侵和破裂的无性繁殖阶段,导致疟疾的临床症状。

间日疟原虫(*P. vivax*)和卵型疟原虫(*P. ovale*)可以在肝细胞内保持休眠状态,作为肝细胞裂殖体(迟发性疟原虫)持续存在,仍可休眠许多月。

4.2.2　病理生理学

除了发热和裂殖体在血液中的释放造成的不舒服外,良性疟疾造成的严重并发症较少,尽管疾病不治疗的话会发生贫血。对于无免疫力的旅行者的恶性疟疾,存在因血管损伤造成的高风险的并发症。对于这种疟疾,红细胞的表面发生改变,使之可以附着在血管壁,导致许多器官深层组织的感染的红细胞的阻塞。在脑部的阻塞导致脑型疟疾这种并发症。引起血管损伤的这种倾向随着对这种疟疾的免疫反应进一步增强。白细胞释放的某些细胞因子,如肿瘤坏死因子和白细胞介素,在这个过程中是重要的,同时可以解释与裂殖子释放相关的发热。因为是对感染的免疫反应,而不是任何寄生虫对组织或者红细胞的直接伤害,观察到的寄生虫的量与疾病的严重性之间没有很好的相关性。事实上,即便血液中的寄生虫水平几乎是在检测不到的情况下,仍能发生并发症。

尽管恶性疟疾不形成肝细胞裂殖子,一旦症状缓解,寄生虫仍能以极低的浓度存在血液中。这将导致疾病的复发,称为再燃,发生在后期,首次发作后的数月。三日疟原虫(*P. malariae*)可以表现出感染后40年或者更长时间的再燃。恶性疟疾的严重性可能与相对于其他良性疟疾而言,其裂殖体破裂能够释放出更大量的裂殖子相关。肝细胞裂殖体(迟发性疟原虫)的持续存在可以导致多年后症状的复发。

4.2.3 临床表现

表 4.2 疟疾的症状和并发症

出现的症状	并发症
发热和寒战	贫血
肌痛和关节痛	血小板减少
腹泻	中枢神经系统
头痛	肺部的感染
恶心和呕吐	肾功能不全
全身乏力	低血糖
	脾肿大
	怀孕

疟疾最大的危险在于早期，其症状往往不明显。症状经常为"流感样"（发热、全身乏力、头痛、关节痛），这些也可能与腹泻胃肠道症状和呕吐相关。典型的疟疾热发作分 3 期：寒战、高热、出汗退热。对于良性疟疾，发热随着相同时间内裂殖体的破裂同步发展。典型的热发作间日疟（*P. vivax*）发热周期为 48 小时左右，三日疟（*P. malariae.*）为 72 小时。在与疟疾相关的许多症状和并发症中，发热是宿主对寄生虫的免疫反应导致的，随着裂殖体的破裂，免疫系统被激活，单核白细胞（如巨噬细胞）释放肿瘤坏死因子 α 被认为是导致发热的主要因素。

对于恶性疟疾，发热是无规律的，有时发生昏迷和死亡，在初始症状出现仅仅 24 小时内。间日疟原虫（*P. vivax*）和卵型疟原虫（*P. ovale*）引起的疟疾会导致周期性的热发作和全身乏力，如果不治疗，可折磨人数年。在健康成年人中，这种感染几乎不致命。

在被感染的蚊子叮咬后，显著的疟疾症状最少在 1 周后才出现。90% 的恶性疟疾 3 个月内有显著表现，其持续可能为 1 年或者更长的时间。其他形式的疟疾，时间可能更长，有时可达 1 年，才出现症状。因此，建议对旅行 1 年后仍然存在流感样症状者进行问诊。这些症状表现是多样的，可以通过使用抗疟疾药和退热药改善。任何发热症状的存在都有感染疟疾的可能性。

孕期疟疾特别危险，因为这是导致流产和产妇死亡的高风险因素。因此孕期去疟区通常是被禁止的，除非有非常有说服力的原因。

对于儿童感染疟疾问题，感染过程要比成人快，症状更加严重，死亡风险增高，有时发病在几小时内。造成这种不同的原因有两点：首先，小的体重和血液容积提示寄生虫的比例要高于成人。其次,没有发育的免疫力系统会使得儿童对这种感染不堪重负。大多数感染存在发热,而且不遵循成人间日疟原虫(*P. vivax*)的规律性发热模式。基于症状的诊断是非常困难的,因为存在其他非常普遍的儿童感染,如中耳炎发生的可能性。一些症状的存在也可能归因于其他因素,如恶心和呕吐、腹部的疼痛、咳嗽和烦躁不安。基于这些原因,世界卫生组织一般建议如果可以避免的话,儿童不要去疟区。

在一项研究中,返回英国的年轻游客,尽管经历了较严重的临床表现的疟疾,但病死率较成人低,可能归因于采取了适当的治疗。在老年患者中,特别是那些年龄 65 岁以上者,与此相反,病死率较年轻的成年人高得多。这可能与预先存在的合并症和在中老年人中观察到的较高的寄生虫血症有关。那些在英国鲜少治疗疟疾的部分地区,因为诊断不及时,更容易造成死亡。

疟疾的诊断基于利用显微镜对感染的红细胞的观察,因此,称为"厚-薄片法"。这种方法的潜在缺点是:无免疫力者可能在寄生虫被检测出来之前就有临床表现,而且需要技术熟练的人操作。大量的免疫性方法也可以帮助克服这些问题,例如快速诊断测试和 PCR(聚合酶链式反应)。关于疟疾诊断的细节性讨论在本书范围之外,其他旅行者用来自我诊断的试剂盒在 4.4 节有描述。

4.3 化学预防剂

如图 4.2 所示,大多数抗疟疾药在寄生虫生命周期的血液阶段产生作用,两个例外是伯氨喹(primaquine)和阿托伐醌(atovaquone)。伯氨喹不常被用做化学预防药品,将不作进一步地讨论。氯胍(proguanil)和多西环素(doxycycline)在肝脏阶段都有一些活性,但作为预防药品并没有表现显著的活性。

最重要的一类抗疟疾药是喹啉类药物,如氯喹(chloroquine)、甲氟喹(mefloquine)和奎宁(quinine)。氯胍(proguanil)是唯一作为预防用药的二氢叶酸酶抑制剂,但只用于与其他抗疟疾药的联合用药中。此类中的其他药物,如乙胺嘧啶、磺胺多辛和氨苯砜已不再使用。多西环素是另一个被广泛使用的疟疾预防药物。阿托伐醌/氯胍(malarone)是最近新加入的预防性药品,目前疗效已确定。氯喹、氯胍和甲氟喹用来预防间日疟原虫和恶性疟原虫。有关阿托伐醌的抗间日疟原虫活性的数据还不足,但可以确定的是其在初始阶段,可以提供更令人满意的预防作用。

寄生虫对抗疟疾药的耐药性的机制还不是很清楚。据观察,氯喹被耐药寄生虫主动排出率是敏感药物的 40 倍。人们对二氢叶酸还原酶抑制剂和阿托伐醌的耐药机制比喹啉类了解的要多一点,可能与特殊的基因有关。

不良反应是抗疟疾药物预防的一个重要方面,应明确严重不良反应风险与治疗疟疾感染之间的平衡。但是,因为作为预防药物,使用的剂量较小,利用药物治疗疟疾时候出现的严重的问题是罕见的。较轻微到中等程度的不良反应是普遍的,超过 50% 的旅行者伴有不良反应。不管使用何种药物,不良反应报道最多的是氯喹和氯胍,在一个研究中,数据为 69%。

卫生专业人员应该起到忠告旅行者可能发生的相关不良反应的作用,筛选潜在的相互作用和禁忌症,这些总结如表 4.3。简要描述如下:

表 4.3　抗疟疾药的一些不良反应和禁忌

药物	不良反应	禁忌
氯喹	恶心 视觉障碍 沮丧 失眠 头晕 皮肤瘙痒症 头痛	癫痫 牛皮癣
氯胍	口腔溃疡 胃肠道障碍	肾功能不全
甲氟喹	恶心 头痛 头晕 神经精神性反应	精神病 癫痫
多西环素	阴道鹅口疮 光敏性	孕期 儿童
阿托伐醌/氯胍	无特别 胃肠道问题最常见	孕期

4.3.1　氯喹和氯胍

作用机制

喹啉类主要作用于疟原虫的红内期,抑制血红素聚合酶。但是,确切的作用方式是存在一定争议的。游离的血红素对疟原虫有毒性,通过这种酶作用形成疟原虫色素而解毒。不同于哺乳动物细胞,疟疾原虫无法获得叶酸作为营养,而且必须在细胞内合成,过程中的一个代谢产物环氯胍会产生抑制作用。

不良反应、禁忌和相互作用

尽管氯喹的不良反应可以罗列出很多,但最常见的是胃肠道方面的。这个问题可以通过饭后服药得到一定程度的缓解。神经性的反应也可能发生,近2%的人停止使用氯喹预防药不是因为这个原因就是因为胃肠道的影响。氯喹还可能引起视网膜损害,但只在大剂量的用药时产生,而不是作为预防药品的时候。据观察,预防性氯喹会引起阵挛性发作,因此应避免在癫痫病人中使用。同样,预防药品可能引起牛皮癣的暴发,因此应该避免在此类人中使用。如果疫苗是通过皮内注射(无许可)途径给药的,氯喹会抑制狂犬疫苗的免疫反应,所有这种情况下,应该采用皮下注射。同样,这些抗疟疾药与口服伤寒疫苗一起使用时会导致全身乏力。不良反应存在种族差异,黑人容易产生由氯喹引起的皮肤瘙痒症。

氯胍可能增加华法林作用,在开始治疗时应该监测国际标准化比值(INR)。氯胍最常见的不良反应是口腔溃疡。头发变稀疏也是其不良反应之一,大部分归因于氯胍,虽然也有涉及氯喹。

疗效举证

过去人们对氯喹和氯胍作为预防剂进行了很多疗效学研究,因为一段时期,它们是新药抗疟疾对比的金标准。尽管20年前它们对疟原虫的有效率有60%左右,但目前普遍不推荐在高风险区使用,例如撒哈拉以南的非洲地区。曾经存在过争议,有人认为在美国每周使用氯喹的剂量是不足的,但几乎没有证据,甚至是传闻来支持这个观点。

4.3.2　甲氟喹

作用机制

机制未明,可能与喹诺酮类药物相似。

不良反应,禁忌和相互作用

自从它的安全性受到追随旅行者不良反应的传闻报道的媒体的质疑,是否要使用甲氟喹变成一个有争议的问题。许多研究中不良反应的发生率的测试表明,12%~90%的参与者因甲氟喹产生了不良反应。这种差异与事件的报道方式和分类,以及研究在何处进行都有关系。例如,将疲劳和睡眠障碍作为一个不良反应,可能在涉及野外进行体能训练的研究中的发生率会很高。在一个甲氟喹与其他药物直接对比的实验中,出现了一个相对一致的图,报道的不良反应的整个发生率是相似的。即便因不良反应停止治疗,也没有出现因氟甲喹造成的更坏的结果的。Cochrane(一个国际协作网)的一个荟萃分析断定,甲氟喹引起的整体不良反应事实上不比其他药品多。只是遭受的不良反应的类型可能存在差异。一些研究表明,与氯喹相比,甲氟喹的神经不良反应发生率更高,而其他研究发现发生率没有差别。一项研究评估了服用甲氟喹相对于其他药物对患者情绪的影响,结果并没有差异,但女性服用甲氟喹比男性更容易疲劳和困惑。对比阿托伐醌/氯胍,甲氟喹这些反应的发病率和用药的终止可能更高。在药物直接对比的试验中,它们不良反应的发生率是相似的,可达45%,甲氟喹造成的中枢神经系统(CNS)紊乱的发生率最高。

头晕是最常见的反应,往往在继续治疗中自限。最有争议的问题是关于神经精神性的反应,包括焦虑、噩梦、行为异常和精神病。在少数情况下,这种症状在停药后仍然存在。与服用氯胍和氯喹相比,这种现象在服用甲氟喹中更常见。

甲氟喹潜在的关于中枢神经系统的不良反应可能影响某些危急情况下的举止,如驾驶飞机或者潜水。很少有证据证实这种担心,人们从而对药品表现出容忍的态度,人们提出没有能力方面的影响应该是显而易见的。在这种情况下,中枢神经系统的副作用和减压问题会发生混淆,所以最好避免在非耐受情况下使用甲氟喹。

旅行者因此需要关于服用甲氟喹的风险或效益方面的详细解释。旅行者还应被告知,如果一个不良反应会发生,75%的情况会在第三剂量的时候察觉,强调旅行前服用甲氟喹的建议的价值。据观察,神经性的副作用在女性中更常见。

关于甲氟喹效用的更进一步的实验为1993年在肯尼亚推荐使用该药以后,疟疾的报告案例降低了3倍。但是,因考虑安全因素而降低甲氟喹的使用后,来自非洲东部的输入性疟疾明显增长,只有部分源于疟疾传播的增长。

甲氟喹可以增强奎宁的效用,结论是由服用甲氟喹预防剂的人在静脉注射奎宁时候观察到的。癫痫或者心律失常的病人在给予甲氟喹时,需特别小心,而且它可能增强地高辛的作用。一些菌株的部分耐药导致一个非常低水平的寄生虫血症,使得直到旅行后几个星期才出现症状,甲氟喹6周左右,而氯喹/氯胍2周。

甲氟喹在肝脏代谢,在消除和降低其他药动学参数方面存在很大的个体差异,一些基于种族的差异可以部分解释为什么某些个体对药物的耐受差。食物可以很大程度的增加甲氟喹的吸收,因此最好在就餐时服用。一般的药片在许多国家可以获取,可能存在不同,比 Larium(生物利用度)要低。有一种药片的相对生物利用度比 Larium™少四分之一,然而这种不同的临床显著性是不得而知的。

疗效举证

甲氟喹作为预防剂有效的证据有很多,通过在不同情况和国家涉及到无免疫力对象中进行的实验可得。在大多数研究中,保护水平达90%~95%。在所有对比到氯喹/氯胍的试验中,甲氟喹的效用更强大。在柬埔寨进行的一个试验,甲氟喹并没有提供很好的保护(保护水平约85%),是由于出现了耐药菌株。

4.3.3 四环素

作用机制

四环素,例如多西环素的作用机制为通过作用于 RNA(核糖核酸)而抑制细胞蛋白的合成。它对哺乳动物细胞没有影响,因为不像单细胞生物,哺乳动物缺乏一个主动运输机制的摄取四环素到细胞内。

不良反应、禁忌和相互作用

多西环素在3%的人群中可引起光敏反应,通过防晒进行防护的措施的有效性还未经评估。一个女性的不良反应是阴道霉菌的发生。这可能是防晒不当与到湿热地区旅行真菌感染发生率增多的复合作用。难辨梭状芽孢杆菌相关的腹泻同样用多西环素作为化学预防剂。如果吞咽不当,有食管炎症和损坏的倾向,因此胶囊应该在坐姿端正的时候,用足够的水来服用。像所有的四环素、多西环素在儿童,孕妇和哺乳期禁用,否则会导致牙齿黄染。

在服用抗酸药和含铁的物质时,多西环素的吸收会降低,所以在服用这些物质的3~4小时内不应服用多西环素。服用多西环素时,也有华法林抗凝作用增加的报道。

疗效举证

在东南亚进行的试验中,多西环素表现出与甲氟喹相同的疗效。尽管在非洲此方面的工作还较少。杂志中有大量的试验报告,在印尼进行

的双盲、对照试验中,多西环素在对抗恶性疟原虫和间日疟原虫
(*P. vivax*)显示了92% ~ 100%的有效性。

4.3.4 阿托伐醌/氯胍

作用机制

阿托伐醌与其他抗疟疾药的作用方式不同,它直接作用于寄生虫线
粒体膜。通过抑制线粒体的运输机制,导致线粒体膜电位的陡然降低。
氯胍,而不是其代谢物环氯胍,被认为作用于线粒体膜,因此解释了与阿
托伐醌的协同作用。同样作用于血液裂殖期,不像其他药物,阿托伐醌
在对抗肝裂殖同样有活性。这表示在肝阶段出现寄生虫,停止抗疟疾药
物将不成问题。因此阿托伐醌只需在离开流行区后服用1周,而其他类
型的药物需要4周。如果单独服用阿托伐醌,复发的概率很高,因此商
业化的产品同时包括阿托伐醌和氯胍(malarone)。

不良反应、禁忌和相互作用

与其他药物相比,人们在阿托伐醌/氯胍方面的经验是有限的,但到
目前为止,不良反应还好。最普遍的报道的不良反应为腹部疼痛、头痛
和胃肠道症状。一个在无免疫力旅行者中的试验描述了其与甲氟喹的
不良反应相对比,发现5%接受甲氟喹的治疗者经历了导致治疗终止的
不良药物反应,对比阿托伐醌/氯胍只有1%。阿托伐醌/氯胍引起的神
经性副作用较少(14% VS 29%)。对比多西环素,阿托伐醌/氯胍的光
敏性和胃肠道的干扰要少。阿托伐醌/氯胍的胃肠道作用对比氯喹/氯
胍要少(10% VS 20%)。总之,有合理的证据说明,对比其他药物,阿托
伐醌/氯胍的中重度不良反应的发生率最低。

阿托伐醌大部分以原形在粪便中排出,未被代谢。在利福平或利福
布汀存在的情况下,血药浓度降低50%。

疗效举证

早期大部分的阿托伐醌/氯胍的有效性研究是在部分免疫旅行者中
进行的,例如,长期居住在疟区的人中。最近的试验已经提供证据证明
其对恶性疟和间日疟原虫的预防是有效的,但对间日疟的休眠子孢子是
无效的,总之,达成的共识是有足够的证据以保证其一线使用。

4.3.5 早期的药物

乙胺嘧啶/氨苯砜(Maloprim™)和乙胺嘧啶/磺胺多辛(Fansidar™)都
与严重得血液病相关,除了这些药品的耐药性的增加,这是它们作为预防
剂使用率降低的原则性原因。而且它们的多组分存在过敏反应的风险。

4.3.6　孕期、儿童和多种临床情况下的使用

　　长期以来,氯喹和氯胍被推荐在孕期内使用,因为多年的经验表明,疟疾的危害比药物治疗所带来的不良反应要严重得多。孕妇在服用氯胍时补充叶酸是明智的(因为它为叶酸拮抗剂)。在早期的动物试验中,甲氟喹在延长时间的大剂量治疗时,出现了致畸作用。甲氟喹可以在孕期可服用的证据在增加,因为最近的研究发现其没有致畸作用和其他问题。在英国,甲氟喹用于妊娠中晚期,但在疟疾风险很高时,也用于妊娠初期。如果在使用甲氟喹治疗的过程中怀孕,这将不会成为终止怀孕的理由。甚少(如果有的话)的抗疟疾药物会经过早餐牛奶排出,只有多西环素应避免在早餐服用,关于阿托伐醌/氯胍在孕期和哺乳期的推荐使用的信息是不足的。

　　氯喹作为糖浆剂给儿童服用是可取的,一周只需给药一次,但是氯胍只能以片剂的形式日服。剂量必须通过体重计算,不像先前的只根据年龄,导致需要将氯胍药片分成一半或者四分之一,粉碎隐藏在食物中,儿童才接受。例如,如果不能整片吞咽,可粉碎在果酱和黄油中。体重小于 5 kg 的儿童的使用数据很少,两种药物在推荐的剂量下,在儿童中使用的安全性都较好,尽管 300 mg 氯喹单剂量对婴儿来说是致命的。多西环素在 12 岁以下儿童中禁用,因其对于牙齿发育和骨骼有损害。甲氟喹的优越性在于 1 周只需服用一次,可能这对儿童来说压力要小一点,但是,如氯胍药片一样,需要掰开以获得正确的剂量。中枢神经性的不良反应,例如焦虑、梦魇的报道在儿童中是不常见的,但是对于精神病或者癫痫患者,不能使用甲氟喹。阿托伐醌/氯胍对于儿童的一个优点是有儿童片剂。它们比成人片剂要小,可以依据儿童的体重整片服用,服用脂肪餐可以使吸收增加,可以掩藏或者粉碎药片于花生酱或者巧克力酱中。阿托瓦醌/氯胍和甲氟喹,都可以在体重超过 5 kg 的儿童中使用。如果一个儿童在服用预防剂 1 小时之内发生呕吐,说明剂量应该重新调整,该建议同样适用给其他年龄组。

　　甲氟喹和氯喹都能潜在地诱导癫痫,最好在癫痫病人中避免使用,可使用多西环素替代,虽然多西环素存在与抗癫痫药物,如苯妥英钠以及卡马西平的相互作用。这些抗癫痫药诱导酶活性,增加了多西环素的代谢,降低了半衰期。排除这个理论上的问题,没有研究指出多西环素的剂量应该增加。抗癫痫和阿托伐醌/氯胍之间的相互作用没有报道。

　　与其他药物一样,对于肾功能衰竭和肝功能障碍者,需要特殊考虑。

在推荐的药物中,氯胍在尿中大量以原形排泄,因此对肾功能衰竭者需要调整剂量,甲氟喹和多西环素都在肝脏代谢,应该在肝功能障碍者中小心使用。在轻中度肝功能不全者中,阿托伐醌的药物代谢动力学没有显著的影响。

4.3.7　抗疟疾药品的依从性

依从性是一个重要考虑方面,特别是在药品需要长期服用的情况下。此外,因为药品是作为预防剂,即便很小的不良反应都可能降低个体的依从性。

考察抗疟疾药品依从性的研究有一些,其中的一个研究确定 48% 的旅行者不遵循他们的治疗方案。另一个研究发现不遵循现象更可能在 55 岁以下、时间长的非随团的旅行以及接受不止一个来源的健康建议的人中发生。一个相似的荷兰人的研究发现,依从性因目的地的不同而不同,南美洲的依从率为 45% 而非洲东部的为 78% ,同时发现年轻人和更具冒险性的旅行者的非依从性增加。害怕药物的不良反应以及相信药物因特殊原因确实不起作用导致了一些人不服用预防药品。在一个超过 3000 名法国旅行者前往疟区旅行的研究中,22% 的没有咨询关于预防剂方面的任何建议,据估计 29% 有感染疟疾的风险,因为没有服用或者服用不合适的预防剂。他们是否使用合适的预防剂,取决于目的地、旅行的方式以及从哪里获得信息。探亲访友者是最不可能采用合适预防剂的,一个公认的问题在于这些旅行者经常在抵抗力方面存在认知错误。最有可能依从性不好的一个时期是旅行后期,需要服药 1 个月,而阿托伐醌/氯胍在该方面有优势。

1 周服药一次的依从性可能要比一日一次的方案好,一个多西环素和甲氟喹的对比试验发现,多西环素的效果较差就是归因于依从性问题。排除甲氟喹的神经性反应的高发率,一个德国人的研究发现甲氟喹的依从性要高于氯喹/氯胍,在关于用药情况的面谈中,依从性的水平一般要比其他方面,如片剂的数量以及血药浓度的水平,衡量的要多。总之,服用预防剂的疟疾感染可能归因于较差的依从性,也可能是药物的耐药性。

相对于一味地坚持会使旅行不愉快的完全依从性的方案,采用比较折中的方法会有更好的效果。例如一个人不喜欢服用甲氟喹,即便给药会达到最佳的保护水平,还是需要协商另一个治疗方案。

4.3.8　预防用药的治疗方案

预防药物需在旅行之前服药,同时可以确定潜在的不良反应和检测血药浓度以达到足够的抑菌浓度,如表4.4所示。氯喹/氯胍和多西环素治疗方案都应该在旅行之前的1周给予,尽管在没有充足时间的情况下,多西环素在旅行2天前服用也是可以的。甲氟喹需在旅行2.5周前开始服用,以完成三个完整的剂量,原因如上所述,如此就可以观察到可能会产生的不良反应。阿托伐醌/氯胍只需要在旅行的1天或者2天前服用。抗疟疾药需要在旅行时以及回来的4周内一直服用,以防疟原虫在红细胞前期复燃。再一次说明,阿托伐醌/氯胍是个例外,因为其在红细胞前期也有效,因此抗疟疾药物持续服用到离开疟区后1周即可。

表4.4　预防药物的治疗方案

药物	出发前服药的时间	离开疟区继续服药的时间
氯喹 + 氯胍	1 周	4 周
甲氟喹	2.5 周	4 周
阿托伐醌/氯胍	1～2 天	1 周
多西环素	1 周(如果时间不充足,2 天)	4 周

对于长途旅行者和外籍人士来说,能够携带多长时间量的预防药物是个问题,氯喹/氯胍为5年,多西环素曾经只能开具3个月的量,但是现在可达6个月。甲氟喹和阿托伐醌/氯胍可开具1年的量,有时专家会给更长时间的量。

日剂量的抗疟药在每天的相同时间服用,周剂量在每周的相同时间服用是很重要的。有时抗疟疾药需要餐时或餐后服用(如氯喹、氯胍、阿托伐醌/氯胍和甲氟喹),因此给药时间与晚饭时间一致是必要的。食物可以增强阿托伐醌/氯胍的吸收,如果可能,应该与食物或者牛奶一起服用。如第二章指出的,关于腹泻影响抗疟疾药物的生物利用度的证据几乎没有。服用一片药物后呕吐说明服药可能存在问题。需要特别说明的是,服用阿托伐醌/氯胍一个小时之内发生呕吐,应该调整剂量。

成人与儿童的剂量在英国国家处方集中有明确的描述,英国咨询委员会关于疟疾预防的出版物中提供了有用的总结性表格。据说,在体重较重者,例如超过75 kg的人群中,氯喹预防剂是无效的。因此对于此类人,需要每5或者6天服药(300 mg),而不是每周。

旅行者需要意识到,没有哪个方案能够给予完全的保护。但是,如果感染疟疾,服过预防药物则不可能致命。因为没有抗疟疾药可提供完全的保护,所以必须一直采取避免蚊虫叮咬的措施。

4.3.9 方案的选择

英国指南上目前描述的预防方案如下:

- 单独服药氯喹或者氯胍
- 氯喹 + 氯胍
- 甲氟喹
- 多西环素
- 阿托伐醌/氯胍

预防剂的选择取决于国家、旅行的时长、旅行的特殊区域和以上描述的需考虑到的禁忌。在推荐化学预防剂时,旅行者需要注意的点如图4.2。方案应该是个人乐意采用的,虽然其未必最有效。

行程的细节	旅行者的细节
<ul><li>国家/区域</li><li>时节</li><li>市区/农村</li><li>住宿</li><li>活动,如探险</li><li>旅行的类型,如商务</li></ul>	<ul><li>年龄</li><li>怀孕/哺乳期</li><li>病史/对抗疟疾药物的反应</li><li>以前的医疗史(健康、药物反应、精神病、牛皮癣)</li><li>家族病史(癫痫、精神病)</li></ul>

图4.2 推荐疟疾预防药物时需要注意的问题列表

对与旅行者所经之地推荐使用的预防剂不同时,选择合适的方案有时是复杂的。一般的原则是不要更换方案,而是选择一个适合整个旅行的单一品种。因此,如果一个旅行地区甲氟喹是被推荐使用的,同时,氯喹/氯胍也是被推荐的,应该全程选择甲氟喹。

目前的指南大部分是基于恶性疟原虫对氯喹/氯胍的联合用药存在耐药性。其他形式的疟疾对氯喹仍然敏感,尽管间日疟原虫的耐药性已有报告。在一些地区,甲氟喹的耐药性同样存在,在一些地区,只有多西环素或者阿托伐醌/氯胍能提供保护。必须谨记的是一个地区的耐药性的存在是相对的,如有一些菌株仍然对特殊的药物敏感。直到敏感菌株降到可接受的水平之下,指南才会改变。特别是在泰国与柬埔寨和缅甸的接壤处的对甲氟喹耐药的部分地区。

特殊国家内的不同区域这一要素也可能很重要。城市要比农村感染疟疾的风险率小,但是这种规律也不能一概而论。前往某些国家的短途旅行没有必要服用甲氟喹,原因在上面其不良反应部分已给出。疟疾的传播存在季节的多样性,在雨季,风险可能从很低升高到极高。

旅行的时长同样重要,特别是在抗疟疾药品的依从性章节4.3.7描述的某些疟疾预防药的最大量的许可期限。对于计划在海外多年的外籍人士和救援工作者,普遍的方法是给予推荐方案的初期供给。方案在到达后可能改变,改变与否取决于当地的建议,例如,只在传播率更高时服用药物或者前往其他地方。

尽管商务旅行者可能待在城市里筛选好有空调的旅馆,非洲的许多市区仍然存在风险,对于商务旅行者来说,最大的风险在于缺乏预防时,意想不到地去往农村的短期旅行。

对于旅行者更进一步的混乱是不同国家对于预防药品的指南不同,例如,在美国氯胍是不可取的,甲氟喹是更广泛使用的。来自不同国家的旅行者可能因此在对比方案时产生不确定。

不同国家的关于预防药品的详细指导方针,卫生专业人员应该至少参考英国国家处方集或者传染病综述(CDR)的指导,但更多的最近更新的数据库是理想的,如第一章列出的。

关于不同目的地需要注意的几点:

* 在北非国家,疟疾在一些比较偏南地区是频发疾病。对氯喹有耐药性的恶性疟在中东的一些地区存在。

* 在撒哈拉以南的非洲很多地区明显存在风险,特别是非洲西部的雨林。有三种可选的一线用药:甲氟喹、多西环素或者阿托伐醌/氯胍。确切方案的选择取决于行程、禁忌和使用者的喜好。因为大面积耐药性,氯喹和氯胍的联合用药在此地区被认为是不合适的,但在其他三种药不合适时,目前仍然是一个选择,被供给的旅行者会意识到保护水平是较低的。

* 在东南亚,情况比较混乱,在许多地区,多药耐药性已被报道。例如,如果前往泰国的旅行者参观惯例的旅行景点则不需要预防剂,但仍需警惕疟疾的潜在性,如果发烧需要就医。在柬埔寨和老挝的边境,推荐多西环素或阿托伐醌/氯胍。同样,在马来西亚的不同地区的指南是不同的,半岛上许多地区的风险很低,而高度耐氯喹的沙巴则风险很高。一个相似的多样性在由群岛组成的印尼同样可见。

* 在南亚的大多数地区(如印度)或者南美,氯喹和氯胍依然能提供足够的保护。亚马孙河流域是高度氯喹耐药区域,推荐使用甲氟喹或阿托伐醌/氯胍。在太平洋地区,包括低于1 800米的巴布亚新几内亚、瓦努阿图和所罗门半岛,氯喹耐药性很高,推荐使用阿托伐醌/氯胍、多西环素或者甲氟喹。

4.3.10 疟疾的备用应急治疗(SBT)

严重的或者复杂的疟疾的处理(没有列入本书)会涉及静脉注射奎宁。在美国,这种剂型的奎宁是不可获取的,使用的是对心脏毒性更多的奎尼丁。为数不多的替代品是蒿甲醚或者青蒿琥酯。对于不复杂的恶性疟疾,有一系列适宜的口服疗法,一般它们与用作备用应急治疗的(SBT)相同,如以下描述:

如果远离医疗帮助超过24小时,对一些疑似疟疾的旅行者建议采取"standby"治疗(SBT),同时仍努力寻求医疗救助。两大类可能的情况需要这种治疗:

- 因旅行者参观低风险区而没有开具任何预防药物。
- 因耐药性或者依从性差导致的预防药物的显然失效。

第一种情况是有争议的,一些医生认为如果前往的目的地是疟疾流行区,一定要开具预防药品的处方。其他人的观点则认为如果风险较低,服用常规预防药品的好处将会被药物不良反应带来的风险超过,商业主管或者其他经常短暂的访问疟区的人被归为此类。

在第二种情况下,提供应急治疗的原因是:意识到选择的预防药物是不理想的或者感到依从性很可能会成为一个问题。在这种情况下,存在治疗和预防药物之间相互作用方面的关注,另外,还有旅行者在不需要的情况下服药的可能性。在两个实验中,旅行者开具备用应急治疗处方且服用小于2%,而在这些服药者中,回顾性确诊为疟疾小于15%。

不管何时提供备用应急治疗,需重点强调的是,如果采取应急治疗,应最先寻求医生的意见。政府应该提供完全的说明与识别疟疾的信息,用退烧药、温热的海绵擦拭和摄取大量补液的处理症状的方法一起。

有很多可以使用的自我治疗方案,包括使用甲氟喹、Fansidar(磺胺多辛-乙胺嘧啶)、奎宁、复方蒿甲醚或者阿托伐醌/氯胍(Malarone)。这些方案在治疗非复杂的恶性疟疾的标准手册(如英国国家处方集)中都有描述,除非对备用应急治疗有特别不同的推荐,将不做进一步的讨论。必须指出,在英国,不像其他欧洲国家,这些药物都没有许可专门为备用应急治疗使用,而且,直接关于使用这些药物在无免疫力旅行者的疟疾治疗的疗效的研究几乎没有,大多数数据是在部分免疫力人群中获得的。

如果甲氟喹或者阿托伐醌/氯胍已作为预防药物,它们的使用应该被排除。

奎宁

最常见的剂量相关的不良反应是"金鸡纳反应",包括耳鸣、耳聋、恶心。口服制剂一般不会有更严重的不良反应,包括低血糖。一个完整7天疗程的奎宁的依从性可能会很差,推荐较短的3天疗程。如果使用奎宁,应该同时服用一个7天疗程的多西环素。尽管甲氟喹能够提高奎宁的血液浓度,这并不妨碍在紧急自我治疗中奎宁的使用。

甲氟喹

甲氟喹的疗效很好,除了在多药耐药的泰国边境。人们普遍认为使用甲氟喹产生的一些神经精神性的不良反应是与剂量相关的,因此可以预想治疗中大剂量的使用会引起问题。20 ~ 25 mg/kg(最大剂量1.5 g),间隔6 ~ 8小时给药的方案可以降低不良反应,部分免疫的人需要一个更低的剂量15 mg/kg。

阿托伐醌/氯胍

阿托伐醌/氯胍是一个在备用应急治疗中非常有用的治疗方案且易被接受。最常见的不良反应为头痛。自我治疗方案相对简单,即每天服用4片,连续3天。这个方案最常见的问题为头痛、恶心、呕吐以及腹泻。

复方蒿甲醚

复方蒿甲醚(Riamet™)可能是另一种有效的自我治疗的药物,可获取的临床数据表明它是适用于此目的的。它是蒿甲醚和本芴醇的复方制剂,青蒿素类抗疟疾药(包括蒿甲醚和青蒿琥酯)是从草本植物青蒿中提取的,适宜中医长期使用。如果单独使用此类药物,通常会有复发的情况,但当与本芴醇联合用药时,就不存在这个问题。推荐的治疗方法有点复杂,包括总共24个药片超过60小时的给药。例如,首剂量4个药片,8、24、48和60小时后分别服用5片。

本芴醇在结构上与氯氟菲醇的相似性,由此可以预见,本芴醇可能也有不良的心血管效应。两个小研究表示本芴醇在单独给药时,没有延长QTc间隔。对先前服用甲氟喹者使用本芴醇治疗疟疾也没有出现问题,虽然这是基于对少量对象的观察。但是,复方蒿甲醚生产商的确在产品数据说明书上提供一定数量的警告,这是由于其缺乏临床数据。无症状的QTc间隔的增加在5%的病患中发现,尽管在其他研究中没有发现。如某些抗疟药,例如奎宁,知道其可延长QTc间隔,建议慎用。这对于使用复方蒿甲醚随后发现需要静脉注射奎宁者有影响。其他延长QT间隔的药物,例如喹诺酮类抗生素和抗组胺剂,在联合用药时需谨慎。对其他方面的关注在于观察到复方蒿甲醚对代谢酶的影响,包括诱导

CYP3A4 和 CYP2C19 而抑制 CYP2D6。复方蒿甲醚本身是由 CYP3A4 代谢。因此,在与其他抑制 CYP3A4(例如红霉素,咪唑类抗真菌药物)的药物或者经由 CYP2D6(例如三环类抗抑郁药)代谢的药物联合使用时都会产生一定的药物相互作用。阿托伐醌/氯胍同样能够影响一些代谢酶系,但是其与复方蒿甲醚的任何相关的潜在的药物相互作用都没有研究。此外,葡萄汁对 CYP3A4 有抑制作用,因此最好避免。复方蒿甲醚最常见的不良反应为头痛、头晕和腹痛。在缺少食物时,其效果吸收很差。一个较新的复方产品双氢青蒿素-哌喹,最近在欧盟被许可用于简单疟疾的治疗,其治疗方案比复方蒿甲醚简单,所以可能是备用应急治疗一个有用的替代。

儿童的备用应急治疗

对于儿童,口服奎宁的不良反应可能对自我治疗来说是不可接受的。可使用四环素类药物,潜在的替代是克林霉素。同样,大剂量的甲氟喹造成的不良反应使其不宜作为备用应急治疗。阿托伐醌/氯胍(250 mg/100 mg)在体重超过 11 kg 的儿童中是比较理想的药物,耐受而且只需要一天给药 1 次,服药 3 天。蒿甲醚/本芴醇可以给年龄 12 岁以上,体重超过 35 kg 的儿童直接整片服用。但是给药方案要比阿托伐醌/氯胍类复杂。

总之,对于备用应急治疗,单个理想的方案是不存在的。涉及奎宁的,方案有一定的复杂性而且副作用可能影响它的依从性。阿托伐醌/氯胍给药简单,副作用小,但对已经服用其作为预防剂的人作用不大,因耐药性造成的治疗失败值得关注。如果已将其作为预防剂,甲氟喹也不能使用,而且副作用影响其使用。复方蒿甲醚的给药方案复杂,缺乏临床实验,导致关于其在心血管的不良反应以及药物相互作用方面的关注的增加。

4.4 诊断试剂盒

对于旅行者来说,血液检测试纸是可获取的,它通过一个指尖的血液样本就可以检测恶性疟原虫感染。原理基于免疫学,由于血液中抗体的存在,即便寄生虫在很低的浓度下,也能被检测出。这对于诊断无免疫力的疟疾患者是有吸引力的,尽管血液涂片为阴性,他们可能已经产生了症状。目前旅行者使用试剂盒的研究是不被鼓励的,因为其存在假阴性的读数报告。在一个对其中 2 个试剂盒(ParaSight 和 ICT. Pf)的实验结论中,不推荐旅行者经常性的使用它们,在受到足够的培训后在特殊情况下保留使用。虽然其对使用者有非常详细的解释和清楚的说明,但可靠性仍有待提高。另一个问题,是在更高温度下的稳定性较差,使其不适用于缺乏冷藏设备的长途旅行。

4.5 归来后的旅行者的处理

关于归来后的旅行者的疟疾,识别是一个关键行为,涉及所有的卫生专业人员,包括医生、护士或者社区药师。因为病患最有可能因带有非特异性的类似流感的症状拜访这些医疗工作者。而这些症状就如讨论到的,能快速发展成致命的并发症。有时应该提醒医疗工作者和旅行大众,从出现症状到死亡可能不超过 24 小时。对疑似疟疾的患者,重要一点是要确定他们最近一次前往疟区是什么时候,持续多长时间。如果只是一个短暂的旅行,从他们到达到离开不到 1 周,疟疾可能被排除。如果时间超过 3 个月则不可能是恶性疟疾。疟疾的任何潜在因素都应该排查。因医生的错误理念认为只是简单的流感,不愿进行疟疾检查,在过去导致了死亡。在这种情况下,一些患者应该考虑自荐到专门的热带疾病医院,必须强调的是,单独依靠症状的诊断是非常困难的。一些"莫名其妙"的热带疾病最终归因于疟疾。

一旦确诊,下一个处理为是否有并发症。最重要的与恶性疟疾相关的并发症为神经系统,如先前描述的与脑疟疾相关的。对低血糖的症状应该排查,因为奎宁治疗也会进一步降低血糖水平。妊娠反应是一个明显的并发症,极端发热者,可能需要更深入的治疗。

如果确诊为复杂的疟疾,注射奎宁仍然是黄金标准疗法。一旦患者有反应,残余的寄生虫应该通过一个 7 天疗程的多西环素消除。静脉注射蒿甲醚已经用来治疗复杂的恶性疟疾。恶性疟的并发症的处理比抗疟疾的药物治疗需要许多其他的模式,该专业化的论题在这里将不作进一步讨论。

如所提到的,非复杂性的疟疾需要备用应急治疗所描述的相同的抗疟疾方案。

4.6 疟疾化学药物预防的要点

· 没有抗疟疾药物能够提供完全的保护,应一直采取避免叮咬的措施。

- 方案的选择大部分取决于对氯喹或者氯喹/氯胍合用是否耐药。在大多数目的地如果这种耐药性已成为问题,推荐甲氟喹、多西环素或者阿托伐醌/氯胍。

- 疟疾预防药物的严重的不良反应是罕见的,但是出于小心,需要注意潜在的禁忌和药物相互作用,应该告知完全的抗疟疾药物的潜在不良反应。在确定合适的治疗方案时,应该采取一个"和谐"的方式,以达到最大的依从性。

- 所有的预防药物都应在出发前、旅行中和归来后服用。确切的方案取决于所用的药物。

- 备用应急的抗疟疾治疗,对于特殊的组群可以考虑。一般来说,用作预防药物是不合适的。

4.7 常见问题

问题	答案
甲氟喹安全吗?	就如文中所描述的,注意三点: • 英国的专家发现 200 个服用甲氟喹的人中有 1 人会发生严重到需要停药的不良反应; • 如果疗程在旅行前 2.5 周开始,75% 的人的全有的不良反应都会被确定; • 有相同疗效的替代品。
人类免疫缺陷病毒(HIV)或者乙型肝炎能通过蚊子叮咬传播吗?	没有很好记录的案例。推测病毒在昆虫体内不能存活。
如果我要去的一个地区推荐多西环素/甲氟喹/阿托伐醌,另一种推荐是以间日疟原虫为主的氯喹和氯胍,我应该选择哪种?	一般最好全程服用多西环素或者甲氟喹,尽管阿托伐醌/氯胍没有许可作为抗间日疟的预防剂,它们仍可能提供保护。
如果我在服用抗疟疾预防药物后很快呕吐怎么办?	如果在服药内 1 小时,重复剂量。一些推荐 30 分钟内,服用全剂量。30 ~ 60 分钟内,服用半剂量。
在什么情况下要考虑疟疾的自我治疗?	如果你在疟区远离医疗设备超过 24 小时,仍要尽快寻求医疗救助。

问题	答 案
如果服药 3～4 周,来使甲氟喹血药浓度达稳态,仍需要负荷剂量吗?	如果在出发前 2.5 周开始服药,应该没有问题。如果你因接到短暂的通知需要出行,或者先前服用甲氟喹没有出现并发症以及在出发前 1 周开始服药,观点是不同的。大多数医生不给负荷剂量,因为血药浓度降低一半时,甲氟喹的效用只降低 10%。有的医生可能推荐加大剂量,如 250 mg 的甲氟喹连续服药 3 天。
如果我听说我将前往的地区正暴发严重的疟疾,我应该考虑取消旅行吗?	到达疟区感染疟疾的概率是很大的,因为没有什么防护措施是 100% 有效的,你待的时间越长,感染疾病的概率就越大,但是疟区人群的风险的增加不一定改变旅行者的风险。当一个地区疟疾的发病率增加,可以归因于不正常的环境变化,没有获得预防药物带来的好处的无免疫力的人群要比服药的旅行者更难过。更进一步的例子是当这种气候的改变影响人口居住到更高海拔,一般不受疟疾的影响。
带儿童去疟区安全吗?	这是个人的决定,尽管世界卫生组织已经建议如果可能的话,应避免这种旅行。对于前往疟疾非常流行的区域较长时间的旅行,建议反对这种旅行。
如果某人采用米诺环素治疗痤疮,它能作为疟疾预防药物吗?	在一个疗法中,100 mg 剂量的米诺环素可以抗疟,但是,从来没有做过这方面的实验,属于没有许可的情形,最好使用多西环素替换,它同样可以治疗痤疮。
甲氟喹能够给司机或者会达到高海拔的人服用吗?当驾驶或其他技能工作时呢?	关于甲氟喹中枢神经系统作用引起的司机或者其他技巧性工作者的问题的案例记录是没有的,一些人喜欢服用不会导致中枢神经系统副作用的抗疟疾药,这种副作用会与潜水减压病相混淆。相似的,登山者利用替代药品是合理的,以防与高原反应的诊断混淆。一个为期 2.5 周的考察能确定最有可能经历的这些不良反应。同时,对于驾驶,没有反应时间受损的证据。
疟疾预防药品可能会很昂贵,这些药物在海外购买能更便宜点吗?	这将在第十一章中讨论到,这里有几个不鼓励这种做法的原因: • 如果在出发前不服药,仅在当地服药存在风险; • 在目的地,抗疟疾药可能不可获取或者很难找到; • 在世界的许多地方,确实存在公认的抗疟疾药品质量和生物利用度方面的问题。

5、旅行相关的热带和其他疾病

Travel Medicine for Health Professionals

Chapter

5

随着热带旅行的增加,热带医学已变成旅行医药学的一个重要方面。这些疾病可能通过三种方式传播:经昆虫、摄入或者通过接触环境或其他的疾病携带者。对于旅行者来说,由昆虫传播的最令人关注的热带疾病是疟疾,前一章已讨论过。旅行者的腹泻在第二章讨论过,其他能够从水或者食物获得的感染在这一章会进一步涉及。必须指出的是,这里所讨论的有些疾病并不局限于热带地区。因为大范围的感染可能给旅行者造成危害,这些疾病的相对风险性是重要的,应当了解避免的方法。

卫生专业人员应该对这些情况有一定的了解,可以给旅行者提供一般的健康建议以及强调避免叮咬的措施。更进一步有用的是帮助旅行者理性对待时不时出现的关于这类疾病的、易引起恐慌的传闻。对于症状的反应,认识到一些热带疾病可能引起热带旅行回来后的非特异性症状是重要的,可能需要涉及专业的机构。

实际上,这些疾病在早期阶段是不可能被诊断出的,首推的例子就是疟疾,特别是在发热的情况下。这一点需要和旅行者强调,在离开和回家后都要考虑到。

本章所讨论到的许多疾病,对于当地居民、区域的外籍人士或者工作者比短暂的假期旅行更相关,因长期的曝光所致。但是,随着旅行人群的扩大,风险也会增加。一些感染可用的疫苗在本章中有涉及,在第七章有进一步的细节描述。避免昆虫传播的疾病的解决方案是采取避免叮咬的措施,如第六章将要描述的。一些旅行者希望在昆虫活动的低潮期计划他们的行程,如干燥的季节避免蚊子。同样存在某种风险的旅行者,建议他们不要到昆虫传播的疾病流行的或者正在经历一个特别严重的疾病暴发的某些区域旅行。孕妇去这些目的地旅行时需要小心考虑,疟疾、乙型脑炎(JE)和登革热有潜在的危害母体和胎儿的风险,老人也有来自乙型脑炎和其他黄热病毒引起的并发症的风险,希望在他们到不同目的地旅行时是能有提醒的。在不是以昆虫为载体进行传播的其他情况下,避免某些活动或者采取简单的预防措施能够降低风险。

下面的讲解没有覆盖到每一个热带疾病或者旅行者可能遇到其他感染,关注的焦点在于那些可能存在较大的风险或者为公众较熟悉的地方,如去某些目的地,会探讨含有更多信息量的一些问题。

5.1 昆虫传播的疾病

本节将要讨论除了疟疾外的由昆虫传播的对旅行者有潜在风险的主要疾病,包括大范围的病毒(表5.1)和除虫媒病毒以外的昆虫传播的疾病(表5.2)。

表5.1 虫媒病毒

病毒	载体	病毒类型(属)	分布(国家或地区)
黄热病	伊蚊	黄病毒	非洲热带地区 南北和加勒比
登革热	伊蚊	黄病毒	热带和亚热带的大部分地区
乙型脑炎	致倦库蚊	黄病毒	亚洲
蜱传脑炎	篦子硬蜱	黄病毒	斯堪的纳维亚 欧洲东部 欧洲中部 俄罗斯
裂谷热	按蚊和库蚊	本雅病毒	非洲
西尼罗河病毒	库蚊	黄病毒	非洲(包括埃及) 东南亚
圣路易斯脑炎	库蚊	黄病毒	北美和南美
尼帕病毒	库蚊	黄病毒	泰国
罗斯谷病毒	按蚊和库蚊	披膜病毒科	澳大利亚

表5.2 除虫媒病毒以外的昆虫传播的疾病

疾病	致病菌	载体	分布(国家或地区)
象皮病	班氏丝虫	蚊子	亚洲 非洲 南北 大洋洲
盘尾丝虫病 (河盲病)	盘尾丝虫	蚋	非洲 美国中部和南部
罗阿丝虫病	罗阿丝虫 非洲眼线虫	斑虻蝇	非洲西部和中部

续表

疾病	致病菌	载体	分布(国家或地区)
非洲锥虫病 (昏睡病)	布氏锥虫	采采蝇	非洲
非洲锥虫病 (南美锥虫病)	克氏锥虫	锥蝽	南美和美洲中部
莱姆病	包柔氏螺旋体	蜱	美国 欧洲 澳大利亚 中国
瘟疫(鼠疫)	鼠疫耶尔森氏菌	跳蚤	非洲 亚洲 美洲
斑疹伤寒	立克次氏体	蜱/虱	非洲 南美 亚洲 太平洋岛屿

5.1.1 虫媒病毒

从字面上理解为"昆虫传播的病毒",虫媒病毒的范围很广,可以引起多种疾病。一些这个类别的病毒在表5.1中有描述。主要的三大类(种族)虫媒感染为:

- 布尼亚病毒,如立夫特山谷热、克里米亚-刚果出血热。
- 黄热病毒,如黄热病、乙型脑炎、蜱传脑炎、登革热、西尼罗河病毒。
- 披膜病毒科,如基孔肯雅热、罗斯河热。

并不是所有虫媒病毒都在这里讨论,许多类型的病毒导致轻度非特异性的发热和全身乏力症状。最严重的虫媒病毒的并发症为脑炎和出血疾病。这种类型的能影响人类的病毒有80种以上。虫媒病毒的感染的暴发偶尔会成为头条,如最近发现的尼帕病毒和西尼罗河病毒(WNV)。许多虫媒病毒能够引起孕期的并发症,与疟疾风险一起,对孕妇去热带地区的旅行计划需要仔细考虑。

5.1.1.1 登革热

登革热病毒,黄病毒科黄病毒属,可分为4个血清型,由埃及伊蚊携带。一种血清型感染后终生免疫,但是几个月后另一种血清型的再感染也有可能。

潜伏期大约 1～2 周(2～14 天)，第一症状是发热，在初期可能消退，几日过后复发。其他主要症状为严重额部头痛、全身乏力、肌痛、腰痛和腹部压痛。关节和肌肉的疼痛可能非常严重，这种病常被称为"关节痛热"。

第 3 天到第 5 天左右，躯干出现斑丘疹，蔓延到四肢和面部，甚是手掌心和脚掌(插图2)。第 6 天后，发热消退，但是恢复期需要几周。只能获取部分的登革热免疫力，其他血清型感染的复发仍有可能。儿童 80% 的感染是无症状的，或者表现为轻度发热，很难与普通的儿童感染区分。成年人可能有牙龈、鼻子或者阴道的微出血。

有一个潜在的致命的免疫反应——登革出血热(DHF)，通常在年龄 15 岁以下的儿童中发生。严重的登革出血热会造成大面积的出血和液体外渗，导致低血压和休克—登革休克综合征。四分之一的登革休克综合症如果没有治疗会导致死亡。登革出血热时，免疫系统会引起异常的凝血和血浆外渗，导致登革休克综合症。登革出血热的发病机理迄今尚未完全阐明，可能与病毒抗体复合物的形成相关，会导致补体的活化和血管的损伤。登革出血热在先前感染过登革热的儿童中更易发生。登革出血热在回疫区探访回来的原居民中的风险增加。登革出血热在旅行者中是罕见的。在一个对 294 名感染登革热的旅行者的调查中发现，只有 7 人发展为登革出血热。这样低的发病率与先前暴露在登革热下是相关的。

人们曾经认为，登革出血热是特殊形式的登革热引起的。现实出现的情况是，一旦个体暴露在登革热下，就会形成对应血清型的免疫力，在遇到另一种血清型时，免疫反应更强大，产生各种细胞因子，导致了出血症状。这解释了为什么儿童更易于发生登革出血热，即便先前没有暴露在登革热下的报告。这是因为第一次感染是无症状的。从这里同样可以得出，在涉及不止一种血清型病毒的特殊疫区，登革出血热的发生率增加。一个奇怪的现象是，免疫力低下的人不易于发生登革出血热，在营养不良儿童中发生登革出血热是罕见的。在目前的理论中，经常前往登革热疫区的旅行者的登革出血热风险增高，但这种情况的记录很少。

登革热在热带和亚热带地区广泛分布。经常与疟疾共存，早期是很难区分的。近年来，存在全球性登革热的复发，旅行者前往疫区的风险是很大的。在亚洲和南美的部分地区，问题特别严重。最近一次大规模的疫情的暴发是在 2002 年的巴西，近 50 万人感染，里约热内卢是高发病率区之一。

登革热发生时可能存在大量的漏报,因为在很多情况下,发热是相对温和的,仅引起轻微的症状。此外,病毒在第一次发热后的 5 天内是很难确定的。例如 1998 年,在回到英国的旅行者的传染病综述(CDR)中只列出了 38 例。然而在 1994 年,应用微生物学研究中心确诊了 465 例登革热。其他研究发现 8% 的到达某疫区的旅行者中的发热归因于登革热。公众健康实验室描述每年疑似案例平均为 100 ~ 150 例,一个风险预估认为 1000 名前往一些区域的旅行者中有 1 人发病。

成年旅行者,几乎(当然不排除有的情况)没有严重的登革出血热,此外,疫区的儿童旅行者先前没有暴露在登革热下,他们的风险较小。对于大多数人来说,发热会在 1 周内消退,但是一个较长的恢复期可能毁掉一个短暂的假期。

对于登革热,没有特殊的治疗方法。在处理时,建议旅行者服用对乙酰氨基酚作为退烧药,而不是阿司匹林,因为其有出血的风险。在过度出汗和/或腹泻时,同样推荐口服补液。因为在同一区域,疟疾和登革热常常共存,建议第一时间预设该地区的发热为疟疾。

目前还没有抵抗登革热的疫苗,最好的保护措施是避免叮咬,记住伊蚊是白天进食的物种。

5.1.1.2　黄热病

如登革热一样,黄热病也由埃及伊蚊传播,由同样的黄病毒科黄病毒属病毒引起,在最近几年复发。与登革热不同,黄热病是一种动物传染病,疾病可以动物为载体,它是一种极度严重的感染,死亡率在 20% ~ 50%。

黄热病在许多南美和非洲地区流行,不存在于亚洲,最严重的一次疫情报道是在非洲,估计每年世界范围内有近 200 000 个案例。

以蚊子为载体的疾病的传播存在于许多非流行性的国家。如果来自疫区的旅行者,需要持有预防接种证书。

黄热病因其引起肝脏的损害,导致黄疸而得名,其他导致高死亡率的并发症为出血(归因为凝血因子的减少)、肾小管坏死、心肌损伤和休克。

在旅行者中,黄热病是罕见的,是因为许多前往疫区的参观者必须持有预防接种证书才能准入,强烈鼓励接种疫苗。存在没有接种疫苗的旅行者感染黄热病的报道,因为出血性并发症,他们的症状常与埃博拉病毒混淆。例如,一个发人深思的德国人的故事说明了接种黄热疫苗的重要性,不管进入该国家是否需要持有预防疫苗接种证书:

1999 年,一个德国摄影师在科特迪瓦的旅行归来后,出现类似埃博拉病毒感染的症状。这引发了巨大的恐慌,人们害怕欧洲暴发埃博拉病毒。有关部门在病患的隔离单位的周围架起围栏,加上安全护卫巡逻。飞机上他接触的所有人被追踪,他的同事和家人被置于隔离区。病人最终死亡,被证明为黄热病,而不是埃博拉病毒。显然,他没有接种疫苗,在没有预防疫苗证书的情况下以某种方式进入了国家。

5.1.1.3 乙型脑炎

乙型脑类(JE)同样由黄病毒科黄病毒属病毒引起。在亚洲和西太平洋的许多地区流行。由库蚊传播,它们往往滋生于稻田,像按蚊一样,叮咬从黄昏持续到黎明。乙型脑炎是一种动物传染病,能被鸟类携带,尽管最重要的宿主为圈养的猪。偶然的疫情的增加会导致大量猪被宰杀。

在临床症状出现前,有 4 ~ 14 天的潜伏期。临床感染的症状表现为一个突发性发热,伴有头痛和呕吐。如果是脑炎,有神经系统的障碍,包括抽搐、运动障碍,可能是致命的或者导致永久伤残。但是 200 名的病毒感染者中只有大约 1 人会发展成脑炎,死亡率为 10% ~ 25% 。在疾病流行时,儿童和老人最具风险,是死亡的主体。

旅行者需考虑的最重要方面是,在前往疫区时,接种疫苗是否值得。疾病的暴发往往在蚊子量充足的雨季,推荐在这个季节前往农村的长期旅行者接种疫苗。但是,旅行者的前往农村的短期旅行的感染是不得而知的。旅行者中感染乙型脑炎的报道是罕见的。在美国,自 1981 年以来,只有 11 例报道,在亚洲驻军中的感染率估计为每 10 000 人中每周有 1 人感染。在 1978 到 1992 年之间,在西方国家旅行者中,只有 24 例报道,只有 2 例记录为英国旅行者。进一步的讨论见第七章。

5.1.1.4 其他虫媒病毒

一些在表 5.1 中列出的其他虫媒病毒,近年来得到了媒体的关注。这些虫媒病毒的共同特征是它们大部分都是通过蚊子传播的,也有鸟类或者其他动物宿主,这类报道经常无理地阻止了前往感染区域的旅行。

蜱传脑炎 蜱传脑炎并不是在热带发现的,而是在斯堪的纳维亚、东欧和俄罗斯。对漫步在这些区域雨林中的人的风险最大,在 5、6、9 和 10 月份传播率最高,但是,只有 1 个真的是与旅行者相关的情况报道。它在旅行者中被认为是罕见的,只有 1% 的情况致命,在老年人中风险更大。

尼帕病毒 尼帕病毒在 1999 年的春天引起了马来西亚的恐慌,受到了世界媒体的关注。尽管对旅行业产生了不好的影响,它确实不存在显著的风险,没有旅行者受到感染。

在 1999 年的前几个月,来自马来西亚的乙型脑炎报道不断增加。有人指出这次暴发感染的是成人,而不是儿童。同时一些感染者的乙型脑炎检测并非阳性。事实上,在许多情况下,会涉及一个完全不同的病毒,它的症状与乙型脑炎非常相似。它们被描述为"亨德拉样"病毒,与来自于澳大利亚的果蝠病毒相似。澳大利亚病毒传播给马类,随后的感染导致 2 人死亡。

这种新病毒,在袭击靠近吉隆坡的第一个村庄后,被命名为尼帕,是一种通过猪传播的黏附病毒。住在养猪场里或者附近的近 100 人死亡。还没有证据能证明其可以通过人与人传播,或通过食用污染的猪肉传播。尽管一些马检测尼帕病毒为阳性,但是它们并不是疾病的主要来源。马来西亚政府通过大量的宰杀猪来控制问题。

基孔肯雅热和罗斯河热   基孔肯雅热在非洲和亚洲流行,而罗斯河热在澳大利亚被发现,大部分在东部沿海地区的雨季。主要症状为严重的关节炎、发热和皮疹。由蚊子传播,偶然会感染旅行者。澳大利亚当局因为本地居民的感染,经常给出警告。通常没有长期的并发症,尽管在一些人中,关节炎能持续好几个月。

克里米亚-刚果出血热和裂谷热   很多虫媒病毒是以牛为宿主,以昆虫为媒介传播给人类,这些病毒在非洲发现,克里米亚-刚果出血热是通过蜱传播,裂谷热通过蚊子传播,它们通常不会与旅行者的相关感染有关系。

西尼罗河病毒(WNA)   这种病毒在细节上值得推敲,因为它是一个新兴感染的很好例子,已经引起了旅行大众的注意,是媒体非常感兴趣的对象。它是与圣路易脑炎相关的黄病毒科黄病毒属病毒,在美国已有很长的流行史。与其在同一家族的病毒有在亚洲的部分地区发现的乙型脑炎,而墨累河(Murray River)脑炎在澳大利亚流行。在澳大利亚和东南亚发现的昆津病毒,也是其"近亲"。西尼罗河病毒的历史要追溯到 1937 年,在非洲乌干达西尼罗河地区被发现,从此开始在东半球流行,在非洲、中东、亚洲和东欧的部分地区零星的暴发,范围不是特别广或者严重。在欧洲的其他地方,2000 年在法国南部的一次暴发影响到了马,没有人的案例报道。

西尼罗河病毒第一次出现在美国是在 1999 年,纽约以及周边有 62 人感染,导致了住院病人中 12% 的死亡率。自此,病毒每年暴发并且逐渐大面积传播。2000 年,在超过 3 个州有 21 例; 2001 年,有 66 例,范围超过 10 个州。从 1999 年开始,东半球的其他国家也有病毒暴发的报道,其中以色列受影响最严重。疾病的出现可能与气候情况的变化导致蚊子的大量增加有关。在纽约,另一个导致蚊子大量增加的原因是利用杀虫剂处理蚊子滋生地项目的停止。2002 年,蔓延的趋势仍在继续,美国东部和中西部大部分州都有病例报道,2002 年 9 月底,共有 2 206 人感染西尼罗河病毒,其中 108 人死亡。2002 年,加拿大有 38 例(10 个确诊)感染病毒,其中 1 人死亡。但是在以色列只有 8 人感染病毒并得到治疗,只有 1 例死亡报道。

病毒的传播方式是通过蚊子的叮咬,其中最主要的病毒传播者为库蚊属。现在公认病毒是由迁徙的鸟类携带到美国的。蚊子在这些鸟类和本地的鸟类之间传播病毒,因此扩大了病毒的传播范围,鸟类本身也受到病毒的影响而大面积的死亡,特别是乌鸦。最终,蚊子将病毒从鸟类传播给人或者其他哺乳动物,在美国,发病趋势从夏末直到冬季,才有所下降。因为在人类传播之前,病毒事先在鸟类中是完好的。由此,对涌入美国的鸡肉进行了特别的连续的病毒检测。据说,病毒可以在蚊子体内过冬,在第二年中再次出现。有一些人怀疑病毒可以通过输血和器官移植传播,因为一定数量的案例已有报道,接受者在接受捐赠者的血液或者器官后感染,诊断为携带了西尼罗河病毒。因为所有的接受者都生活在西尼罗河病毒传播区,这个仍待定性和定量研究。

即便感染了病毒,没有症状表现。只有 20% 的人坚信是在纽约感染后才有发烧。大多数人感染的临床表现为发热,伴有多样的其他流感样症状,例如胃肠道症状、头痛,这些可能常常不被报道。一小部分人有皮疹。基于来自纽约的研究和一个罗马尼亚的暴发的感染的研究,150 人中有 1 人会有神经系统的症状,可导致住院。发生神经系统并发症最主要的风险因素是年龄的增长,50 岁以上人的风险要大于较年轻的成年人。在纽约大暴发中,患有严重的神经系统症状的风险,与 20 岁以下的相比,50 ~ 59 岁有 10 倍高,80 岁以上为 43 倍。此外,感染的死亡率,在75 岁以上的人中可能性有 9 倍高。其他死亡的风险因素可能是免疫功能低下或者患有糖尿病。

最严重的神经系统并发症为脑炎,或者不常见的脑膜炎。在美国的住院病人中,观察到近一半的人有严重的肌肉无力,这为神经系统症状提供了诊断线索。更罕见的是还观察到其他形式的神经系统症状,包括癫痫发作和脊髓炎。总之,1999 年纽约病毒感染的死亡率为 12% ,近一半的住院病人 1 年后有疲劳、记忆力减退以及肌肉无力的症状。

确诊是通过免疫检测获得的,通过发现特殊的西尼罗河病毒的免疫球蛋白 M 受体。治疗主要是辅助性的,一些住院病人需要重症监护和机械通气。现有的抗病毒药都无效。

5.1.2　丝虫疾病

丝虫蠕虫具有细长如头发的外形,不同的种属在大小上有很大的差别,引起了大量疾病。

5.1.2.1　象皮病(淋巴丝虫病)

象皮病是由蚊子携带的一种特殊的丝虫蠕虫(班氏丝虫),侵入淋巴系统造成的,导致淋巴腺的局部炎症。严重的寄生虫偶能阻塞淋巴引流,引起四肢或者阴囊的肿大,低浓度的寄生体基本无害,尽管一些人可能对蠕虫有过敏反应。对于旅行者来说携带足够造成伤害量的蠕虫是不常见的,象皮病的治疗采用乙胺嗪。

5.1.2.2　盘尾丝虫病

与象皮病情况相似,盘尾丝虫病又称河盲病,通过蚋传播。这是非洲地区本地人致盲的重要因素,罕见于引起旅行者问题,外籍人士或者在流行区工作的人需要治疗。治疗采用伊维菌素,它停止了蠕虫的繁殖,但必须每年服药至数年。

5.1.2.3　罗阿丝虫病

最奇特的丝虫疾病之一为阿罗丝虫病,又被称为非洲眼蠕虫(插图3)。感染的个体可能感到一只眼的视野模糊,照镜子会惊恐地发现结膜下有几厘米长的蠕虫在蠕动。尽管通过麻醉蠕虫可以被移除,但是最好将其留下,它在 1 小时内会离开结膜,几乎无害。旅行者罕有感染,阿罗丝虫病可以作为有趣的旅行者故事的素材。疾病的其他表现可能为皮肤下短暂的肿胀,叫作"卡拉巴尔肿胀",是由蠕虫在结缔组织迁移时造成的。

5.1.3　原虫疾病

与许多虫媒病毒感染相比,原虫疾病在旅行者中是相对罕见的,与本地人口的关联更多些。

5.1.3.1　利什曼病

利什曼病是由小的原虫微生物引起的,经白蛉叮咬传播。在非洲区域、南美和地中海被发现。旅行者前往一些地中海旅游地区就会处于感染疾病的风险中,即便概率非常小。它经常会因医生没有遇到过这种情况而被忽略。1978 年至 1990 年,在来自英国的旅行者中只有罕见的每年 20 个案例报道,美国有 129 例。不同地区的风险大不相同,据估计,对于美国旅行者来说最有风险的地区为苏里南,1000 人的长途旅行者中有 1 人感染。

此寄生虫病是动物传染病,家畜和野生动物都能携带。避免叮咬是唯一的防护方法。在海湾战争的军人中引起了特别关注,使得各种类型驱蚊剂和杀虫剂被大量使用。

寄生虫侵入巨噬细胞,随后被携带至全身。导致由杜氏利什曼原虫引起的内脏利什曼病或黑热病(Kala-azar)。苏丹和印度是这类利什曼感染最严重的地区。症状包括脾和淋巴腺的肿大,有时在感染后的数月或者数年表现出来。这种类型是潜在致命的,除非采用一些有毒药物治疗,例如五价锑(葡萄糖酸锑钠)。

其他类型的利什曼病会引起在白蛉叮咬部位的局部反应,这是皮肤利什曼病,病变初期表现为小瘤,最后发展成毁容但是无痛的慢性溃疡。

5.1.3.2　锥虫病

非洲锥虫病或者"昏睡病"由舌蝇的叮咬传播,布氏冈比亚锥虫或布氏罗得西亚锥虫为传播媒介。后者通常直接由动物传播到人类,前者为人类直接的传播。在舌蝇的叮咬之后,众所周知的疼痛后,锥虫性下疳 5 天后出现,有一个凸起的发炎区域,在几周后在大小上有增加。旅行者不应该将这与在叮咬后很快出现的叮咬的初始反应混淆。可能有发热、头痛和淋巴腺肿大的症状,疾病的这些早期现象是断断续续的,持续数月,伴有贫血和皮疹。在疾病的早期,可能有急性的迅速致命的毒血症,这在布氏罗得西亚锥虫中更常见。中枢系统(CNS)受累发生之前有近 2 年的潜伏期,伴有精神干扰和长时间的睡眠(疾病由此而得名)。

疾病在撒哈拉以南的非洲地区呈斑片状分布,去往野生动物园的旅行者的风险最大,给旅行者的建议就是要小心锥虫性下疳和任何非典型性症状,因为疾病在早期可用苏拉明治疗。

极少的来自英国的旅行者感染此疾病,在任何的中枢系统受累之前通常都已被治疗。在德国,自 1970 年起,旅行者只有 11 例感染报道。美国自 1967 年起,只有 14 例。近年来,锥虫病在非洲的发病率有所增加,可能是当地公众卫生系统的控制措施的执行不力造成的。

在南非的一些地区,另一种形式的锥虫感染在流行,被称为南美锥虫病(克氏锥虫)。由锥蝽,有时也叫作猎蝽的物种传播,它们在农村地区的住宅的墙壁里生存。感染能引起慢性肾功能和胃肠道的损害。建议旅行者不要睡在南非以及非洲中部常见的泥(土砖)屋里。在短途旅行中,感染是罕见的,美国疾病控制中心近 20 年来报道的案例有只有 15 个。

5.1.4　昆虫传播的其他疾病

5.1.4.1　斑疹伤寒

斑疹伤寒是由细菌样的微生物立克次氏体引起的,感染的结果为皮疹、发热和脾肿大。经人虱传播(普氏立克次体)或者动物跳蚤传播(莫氏立克次氏体),对在非洲难民营工作的人具有潜在的风险。

分布比较广泛的斑疹伤寒是由蜱(恙虫立克次体)或者螨虫叮咬传播的。由蜱传播的恙虫病在南非草原和北美的部分地区被发现,被称为落基山斑疹热。由螨虫传播的恙虫病存在于东南亚的热带灌木林和太平洋岛屿。

在 3 ~ 20 天的潜伏期后,在叮咬部位可能有局部的淋巴管炎,伴有全身症状例如发热、头痛和全身乏力,有时还有皮疹。如果疾病进一步发展,可能导致 CNS(中枢神经系统)和血管并发症。有个别旅行者或者在恙虫病流行地区野营小组感染斑疹伤寒的报道。例如,大量的男童子军在南非野营,在农村地区几个晚上就受到感染。轻度情况可能不被认知。可用单剂量 200 mg 的多西环素进行治疗。

5.1.4.2　蜱传感染

不仅仅是热带地区滋生蜱传感染。鹿身上的蜱可传播莱姆病,由伯氏疏螺旋体引起的细菌性感染能导致慢性关节炎、心血管和中枢神经系统并发症。莱姆病在世界范围内分布很广,包括欧洲。目前,在英国的发病率较低。在美国,它可能是最普遍的媒介传播的疾病。最好将蜱虫尽快移除,避免在过程中损伤到蜱虫,以防其在伤口处释放出更多的细菌。最好的方法是用镊子抓住蜱虫,向下推使其脱落,同时轻轻震动,直至掉落。

5.1.4.3　瘟疫

瘟疫是由跳蚤传播,在世界一些地区流行,包括南美,滋生于某些野生动物,偶尔传播给人类。在其他地方,例如撒哈拉以南的非洲某些地区,地方流行性瘟疫阶段性的发生,该地区占瘟疫疫情的大多数。一个小规模的瘟疫在 1994 年袭击了印度,严重影响了旅游业。

疾病是由鼠疫耶尔森氏菌引起的,宿主为鼠蚤,传播给人类,引起鼠疫,细菌通过淋巴系统分布到全身,导致典型的肿胀或者腹股沟淋巴结炎,进一步发展为致命的败血症,它也可以通过飞沫传染在人类之间传播,在这种情况下常常发生肺炎型的鼠疫,更加难以处理。

存在可用的疫苗,但比较少用,除非是计划在鼠疫流行区域工作的人。肌注链霉素是可选的药物,在鼠疫治疗早期使用土霉素也是有效的。旅行不需要因此而中止,当然应该警告旅行者避免与动物接触,特别是啮齿类动物。在印度的鼠疫中,没有旅行者受到感染。

5.1.4.4　皮肤状况

所有由昆虫引起的情况中,最怪诞的是蝇蛆病,如蛆虫寄生于人类皮肤。寄生蝇类有坦布(热带非洲)和肤蝇(南美)(插图4)。坦布蝇在晾晒的衣服上产卵,产生的小幼虫在孵化时能渗透皮肤,建议旅行者通过烙热衣服消灭所有虫卵,在蛆虫的呼吸洞口放置生培根是公认的移除它们的方法。

同样众所周知的引起旅行者皮肤疾病的是穿皮潜蚤,或恙螨(沙蚤的一种),在丛林地区没有足够的脚覆盖物的人常被感染。雌蝇因为产卵变得肿胀,在趾蹼之间形成一个坚硬的小结,可以通过针将其移除,小心不要使蚤破裂,否则会导致皮肤的感染。

5.2　通过接触环境产生的疾病

本节考察旅行可能会遇到的疾病,主要是通过与环境、其他个体或者动物直接接触引起的疾病(表5.3),小部分是由于食用了污染的食物或者水造成的感染(在第二章中涉及的除外)。这些疾病的预防在第七章旅行者的疫苗中讨论。

表5.3　环境以及人人接触感染的疾病

疾病	致病原	如何感染	分布
血吸虫病	血吸虫 曼氏血吸虫 日本血吸虫	在淡水中游泳	非洲(大多数国家)、亚洲、南美洲
钩端螺旋体病	钩端螺旋体	接触啮齿动物的尿液污染的水	世界范围
乙肝	嗜肝 DNA 病毒	血液、体液传播,性行为	世界范围
丙肝	黄曲霉组 RNA 病毒	污染的外科手术器械和血制品	世界范围
狂犬病	弹状病毒科	哺乳动物的咬伤或抓伤	大多数国家
炭疽热	炭疽杆菌	感染的动物、土壤	许多发展中国家
肺结核	结核分枝杆菌	与感染动物的亲密接触	许多国家
军团病	嗜肺军团菌	污染水的飞沫感染	世界范围

续表

疾病	致病原	如何感染	分布
汉坦病毒合症	布尼亚病毒科	啮齿动物	美洲
蠕虫感染			
皮肤幼虫移行症	犬钩虫 巴西钩口线虫 犬复孔绦虫	经皮,经口	各种
钩虫病	钩虫 十二指肠钩虫 美洲钩虫	经皮,经口	
线虫幼虫	粪类圆线虫	经皮	
鞭虫	鞭虫	经口	
蛔虫	蛔虫	经口	
绦虫	猪带绦虫 牛带绦虫	经口	
麻风病	支原体感染 麻风杆菌	长时间亲密接触	热带
布路里溃疡	溃疡分枝杆菌	土壤	非洲、 澳大利亚
类鼻疽	类鼻疽伯克氏菌	土壤、水	东南亚、 澳大利亚 南部
埃博拉病毒	纤维病毒	体液接触	非洲
拉沙病毒	沙粒病毒		

5.2.1　血吸虫病

一些热带疾病不仅仅以昆虫为媒介传播,它们还可以通过其他方法传播,值得旅行者关注。其中主要的是血吸虫病(schistosomiasis),也被称为 bilharzia。

血吸虫病是由小吸虫样的蠕虫引起的感染,它们依靠淡水螺作为生命循环的一部分。蠕虫产下的卵通过已感染个体的尿液进入淡水中。在淡水(湖水)中,它们生长成幼虫进去螺类中。这些幼虫然后在螺体内繁殖,释放可自由游动的尾蚴,可以渗透游泳者的皮肤。实际上,成熟的蠕虫会到达膀胱(埃氏血吸虫)或者肠(曼氏血吸虫和日本血吸虫)。蠕虫会在这些器官的静脉中产卵,引起局部炎症和组织损伤,导致出血,如果不治疗,会发展为慢性贫血。

先前暴露于血吸虫的人可能会因尾蚴渗透于皮下产生皮疹,在旅行者中常见的一个反应被称为片山(钉螺)热,是对寄生虫的急性免疫反应。

游泳者可能发现从污染的水中出来后,皮肤的刺激症状,一些人可能会发热。另外,症状可能在数月甚至数年后才出现。血吸虫在非洲是广泛存在的,同样存在于南美和亚洲的部分地区。最近在马拉维湖(非洲)附近发现一个特殊的问题,一些英国旅行者在湖中沐浴后受到感染。1998年传染病综述报道的案例有133个。长时间滞留的人发病率更高。

特别要警告在非洲旅行的人,尽量避免在淡水湖中洗澡。适当氯化消毒的游泳池是安全的。如果一旦接触到这样污染了的水,最好洗澡后用毛巾擦干,而不是在太阳下晒干。但这种方法并不能提供完全的防护,因为皮肤的渗透可以在10秒的接触中发生。远离有滋生淡水螺的芦苇的湖岸可以减少风险,但也不完全可靠。一些证据表明使用长效的二乙甲苯酰胺(diethyltoluamide)(DEET)可以阻止尾蚴渗入皮肤。此外,另一个研究表明在游泳之后使用含有DEET的产品同样提供很好的防护,对一些大量接触污染水的旅行者进行疾病的测试是很有意义的,采用吡喹酮治疗是很有效的。

5.2.2　钩端螺旋体病

在淡水发现的对旅行者,特别是对于在野外徒步旅行的人,具有潜在危险的疾病是钩端螺旋体病,或者外耳氏病。啮齿类或其他动物的尿液传播疾病于水的表面。钩端螺旋体通过皮肤或者黏膜的小裂缝进入人体,引起严重的发热性疾病。同时伴有肝或者肾损伤的并发症。疾病的死亡率高达30%。在洪水泛滥的区域是特别严重的问题,例如最近的Mitch飓风。一般建议徒步旅行者尽可能的少与淡水直接接触。

5.2.3　肝炎

目前已确定的病毒性肝炎有五型:A,B,C,D和E(甲乙丙丁戊),也有其他类型的肝炎存在,归为非A-E病毒(为非甲－戊型肝炎),甲型肝炎和戊型肝炎是通过污染的食物和水传播的,而其他类型的肝炎是通过性接触、血液或者污染的医疗器械传播的。事实上,还有一种情况,即甲型肝炎可以通过污染的针头传播。所有形式的肝炎在急性期都具有以下的特征,慢性后遗症倾向上有不同:

- 头痛,发热和寒战

- 全身乏力
- 恶心、呕吐、腹痛和厌食
- 黄疸

5.2.3.1　甲型和戊型肝炎

甲型肝炎是旅行者最常遇见的类型,占英国甲型肝炎的60%。在发展中国家,较差的卫生条件使其成为普遍的疾病,大多数成年人都将会产生抗体,而在西方国家,比例只有20%,所以对旅行者来说,风险很大。3～109/1000的旅行者在拜访疫区时处于甲肝的风险中。差异在于所参观的地方不同,例如,在土耳其的风险相对较低而在印度就很高。甲型肝炎的潜伏期为3～5周,青年人无行为能力期为1个月,老人为数月。不像其他类型的肝炎,它与慢性肝炎无关,死亡率低。儿童通常是轻度或者无症状的感染。

戊型肝炎在病因以及临床表现上都与甲型肝炎类似,在印度、非洲和南美流行,主要感染青年人。与甲型肝炎相比,孕妇感染风险要高。没有旅行者患病率的数据。外籍人在疫区的感染率记录为10%。目前没有合适的疫苗。

5.2.3.2　乙型肝炎

感染乙型肝炎的途径有很多,在一些发展中国家的携带率较高。有一系列定义好的活动或者状况可以置旅行者于风险之中:

- 随意的性行为
- 输血或血制品
- 外科手术,包括牙科
- 其他侵入性操作,例如纹身和穿耳

同样被人们认知的是,居住在乙肝高发的国家的时间越长,感染的概率越高。一个对在东南亚的外籍人研究证明,居住5年之后,近一半的人乙肝血清检验呈阳性。旅行者一般感染率为每100 000人中有20～60人,长期海外工作者的感染率更高些。

乙肝的潜伏期为2～6个月。乙肝要比甲肝慢性,肝功能衰竭和癌症的概率增加,尽管只有近10%的概率发展成此类问题,抗病毒药物和α-干扰素都运用于乙肝的治疗。

丁型肝炎(或称为delta hepatitis)似乎与乙肝的感染相关,不是慢性乙肝的二重感染就是合并感染导致的更严重的后果。

5.2.3.3　丙型肝炎

越来越多的人遭受到了丙型肝炎带来的一些慢性肝损伤,数年后发展为肝硬化。感染途径与乙肝极其相似,逐渐变成一个世界范围内的问题,目前,甚至将来,都没有合适的疫苗。

5.2.4　伤寒和副伤寒

大众常常将伤寒沙门氏菌引起的伤寒热与沙门氏菌病混淆,后者是由非伤寒沙门氏菌引起,包括肠炎沙门氏菌和鼠伤寒沙门氏菌,通常造成食物中毒。沙门氏菌病是一种人畜共患病,细菌寄生在动物体内,由于没有很好的处理导致其没有被杀死。伤寒和副伤寒只存在人体内,通过粪口途径,由病患或者携带者在人与人之间传播。

伤寒沙门菌是一种侵入性的微生物,可以穿透肠壁,散布到全身的很多地方。与普遍观点相反,伤寒可能存在便秘,也有可能腹泻。在疾病早期,1~3周的潜伏期之后,患者会发热,有时皮肤上有玫瑰疹,此时可以确诊,在此阶段将不会有进一步的问题。如果疾病发展,将会有致命的败血症及胃穿孔的可能。

5.2.5　狂犬病

这种病毒性感染是最令人害怕的类型之一,是重要的世界范围内的问题,只有很少数的国家完全无狂犬病,每年世界范围内有 60 000 例死亡,有一半是在印度。其他高发地区包括南美、亚洲和非洲的部分地区,在欧洲已有一些成功根除狂犬病的例子,通过引诱滋生疾病的狐狸口服疫苗。尤其是法国宣称在 2001 年根除狂犬病。

任何哺乳动物的咬伤都能传播狂犬病,不仅仅是狗。能传播疾病的动物有很多,从南美的吸血蝙蝠到北极地区的狼。流浪狗可能最具威胁,如果没有控制好,疾病的暴发能达到流行的比例。实际上,旅行者中的狂犬病是很罕见的,一旦发生就是新闻头条。然而,几乎是 100% 的死亡率使得暴露前的疫苗非常重要(见第七章),旅行者并非会一直意识到要避免与哺乳动物接触,一个在泰国的研究表明,10% 的旅行者被狗咬过或者舔过,接近 7% 的狗携带病毒。

狂犬病是一种中枢系统疾病(CNS),通过动物的咬伤传播,经外周神经进入中枢神经系统,一旦涉及中枢系统,就会有众所周知的恐水症和深远的神经系统紊乱症状,导致无可避免的死亡结果。在被咬到无药可救之间需多少时间,是旅行者常问的问题。答案当然是越快治疗越好。据说,伤口在神经支配区域的发病速度更迅速。例如脸上的咬伤要比腿上恶化的快。

咬伤之后第一件要做的事是彻底地清理和擦洗伤口,然后推荐灌含碘抗菌剂。这种情况下,理想的碘剂为碘伏。如果没有碘剂,酒精甚至提神饮料,如伏特加或者威士忌都是可以使用的。对于旅行者,主要的问题是在世界的一些地方,疗法的合适性及可用性,如何对于所有没有接种暴露前疫苗的人来说,需要考虑用狂犬病免疫球蛋白来提高抗体效价,因为狂犬疫苗需要一定的时间来促进人体自身的免疫系统。不幸的是,在贫困国家没有这种免疫球蛋白。狂犬疫苗本身通常可以找到,但经常是老的便宜羊或者鼠脑衍生的疫苗,往往不太可靠,并且具有很高的不良反应。现代疫苗更加安全和可靠,有许多皮下注射和肌注的暴露后的治疗方案。

5.2.6 炭疽病

近期的生物恐怖主义活动将炭疽带入了公众的视野。它是一种人畜共患的病毒性感染,由炭疽杆菌引起。在其最常见的类型中,皮肤炭疽由接触污染的动物或者直接接触粪便而感染。大多数情况,会导致坏死性溃疡,没有进一步的并发症。20% 的情况下,细菌可以传播,引起致命的败血症和脑膜炎。更罕见的是,引起生物恐怖主义者关注的是吸入炭疽具有更高的死亡率。胃肠道的感染依然致命。

对于旅行者,只有在处理携带疾病的动物的皮毛时有感染的风险。传闻,一个旅行者在非洲购买了感染的皮毛时发生了这种感染,仅仅是因为被一个尖锐的毛发刺到。

5.2.7 性传播的感染

建议旅行者警惕各种形式的性传播疾病的可能性,是所有专业卫生人员的责任。不仅仅只是对有高风险的性行为计划的人,也包括涉及任何不经意的性关系的人。本书没有对性传播疾病和对旅行者的风险进行全面的讨论,这并不意味它对旅行者来说不重要,它仍代表了一个显著的风险。所有此类疾病都具有风险,包括人体免疫缺陷病毒(HIV)/获得性免疫缺陷综合征(AIDS)、乙肝、丙肝、淋病、单纯疱疹和衣原体感染,有两种旅行者可能遇到的情况:

• 性行为中遇到卖淫者或者本地的高危人群。这在前往发展中或者非工业化国家是事实,遇到卖淫者感染的概率高,特别是 HIV 感染。这种活动可能是计划好的或者伺机的。

• 与其他度假者的性关系可能是一个很大的风险且更普遍。再次,这些可能是计划好的,嗑药和饮酒会引起不谨慎的行为。

出发前的辅导可以提高危险意识。能够预测到随意的性活动者应该很好的响应这些建议,采取措施预防,避孕套对于男性和女性来说,是交往中唯一可采取的有效措施,应对其的提供进行常规性的鼓励,提醒旅行者避孕套在一些目的地是很难获取或者质量很差是很有意义的。

5.2.8　呼吸道感染

旅行者易于感染到与其在自己国家遇到的相同的呼吸道感染,例如病毒性或者细菌性的上、下呼吸道感染,一般的共识为,上呼吸道感染不需要用抗菌药治疗,具有自限性,没有更进一步的并发症。旅行者应该对此放心并意识到用简单的止痛药以及养成良好的保湿习惯来治疗症状。蒸汽吸入对感冒和猛烈的咳嗽有用。下呼吸道感染需要用抗菌药物治疗,像社区获得性肺炎。在这种情况下,诊断和选择合适的抗菌药物是旅行者将会遇到的问题。对于前往医疗设备较差的目的地,需要携带类似阿莫西林的抗菌药。

更加异乎寻常的呼吸道感染是罕见的,但对于某些目的地,也需要考虑到。例如,旅行者通过空调或者其他制冷设备产生的液滴感染了军团病,尽管问题是难以预料或者避免的。

旅行者避免任何啮齿动物的环境接触性感染的一个很好的理由是汉坦病毒感染的可能性,汉坦病毒能够引起出血,肺部或者肾脏的并发症。在美国已确认一种肺部的并发症,偶尔会致死。旅行者很少感染汉坦病毒。

肺结核是一个日益严重的问题,世界范围内,有超过一千万的人感染。但在工业化国家,所占的百分比很少。致病原,结核分枝杆菌,能够感染肺部,偶尔也会感染如胃肠道等其他器官。它通过近距离亲密接触感染,因此,对旅行者来说,并不具风险,即便前往高发区。在航班上与肺结核携带者的亲密和持久接触的传播方式与空调系统循环的方式是两种独立情况。如今航班上有指导方针允许肺结核携带者登机。卡介苗(BCG)在许多国家已作为儿童常规疫苗接种,但是罕有用于旅行者,见第七章讨论。诊断为肺结核者的化疗通常是非常高效的,除了多药耐药性的增加和 HIV 携带者,他们往往具有风险。肺结核的生理病理学和治疗的细节描述不在本书的范围之内。

在本书写作时,一个重要的新的与旅行者相关的呼吸道感染——严重急性呼吸道综合征(SARS)出现了,首次发现于中国南部的广东省,在东南亚的其他国家蔓延,而后通过国际旅行蔓延至世界的其他国家。致病原,无疑是一种新型的冠状病毒,与引起普通流感的病毒相关。与感染者的亲密接触者感染疾病的概率很高,可能通过吸入感染者咳嗽或者打喷嚏产生的气雾造成,病毒可以在气雾的表面逗留数小时。在疾病被认知、对医疗工作者采取防护措施之前,56%的照顾SARS患者的医疗工作者自身感染了病毒。尽管如此,在航空旅行中感染的概率是低的,没有通过空调的传播发生。症状为非典型的肺炎:发热、呼吸短促和咳嗽。10%的SARS感染者发展为致命性疾病,死亡率在15%左右,老年人死亡率要更高。2003年4月,22 671人感染了SARS,103人死亡。疾病蔓延到了17个国家,已有利用利巴韦林和皮质类固醇成功治疗的方案。

5.2.9　皮蚴游走症和其他蠕虫感染

常见于狗身上的各种钩虫,有时能引起人类疾病,这种情况在皮肤上有幼虫时出现。通常是赤脚走路造成的,如可能在岸边行走的时候。蠕虫实质上是在陌生的宿主上变得"迷失",会在皮肤表面下游走,在脚底产生一条拉长的发炎线(插图5)。因此给予其"皮蚴游走症"或者皮肤幼虫移行症的学名。这种情况在加勒比、非洲和东南亚的海岸常见,也可能在世界其他地方发生,包括美国。

另一种钩虫——十二指肠钩虫能够渗透皮肤,迁移至肝部,最终定居在肠道。轻微的感染几乎无症状,但是严重的寄生虫聚集能够引起贫血。更严重的是线虫的感染,在皮肤上被称为肛周匐行疹。这种蠕虫同样可以渗透皮肤,可以看到幼虫迅速迁移引起的发痒的皮疹,这种寄生虫能够大面积的散布于全身,影响很多器官。

因此应该劝阻旅行者赤脚行走,特别是在高水位的岸边。皮肤性幼虫游走的治疗采用噻苯咪唑,可以口服或者配制1%的白软石蜡贴剂。

其他肠道的蠕虫感染,例如蛔虫和绦虫,在食用准备不足的食物时发生。在旅行者中更常见的蠕虫感染是鞭虫和圆线虫(蛔虫),在最初的肝脏发展阶段,它们将感染肠道,近1%的成人和2%的儿童在热带旅行回来时可能携带这些蠕虫,尽管寄生虫的聚集程度没有严重到产生明显的症状,甲苯咪唑是治疗此类蠕虫的有效药。

绦虫是通过食用污染的未煮熟的肉类感染的,导致胃肠道内不是猪肉(*Taenia solium*),就是牛肉绦虫(*T. saginata*)的寄生。牛肉绦虫在几乎世界的任何地方都是一种潜在的风险,特别是在卫生条件较差的发展中国家。最严重的并发症是幼虫在脑内导致的,尽管这在旅行者中较罕见,采用吡喹酮或氯硝柳胺治疗绦虫。

另一种蠕虫,令旅行者特别好奇的,是几内亚蠕虫或称为麦地那龙线虫。通过饮用某些地区的井水感染。这种蠕虫能够找到前往皮肤的路,然后头端伸向皮肤表面释放其幼虫,稍后,蠕虫死亡。通过数周使用1根小棒慢慢将虫体卷出来移除。麦地那龙线虫能够导致溃疡,最长的虫长记录近 100 cm。在世界范围内已有相当成功的根除案例,所以在旅行者中是极其罕见的。

5.2.10　皮肤状况

慢性皮肤病变在热带是常见问题,致病因有很多。对于从热带回来的旅行者,带有不愈合或者需要热带医学中心的专家诊断和治疗的皮肤病变的溃疡是不常见的。这种问题常见的诱因是没有利用第十一章描述的基本的卫生措施有效地处理伤口,使得化脓性微生物渗透皮肤。这种化脓性感染,是由链球菌和金黄色葡萄球菌引起的,通常由蚊子的叮咬开始,抓伤后细菌繁殖,也有可能是水泡或者真菌感染。如前面在虫媒疾病章节所描述的,一些由昆虫传播的热带疾病能导致各种各样的皮肤病变,例如利什曼病、锥虫病。此外,一些寄生蠕虫,蝇蛆病以及类似疥疮的皮肤感染都能产生不常见的病变或者皮疹。

麻风病在历史上曾是最令人害怕的疾病之一,如果不治疗,可导致可怕的毁容。致病原为麻风分枝杆菌,像其他分枝杆菌,是一种胞内寄生虫,可以刺激宿主的细胞代谢免疫力。它可以无症状在体内存活多年。随着肉芽肿的形成导致典型的皮肤病变,最主要的是对外周神经的伤害,造成感觉异常,最终发生麻痹。任何微小的,往往容易被忽略和未经处理的伤口,都会导致这种致残性的疾病。疾病通过直接的接触传播,需要长时间的非常近距离的接触,所以对旅行者来说,不构成风险。化疗大大降低了麻风的发生率,这种疾病总有一天会得到全球性的根除。

布路里溃疡是在热带地区日益严重的问题,被一些人称为"新千禧年的麻风",在许多热带地区都有发现,包括澳大利亚。在非洲西部是非常严重的问题。布路里溃疡是由溃疡分枝杆菌引起的,通过直接接触污染的土壤感染。它会导致深度和毁容的溃疡,能够发展涉及大面积的组织,甚至有时可以渗透骨头,对分枝杆菌有活性的抗菌药物对治疗布路里溃疡无效,只有手术切除是有效的,应尽早处理来减少随后的植皮需要。

有时存在皮肤病变,同时又有重要的全身效应,这种情况被称为类鼻疽病,由类鼻疽伯克氏菌引起,也被称为假单胞杆菌。在东南亚部分地区的土壤和水中发现,特别是泰国和澳大利亚南部。发病率往往在雨季有所提高,能够通过经皮吸收、吸入和可能的摄入感染。它能够影响一些器官。肺炎和败血症是最严重的后果。许多个体在数月甚至数年都无症状,在旅行者中是罕见的,而不是未知的。辨识是非常重要的,因为旅行者归来后可能没有正确的诊断直到意识到他们已去过疾病流行区。最有效的治疗药物为第三代头孢菌素头孢他啶,可以降低50%的死亡率。

5.2.11　拉沙、马尔堡和埃博拉病毒

这些病毒有时是恐慌的来源,媒体给出的标题是"熔体病"。它们是人畜共患病毒,可以袭击身体的各种组织,精确的病因并不明确,没有可取的医疗措施,因此它们被认为是具有高度传染性的。

拉沙热是由沙粒病毒引起的,与同样发现于南美的出血热是近亲。在非洲西部流行,宿主为布什大鼠。通过接触这种啮齿动物的排泄物感染。传闻声称一些人因在草棚中睡觉而感染疾病,因为有此种老鼠栖息在屋椽上,受害者吸入了老鼠尿产生的气雾。它通过污染的流体在人与人之间传播。因一般器官衰歇可以导致死亡,尽管在非洲住院病人中的死亡率很高,大约在20%,但也有轻度或者亚临床的感染。整个致死率约在1%～2%。在这种情况下,使用抗病毒药物利巴韦林治疗有一定的效果。

尽管对埃博拉病毒和与其相近的马尔堡病毒的病因所知甚少,但它们偶尔确实会引起非洲部分地区的局部性疫情,致死率为50%～90%。它们属于丝状病毒科,主要的宿主不明确,通过直接的体液接触在人与人之间传播,最严重的并发症是严重的胃肠道、鼻和口出血。多年来,疾病在非洲的各处暴发,包括肯尼亚、扎伊尔和苏丹,最近的一次流行是在刚果。疾病由世界卫生组织确认,禁止游客到受到影响的地区旅行。

5.3　要点

5.3.1　虫媒传播疾病

● 疟疾对旅行者和其他人都是很重要的,可能的例外是登革热,对旅行者来说是罕见的。在许多情况下,居住在疫区的人比旅行者更关注疾病。

● 虫媒病毒的感染的范围广泛。黄热病是最严重的情况之一,在其流行时,必须接种疫苗。登革热在旅行者中罕有致命,但症状是不舒服的,能够破坏行程。抗乙型脑炎疫苗在前往东南亚部分地区时,应该推荐使用。

● 寄生虫疾病,除通过昆虫传播的疟疾以外,包括锥虫病、丝虫感染

和利什曼病。对于长期待在疫区的人来说,意识到它们的存在是非常重要的,应该考虑是否需要进行热带旅行后的筛查。

- 细菌性感染也可以通过各种昆虫传播,包括蜱,最有名的是斑疹伤寒。
- 避免昆虫的叮咬是降低感染疾病风险的最实际的方法。

5.3.2　与环境和其他人接触感染的疾病

- 因为血吸虫病的风险,应该避免在非洲的湖泊里游泳。
- 在前往发展中国家时,应考虑接种抗甲肝和乙肝的疫苗。如果与本地人有亲密的接触,在疾病暴发之前以及之后,考虑接受肺结核的结核菌素检测。
- 遵守安全的性行为。
- 在受到任何哺乳动物的咬伤后,都要考虑到感染狂犬病的可能性。
- 在医疗设备较差的发展中国家,避免输血和侵入性治疗。考虑携带个人消毒设备。
- 出血病,如埃博拉病毒,有很高的死亡率,是具有传染性的,但在旅行者中极其罕见。
- 对于这些问题的了解和合理的举动,在某些区域接种合适的疫苗,是最佳的防御措施。

5.4　常见问题

问　　题	回　　答
1. 如果我的目的地已经暴发了严重的登革热我应该继续前往旅行吗?	当登革热暴发时,会有情况很可怕,死亡率很高的报道。这不能威慑到旅行者,因为对于旅行者来说,登革热的并发症是罕见的,就如文中所提到的。应该一直提供避免叮咬的辅导服务。
2. 我知道非洲血吸虫病的危险,但是我即将进行一个经陆路到非洲,为期很长的旅行,我势必需要在淡水中游泳。怎么做才安全?	如果接触淡水是不可避免的,以下的建议可以降低感染的概率: • 尽量远离河岸。 • 用浴巾擦干身体。 • 如果你能获得一种长效的 DEET 乳剂,在洗澡前,在裸露的皮肤上涂抹。或者在洗澡后用DEET 的酒精溶液擦拭。这些建议只基于一些限制性的实验性数据。

续表

问　　题	回　　答
3. 我打算前往一个游乐园的野生动物园,但是那里有能携带昏睡病的采采蝇,我应该怎么做?	在旅行者中,昏睡病是罕见的。采用避免叮咬的措施,如果被叮咬注意本章描述的症状。
4. 我已经在非洲待了 6 个月,我需要进行回来后的筛查来看我是否携带了任何脏东西吗?	没有强力的证据证明一个完整的非洲归来后筛查是有价值的,除了旅行者抱怨有特殊的症状,需要进一步的检查。
5. 一个从非洲归来的旅行者坚信他携带了一种寄生蠕虫,他能感觉到它在其胃里和皮下游走,医院检查是阴性的,他的搭档现在在抱怨这些问题。是什么情况引起了这个问题?	寄生虫妄想病在旅行者中有报道,可以被看作精神问题,已经认识到妄想症/神经官能症可以与其他家庭成员共享。
6. 一个旅行者感染了登革热数月后,仍然感到疲惫和沮丧。最有可能的诊断是?	预后症状持续数周的情况是不常见的,对于所有这种感染疾病的复发,应该考虑为慢性疲劳综合症。
7. 据说,居住在亚马孙河一种小鱼可以通过男性的尿道,到达阴茎,如果在水中小便,甚至游到尿流。这是真的吗?	故事是与臭名昭著的寄生鱼相关的。医学界的观点是,这可能只是个传说,因为没有很好的记录和报道的存在,尽管似乎有人表明了它的存在。

6、叮咬的避免

Travel Medicine for Health Professionals

Chapter

6

所有前往非洲的旅行者都应该意识到避免叮咬的重要性,因为其可以降低第五章所述的虫媒疾病的风险。一个对 100 000 名前往非洲东部的欧洲旅行者的大型研究表明,采取充分的避免叮咬措施后,感染疟疾的风险显著降低。蚊虫叮咬同样具有干扰作用,使得登山者或徒步旅行者在很多情况下感到不舒服。一个最好的例子就是臭名昭著的对大多数驱避剂耐药的苏格兰蚊。

供皮肤使用的驱避剂是所有叮咬避免策略的重要组成部分。药店、旅行商店和各种户外用品零售店均有售。药师是提供驱避剂使用建议最合适的人选,因为在提供驱避剂的前提下,同时可以强调其他叮咬的避免措施。对旅行医药感兴趣的所有专业卫生人员应该不仅仅能评估和建议使用驱避剂和杀虫剂,同样也需要对如何最佳使用它们提供建议。

本章主要关注避免蚊子叮咬的方法,蚊虫叮咬能够传播各种各样的热带疾病,包括疟疾。有许多广泛使用的避免昆虫叮咬的方法,本章将会对其进行详细的考察。它们是:

- 通过对昆虫行为和它们如何被吸引过来叮咬的知识的了解,降低在昆虫前的暴露。
- 使用皮肤驱避剂。
- 使用浸渍如衣服、蚊帐或者帐篷等材料的杀虫剂。
- 使用接触性杀虫剂,如:喷雾或燃烧器/垫,来清除环境中的昆虫。

各种各样的其他方法,如使用电子蜂鸣器以及维生素 B 片,也将讨论。

对旅行者来说,需要意识到这些措施是设计用来避免叮咬型昆虫而不是像黄蜂或蜜蜂等带刺的昆虫。

6.1　减少蚊子叮咬的暴露

成功避免蚊子叮咬方法的关键在于明白蚊子是如何被吸引吸食人血的。

雌蚊的叮咬是传播疟疾的罪魁祸首,雄蚊是比较无害的,只吸食植物花蜜。雌蚊的血餐对排卵前卵的发育至关重要的,因此叮咬往往与蚊子的生殖周期密切相关。

吸引蚊子的因素

了解哪些因素可以吸引蚊子,有助于获得避免叮咬的措施。

来自人类或者其他动物代谢释放的产物能吸引周边的蚊子。昆虫触角上的化学感受器能感应到人类皮肤释放的微量的这些物质。其中两个最重要的物质是乳酸和二氧化碳。产物的量可能重要，因为如以下讨论，人数多的往往比少量人口更具吸引力。同样有报道称更高浓度的乳酸事实上可以驱逐蚊子。蚊子可以从很远的范围内探测到二氧化碳，一些香水或其他具有强烈味道的物质同样可作为诱饵剂，可能它们极似人体产生的化学物质。

在一个较近的距离内，蚊子可以通过视觉或者感知动作找到人。黑色衣服更吸引蚊子，穿着"热带白"验证了此点。蚊子一旦在可叮咬的距离之内，依据对象身体的热量和湿度来决定叮咬的位置。

对于不同种类蚊子的叮咬行为已有很好的认知，按蚊在晚上叮咬，大多数人在傍晚时分从事剧烈的户外活动时易被其叮咬。伊蚊可以传播登革热，它们白天进食，在下午活跃。在两种疾病共存的地方，需要更长时间的避免蚊虫叮咬的措施，可能降低了整体的依从性，但是在一天的后半部分和夜晚要提高警惕。

环境状况，例如低气温，可能降低昆虫叮咬的趋势，如下面的描述，驱避剂随温度的升高，效用降低，因此，气候愈温暖，被叮咬的概率就更大。在较冷的房间里，往往被蚊子叮咬的可能性较低。因此在一个有空调的密封房间，在没有蚊帐，保证白天没有昆虫进去的情况下，睡觉是安全的。空调系统或强大的风扇引起的空气湍流同样降低蚊子叮咬的概率。盛行风能影响在特殊地方的蚊子的数量。蚊子在数量上有很大的变数，难以确定，因此旅行者可能最初会被蒙蔽在对安全性错误的认知中，以为遇到的昆虫相对较少，但是这些会随风力和风向显著变化。

时节是遭遇大量蚊子的决定性因素，一般在雨季或者湿季。蚊子的生命周期一部分是作为自由的幼体生活在淡水中的。在这个阶段，水是处于主导地位的。在一些地区疟疾的传播在湿季是非常严重的。一年的其他时间里，传播率可能很低甚至完全没有。对于旅行者来说，预见这些季节性变化的风险是非常困难的，特别它们的地区性变化多样。这可能引起对前往被告知不存在疟疾风险目的地的旅行者的关注，排除已推荐服用预防剂者。旅行者最好小心谨慎，持续服用推荐的预防剂。一个更令人困惑的因素是，不同寻常的天气情况在一定程度上会延长湿季的时间。最近的一个例子是飓风米奇，因为洪水的泛滥，它导致了亚洲和太平洋地区虫媒疾病的增加。一般规律，如果在热带地区报道有洪水，可以预见会有以蚊子为传播媒介的疾病的增加。只要有可能，试着远离存在蚊子进食的污水区睡觉是明智的。

在吸引蚊子方面,存在性别差异,在试验中发现,女性显示受叮咬更多。此外,儿童比成年人被叮咬的要少,这可能是因为代谢产生的吸引物质的量较少,相反的,为数越多的人群往往比较少的人群受叮咬的要多。

蚊子发现宽松的衣服要比贴身的紧身衣难于叮咬,黄昏后穿长袖衣服和裤子对于避免按蚊叮咬是非常重要的,这个做法对于避免白天进食类的蚊子可能不实用。

身体的某一部分,特别是手臂和脚踝,对一些类型的蚊子具有特别的吸引力。例如,在南非的克鲁格国家公园的一个研究发现,阿拉伯按蚊主要叮咬脚踝,给该区域涂抹驱避剂能提供很好的防护作用,但是,其他种类的蚊子可能表现出不同的行为模式。

6.2 减少在其他叮咬性昆虫前的暴露

采采蝇的叮咬是非常疼痛的。采采蝇会被蓝色和移动的对象吸引。往往通过移动的车辆的窗户进入。因此,当有采采蝇时,最好保持窗户关闭。采采蝇不易受到清除蚊子所用的驱避剂的影响。

避免蛉的叮咬是比较困难的,除非使用杀虫剂处理过的蚊帐。杀虫剂是至关重要的,因为蛉虫足够小,能够通过蚊账上的洞。它们往往在晚上或者清晨叮咬。蛉的飞行技术是很差的,所以如果在外面睡觉的话,最好睡在高处,如屋顶。

对于其他昆虫的叮咬,在热带和温带气候的灌木丛中都能发现蜱和跳蚤。因此,为预防叮咬,徒步者和登山者都应该将裤子塞到袜子内。

避免叮咬的关键点总结见表6.1。

表6.1 避免昆虫叮咬的方法

昆虫	方 法
蚊子	皮肤上使用驱避剂
	衣服使用杀虫剂处理
	使用喷雾或者杀虫剂浸润的垫片,清除房间里的蚊子
	在夜晚避免暴露
	盖住四肢,穿着淡色和厚实的材料的衣服

续表

昆虫	方　法
蚊子	在用杀虫剂浸润处理过的蚊帐里睡觉
	远离不流动的或者孕育蚊子的水域睡觉
	在雨季要特别警醒
	不要使用香水
蜱	用 DEET 或者氯菊酯处理袜子
	将裤子边缘塞进袜子里
采采蝇	使用 DEET 昆虫驱避剂
	避免蓝色
	关闭交通工具的窗户
白蛉	在用杀虫剂浸润处理过的蚊帐下睡觉
	在地面的高处睡觉,避免在清晨的早些时候在户外走动

6.3　昆虫驱避剂

昆虫驱避剂是避免叮咬的战略支柱。为了建议正确的使用方法,向卫生专业人员了解其作用模式以及限制是非常重要的。有时,公众有像使用化妆品一样使用昆虫驱避剂的倾向,偶尔用来避免叮咬性昆虫的滋扰。当昆虫能够传播疾病时,昆虫驱避剂与预防性措施是一样重要的,驱避剂的选择和使用应该有证可循。用于皮肤的驱避剂的机制尚不明确,但不容置疑的是,它们干扰了吸引蚊子的化学性刺激。昆虫驱避剂被认为有气化的效应:驱避剂分子从皮肤表面蒸发,通过对上面描述的"自动瞄准机制"进行干扰,蚊子习惯于从一定的距离确定潜在的血餐。

当使用昆虫驱避剂后,是否会被叮咬有很大的变数,部分是因为刺激物吸引蚊子的范围。经常会发现一种昆虫驱避剂对某人不起作用而对其他人很有用。因此,测验影响昆虫驱避剂效用的一般因素是非常有意义的。

6.3.1　昆虫驱避剂活性的动力学研究

关于昆虫驱避剂的活性,药效学和药代动力学间存在有趣的对应。和任何药物一样,需要明确两个重要参数:取得最大药效所需的剂量和药效持续的时间(最大血药浓度和半衰期)。首先,驱避剂的量(以浓度为单位)和取得的保护百分比之间存在对数线性关系(图6.1)。这表示就像药物一样,可以计算90%有效量(ED$_{90}$)(能引起90%最大反应强度的药量)。对于昆虫驱避剂,ED$_{90}$定义为提供90%的保护所需驱避剂的量,或者,更精确地说,减少90%的在没有使用驱避剂时会存在的叮咬。在合理的应用率下,如果达不到ED$_{90}$,则认为该驱避剂效力低。在恒定环境下,皮肤表面的驱蚊剂的损失率遵循一个实验性的衰变,如图6.2所示,与许多种类药物在给药后血药浓度的降低速率相似,为一级消除动力学。驱避剂的损失率由从皮肤表面的蒸发和吸收确定。在实际中,其他混杂的变量,如汗水的冲洗,磨损和外部的温度都会进一步的影响速率,因为驱避剂在这些过程中有损耗。

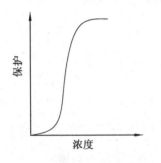

图6.1　驱避剂的药效学曲线　　图6.2　浓度－时间曲线

（纵轴：保护　横轴：浓度）　（纵轴：浓度(mg/cm^2)　横轴：时间（小时））

　　Rutledge等人推导出两种驱避剂二乙甲苯酰胺(DEET避蚊胺)和邻苯二甲酸二甲酯的保护百分比,驱避剂的量和作用时间的数学关系,后者现在已经很少使用。图6.3a给出了不同浓度驱蚊剂活性百分比与时间的关系图,在保护百分在100%～90%左右,呈指数下降之前,存在一个稳态。这个稳定期的时间取决于初始剂量,但是此后的下降速率不是浓度依赖性的。方程可以转化成线性的,采用概率论(正态分布的反函数)。可以用此来进行下降率的直接对比和ED$_{90}$的精确计算。尽管模型在1985就已提出,并没有进行更多的工作对模型的进一步细化。

　　图6.3a中选择的剂量(mg/cm^2)是在实际中个人最有可能用到的浓度。确定人们皮肤上实际要用多少量的驱避剂的工作很少,如随后要提到的,在对比不同种类驱避剂时是非常重要的。

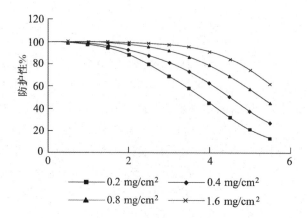

图6.3a　不同浓度驱避剂的效果与时间的关系

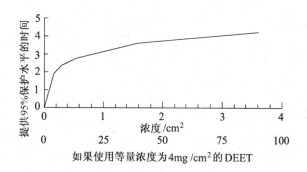

图6.3b　不同用量驱避剂能提供95%保护水平的时间

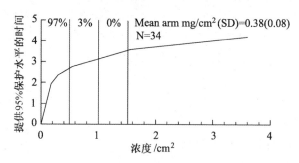

图6.3c　DEET 的浓度和保护时间

　　作用持续的时间是影响效力最重要的单因素,昆虫驱避剂有可能供给的频率不足。必须记住的是,短时提供驱虫剂,如上描述,它的效力会下降。当一个驱避剂标签上有"持续 12 小时作用"并不意味着,在全部时间内,它都能维持 100% 的效用。实际上,表达活性维持的时间,第一次被咬的时间(T_{100}),保护百分比下降到 90% 的时间(T_{90})或者下降到

50%（T_{50}）的时间等类似参数并没有可以接受的标准。在昆虫密度很高、很多昆虫可能携带疟疾的情况下,这种效用上的降低就是令人无法接受的。例如,假设某人在没有任何驱蚊剂的情况下,每小时被叮咬 20 次。如果使用驱蚊剂,T_{50} 为 2 小时,在 2 小时之后,每小时 10 次的叮咬率对使用者来说是不能接受的,因为这将他们置于感染虫媒疾病的风险之中。作者与许多声称个别驱避剂是无效的人交流过,质疑很明显是因为他们期望在厂家声称的整个保护期间不被叮咬,除了昆虫密度非常高时。

产品的使用剂量可能是作用时间方面最关键的可控因素。简单地说,到达某一点后,浓度越高,使用的量越多,持续的时间就越长(可持续释放的剂型除外)。但是,并不是使用 2 倍剂量的驱虫剂,就意味着能够取得 2 倍的保护时间。对于 DEET 来说,这导致了关于驱避剂可使用的最大有效浓度的争论以及对运用的数学模型的误解。

有人提出,保护率是与浓度的对数呈比例关系的,对于 DEET,当 20% 浓度时,保护呈稳态,再高的浓度提供的保护也是很有限的。这可能在对于大多数类型,当一个小于 1 mg/cm² 的剂量足够取得 ED_{90} 时是正确的,但是,正如模型所描述的,在考虑长期使用时,其并不适用。关键的点并不是浓度的多少,而是实际上使用了什么。对于 DEET 的乙醇溶液,乙醇挥发很快,剩下关键的纯 DEET 在皮肤上,尽管使用的总剂量低于 100% 的 DEET 溶液。因此对于浓度 20% 的 DEET 的一般使用剂量与非常少量的 100% 的 DEET 的效果是一样的,而后者更经济。通过 Rutledge(对应图 6.3a)的方程重排,可得任何一个保护水平下,作用时间与浓度的曲线,如图 6.3b,这表明在浓度 2 ~ 3 mg/cm² 时在延长作用时间的确存在一个稳态,这个发现在早期的研究中也被证明。最重要的问题是,人们应该在皮肤上涂抹多少驱避剂,这个方面还没有很好的研究。有人提出大多数人会选择最大量为 2 mg/cm² 的 100% 的 DEET 溶液,4 mg/cm² 的量会使多余的液体从皮肤流下,50% 的 DEET 的最大使用量数据是引用 Rutledge 早期的研究,为足量的 4 mg/cm² 驱避剂。(如 2 mg/cm² 的活性成分)(图 6.3b)。

旅行者应该在皮肤上涂抹多大量的昆虫驱避剂的问题已有在一个小实验性质的研究中有所考察。在这个研究中,要求 74 个志愿者表明,如果前往疟疾流行区,将使用多少昆虫驱避剂。假设他们将在晚上出行,穿着长裤和短袖衬衫。在过程中观察他们的行动,昆虫驱避剂的容器在使用之前和之后都会被称重。测量涂抹的区域用来计算皮肤表面积。对于 50% ~ 60% 浓度的产品,取得的臂膀的供应浓度为 0. 80 mg/cm²（SD 0. 23），20% 浓度的产品,为 0. 38 mg/cm²（SD 0. 08）。对于 20% 浓度的产品的试验结果（图6.3c）表明其保护的时间较低。因此,一般使用时,超过 50% 浓度的产品确实在保护时间上有显著的提高。类比到第九章所表述的防晒,对于低浓度产品,需要防晒指数（SPF）超过理论值。

考虑到以上所提到的所有争论,对于昆虫驱避剂的一般使用量,这里有一个共识,在大多数环境下,30% ~ 50% 的 DEET 将会提供一个 3 ~ 4小时可被接受的保护水平,尽管这只是一个一般化的说法。使用更高浓度的 DEET 可能会增长保护时间 1 ~ 2 小时。因此,昆虫驱避剂 DEET 需要每4 小时重复使用。在实际中,这表示在清晨至少要使用一次,尽管过了一整夜,有些昆虫驱避剂还未消失殆尽。如果蚊子的密度很高,存在疟疾的风险,需谨慎更频繁的重复使用昆虫驱避剂以获得更好的保护。此外,其他因素也会清除皮肤表面的驱避剂（如磨损和水），造成活性成分量的下降。在各种环境下,影响昆虫驱避剂的活性维持时间的因素在厂家的产品说明书是没有被提到的。

有大量因素决定活性维持的时间,它们会将驱避剂在皮肤表面清除。类似药代动力学里那些决定体内清除率的因素,如肝脏或者肾功能,剂型的吸收率。这些因素将在下面有所描述,但是对其中任何一个因素在影响持续时间上进行量化都是困难的。

6.3.1.1 剂型

产品的剂型能够影响活性维持的时间。简单的液体或者啫喱在皮肤上蒸发的要相对快一些,但是没有证据证明霜能够维持的时间更长。持续释放的剂型能够提供更长的活性维持期,大部分都是基于微囊化的剂型,昆虫驱避剂可以随着体表温度的升高逐渐释放。但是唯一的缓释剂型产品是基于 DEET 的,而且目前在英国没有上市,除了专家储备的。对这些昆虫驱避剂来说,重要因素是在于减慢驱避能力的下降速率,而不是维持100% 的效力。此外,驱避剂的释放可能比较迟缓,导致 ED_{90} 值在一定程度上的升高。缓释剂型产品的释放过程由图 6.4 的一些原始数据可见。这是伦敦大学卫生和热带药学院通过对一种新型的 20% 浓度的微囊剂型 DEET 与简单的 20% 的 DEET 的甲醇溶液剂型的标准笼测试对比得到的。发现两者剂型在第一次被咬的时间（T_{100}）上相似,缓释剂在随后的驱避能力的下降要更缓慢。这将在下面的昆虫驱避剂中进一步讨论。

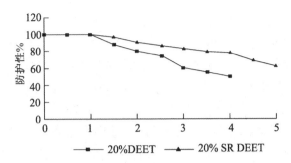

图6.4　DEET缓释剂型(SR)和普通剂型的对比

6.3.1.2　汗水

汗水是清除皮肤上驱避剂的一个重要因素,特别是在潮湿的热带,驱避剂也可能由与衣服或者其他对象的摩擦或者清洗皮肤而被清除。

6.3.1.3　吸收

皮肤的吸收在驱避剂的损失中占一定比例。这已在下面所将要描述的驱避剂DEET中有了很好的研究,但是对于其他类型驱避剂还没有可取的数据。

6.3.1.4　环境温度

环境温度是驱避剂活性的一个决定性因素。随着温度的升高,保护时间下降,可能是因为驱避剂的蒸发增加。保护时间可能在有风的情况下下降。

6.3.2　影响驱避剂活性的其他因素

一个重要因素解释了旅行者偶然会碰到的情况:一种驱避剂在某地有用而在其他地方无效。这是因为蚊子的种类是非常繁多的,他们对驱避剂的敏感性也是不同的。例如,DEET对斯氏按蚊非常有效,而对淡色按蚊效用较低。一个有用的参考物种是冈比亚按蚊,DEET对其有合理的活性,伊蚊比按蚊对驱蚊剂更敏感些。

个体差异性也可能决定驱避剂的效用,尽管这些还没有很好的研究过,可能与吸引物质的生成相关,但是,如先前描述的,女性、多汗和乳酸产品降低了驱避剂的效用。

对比使用驱避剂的人,蚊子总是喜欢叮咬没有使用驱避剂的人的皮肤,即便驱避剂并不是非常有效和/或其浓度很低,因此,在组团旅行中,如果其他人没有使用昆虫驱避剂,使用驱避剂的个人可能会更好的避免叮咬。

6.3.3　昆虫驱避剂的依从性

依从性是决定驱避剂效用的重要因素,如果一个昆虫驱避剂在整个夜晚需要每隔2小时就重复使用,就像很多治疗方案,很有可能有剂量的漏服。此外,如果驱避剂在外观上不被个体接受,人们将不可能正确使用它。害怕驱避剂带来的副作用,也会降低依从性。另外,对驱避剂效用的不信任也会导致其不被使用。花费同样也影响了对其的正确使用,对于更贵的剂型,使用量会不足或使用频率少。对昆虫驱避剂使用的依从性还未有很好的研究,但是众所周知,避免叮咬措施的依从性一般比使用疟疾预防剂的依从性要低,一个对参观南非克鲁格国家公园的旅行者的邮寄问卷调差表明,80%的人使用驱避剂,低于一半的人遵循了其他建议,例如穿长袖衣服和袜子,一个在新加坡军人中进行的调查发现在操练时只有一半的人使用了军队发放的昆虫驱避剂。

最实用的回答是采用和谐的方式:一个被喜欢、经常使用的驱避剂比不被接受的驱避剂要好,不管这个不被接受的驱避剂是多么有效。

6.4　昆虫驱避剂有效性的评定

在考虑目前使用的驱避剂的相对优点之前,评定它们的方式值得检验。这是对厂家提供的数据进行考察时重要的依据。

在实验室,最方便的评估方法为所谓的笼测验。在这些试验里,要求一个志愿者将其一只胳膊放入有蚊子的笼子中,在特定时间内被叮咬的量被记录下来(图6.5)。在一个自由飞行的实验中,个人将站立在一

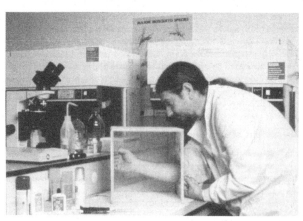

图6.5　评估昆虫驱避剂的笼测验

个含有蚊子的大笼子里。笼测试法用来计算最小有效剂量,如一个驱避剂的效力和维持时间。

最常使用的笼测试值是某一剂量下驱避剂的维持时间,但是,这个测试几乎没有标准,一种方法是对比两肢处理过的置于分开的笼子里的胳膊。一些测试采用第一次被叮咬的时间(T_{100}),而其他的使用驱避剂活性降低50%的时间 T_{50},对照组为空白没有使用驱避剂的胳膊。

笼测验没有顾及先前章节所提到的各种因素,因此,最实际的数据可能在田地测验里获得。同样,这个实验也没有标准方法。田地测验在蚊子繁殖的地方进行,记录志愿者在特定时间内,在使用和未使用驱避剂的情况下被叮咬的量。在许多这种野外测试中,个体保持坐在一个相对稳定的环境中,排除许多能够降低驱避剂效力的因素,如磨损、汗水以及蚊子密度的变化。这可能导致关于保护时间的错误估算,但是对于对比不同的产品,这个是有用的。更大规模的试验由军方在蚊子密度高的演习区进行。这样的试验可能很难控制,但是给出了在特定环境下实际的保护时间,一般被视为是公正的。

因此,对于卫生专业人员来说,在厂家呈现的昆虫驱避剂效力数据前,需要考虑到大量因素。在大多数研究中,数据是以对比“黄金标准”DEET 的形式给出的,事实上,一个有用的市场战略在于呈现一个驱避剂作为“基于 DEET 的产品的替代品”。表6.2 列出了需要考虑的因素。在实际中,是很难判明一个驱避剂在效力上是否优越,特别是对于市售的产品在使用不同剂量时。评估可能不总是用每多少身体表面积使用多少 mg 来描述用量。另一方面,有时用量是引用文献的,从实际市售产品是很难取得的。作为一个简单的指南,一个合理使用率和他们之间的转换同样在表6.2 列出。更令人困惑的地方是,一个产品可能声称其在维持时间上比 DEET 优越,而对比实际上是在低应用率时进行的。一些在评估数据方面的不足之处将在随后涉及的具体产品时讨论。

表6.2 评估昆虫驱避剂有效性数据需要考虑的因素

	不同驱避剂的敏感性是不同的。对于 DEET,以下是对其效用的一个粗略排序:
蚊子的种类	百端按蚊(最小效用)
	冈比亚按蚊
	史蒂芬塞按蚊
	埃及伊蚊(存在可变性)

续表

控制的位置	控制和处理对象之间应该有一定的距离,这样就不会优先吸引蚊子。在笼测验中,处理和未处理的四肢不应该在同一个笼子中
产品的浓度和使用率	剂量的提供应该反映商业化产品的实际常规用量
	液体驱避剂使用相对合理的量:腿部 1 ~ 2 mL,手臂 0.5 ~ 1 mL。50% 溶液预期的量:0.4 ~ 0.8 mg/cm²
与 DEET 的对比	活性有效时间与 DEET 的对比是非常重要的。对比应同时涉及高浓度和低浓度的 DEET

注:DEET,二乙基甲苯酰胺

一个产品在英国适用性的有用研究是由伦敦大学卫生和热带医学院进行的一个笼测试,在测验中,所有可取的驱避剂被测试以及排名,采用星级评估系统。只有这些产品含有超过 30% 浓度的 DEET 时才推荐其在有虫媒疾病传播风险区域使用(表 6.3),一个类似的结果在一个对美国产品的研究中发现。近来,Fradin 和 Day 评估了美国大市售产品,使用 15 个志愿者的笼测验,结果同样在表 6.3 中列出作为对比。在他们的研究中,时间是第一次被咬的时间(T_{100}),而且每个笼子里只有 10 只蚊子,在一定程度上是低于其他笼测试的。他们总结得出缓释剂型的产品与他们使用的标准剂型对比,没有优越性,这并不令人惊奇,因为持续活性可能会被更精确的测量,随着保护百分比对时间的缓慢下降。如在保护百分比下降到 50% 的更长时间,而不是第一次被叮咬时间上的变化。研究往往使用比美国市售的浓度更低的驱避剂,实际的用量没有标准化。然而,DEET 昆虫驱避剂在浓度超过 20% 时,确实表现出比其他可用驱避剂,特别是一些天然产品和 IR3535 更大的优越性。美国市售的大多数为皮肤保湿霜,效果特别差。

同样有趣的是,不像在有些国家(包括美国),目前在英国销售一个外用昆虫驱避剂时,不向授权当局提供效用或者毒性的数据。

表 6.3 英国和美国使用的昆虫驱避剂的对比

昆虫驱避剂	效力评级:英国研究	效力持续时间(平均):美国研究
合成驱避剂		
Bayrepel 20%	3	
DEET 100%	5	

续表

昆虫驱避剂	效力评级:英国研究	效力持续时间(平均):美国研究
DEET 27.5% ~ 60%	4(30% 棒型 - 3)	
DEET 20%	3	DEET 20% SR 301 分钟
DEET 23% 234 分钟		
DEET 10%	3	DEET 7% 112 分钟
Merck IR3535 10% ~ 20%	3	IR3535 7.5% 22.9 分钟
DEET/邻苯二甲酸二甲酯	3	
邻苯二甲酸二甲酯 45%	3	
植物提取的天然产物		
香茅	2	10 - 20 分钟
Citradiol 30% ~ 50%	3	
Tarconathus camphoratus 樟脑(野生樟树提取物)	2	
柠檬桉提取物 19%	3	120 分钟
软肤保湿霜		2.8 分钟
黄豆油 2%		95 分钟
带子和药物贴片		
香茅 90%	2	
DEET 25%	3	
DEET 100%	2	
DEET 9.5%	2	0.3 分钟

DEET,二乙基甲苯酰胺 ;SR,缓释

英国研究:这张表制于 1999 年 6 月,此后,一些剂型可能已经改变。丛林式气溶胶,滚珠式和啫喱在原始表格中是存在的,而这里没有包括,是因为最近配方里,从DEET 到 Merck 3535 的改变。

美国研究:数据是基于 15 个志愿者将他们的手臂暴露于含有 10 只蚊子的笼子中,第一次被咬时间的平均值。剂量按照生产厂家的说明书。

要点:效力评级:

5,产品含有高于 60% 的 DEET。他们在再次使用前,保护持续 5 小时。在存在疟疾或者虫媒疾病的风险时使用。

4,产品含有 30% ~ 60% 的 DEET。保护时间 3 ~ 5 小时。同样适用疟疾或者虫媒疾病的风险地区。

3,产品含有 10% ~ 30% 的 DEET 或者其他合成或者天然驱避剂,用于欧洲或者其他无疟疾的目的地。

2,适用于绝对没有虫媒疾病风险的国家。(带子和药物贴片的效用的评定是通过他们在 2 种情况下提供的保护:第一种是每天佩戴 30 分钟后,持续 5 天,第二种情况是每天佩戴 2 小时后,经过 5 天。)

表格根据实验结果绘制

6.5   目前可用的昆虫驱避剂

以下是对欧洲和美国市场一些更广泛应用的昆虫驱避剂种类的讨论(图6.6),在不同的国家,并不是所有种类都是简单易得的。

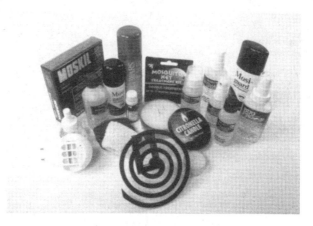

图6.6   在英国可获取的驱避剂

6.5.1   二乙基甲苯酰胺(DEET)

二乙基甲苯酰胺(DEET)在世界范围内作为昆虫驱避剂使用已经超过40年,所以对于它的研究要比其他驱避剂更多。有证据表明,其主要的作用模式是抑制蚊子触角上的乳酸受体。有人提出乳酸是使蚊子定位到人类皮肤的重要引诱剂。因其依然作为昆虫驱避剂的"黄金标准",这里对DEET进行一些细节上的讨论。

剂型差异

驱避剂的再运用的一个具有吸引力的选择是使用一个基于微囊化,乳胶或者脂质微球的DEET缓释产品。3M的缓释产品Ultrathon不再广泛的使用,尽管其他缓释品牌都是由美国制造。在其他国家,Ultrathon和一些其他的缓释产品可通过特殊供应商获得。通过这些剂型,皮肤吸收DEET的量减少,存在关于不良反应的理论上优点。它们是由较低百分比的DEET配制,大约在20%～30%。在笼测验中,活性时间的长度与高强度的DEET制品相似。在这个领域,一些研究已经证明了其比简单的高浓度DEET的活性更好,这可能归因于对其他因素如汗水或者水冲洗的抵制。然而,对于生产商强调活性长达6个小时或者更长的产品需要谨慎对待,在蚊子密度大的区域使用驱避剂的频率也应增加。

昆虫驱避剂一般推荐在防晒霜后使用,因为防晒霜可能会堵塞 DEET 的蒸发,这一点在一个对比两种不同防晒霜对一个33%的 DEET 驱避剂的活性影响研究中并未被肯定。不管在使用驱避剂之前或者之后使用防晒霜,均没有观察到驱避性的降低,但是有对防晒效果破坏的证据。有含有防晒霜和驱避剂的复合剂型,但是还没有广泛的测试,且不能在疟疾流行区域进行测验。当白日叮咬型蚊子是一个潜在问题时,使用它们有一定的合理性。

衣物可以使用 DEET 处理,尽管这往往在一定程度上是一个麻烦的过程。DEET(100%)按1∶4的比例用水稀释,因为两者不互溶,需要剧烈搅拌使 DEET 分散,将衣物浸泡在溶液中。处理过的衣服可以保有驱避剂性能近1周,在不用时储存在密闭的塑料袋中。一般衣物的处理更倾向于使用杀虫剂,例如氯菊酯。

另一种使用 DEET 的方法是在棉腕带或者腿带上使用大约5 ml 的100%的溶液。佩戴带子可以在蚊子可能叮咬处提供保护。处理后可以持续几周,现成的处理过的带子可商购,有试剂公司生产它们,但其没有直接用于皮肤的驱避剂有效。

一个类似的举动是将高浓度的 DEET 用于衣服的边缘。有证据显示 DEET 的驱避活性只在提供区域周边3～4 cm 处观察到,不同蚊子种类往往喜欢叮咬人体各种部位。不幸的是,定义这种 DEET 使用方法是否有效的工作很少。

DEET 的使用已成为争议的对象,因为对其涉及孕妇和儿童的不良反应和禁忌的缺点的认知。在很大程度上这种恐惧是毫无根据的,副作用在正常使用者中的风险是很低的。对 DEET 在驱避活性上带来的好处和其不良事件风险的进行比较时,专家得出结论,存在疟疾风险时,该试剂依然是首选。当然,应该对 DEET 潜在的不良事件进行监测。

对于任何一种局部给药剂型,皮肤过敏反应偶有报道,更严重的皮肤反应在 DEET 整晚使用时有报道。人们注意到,定期在睡觉前使用高浓度 DEET 的士兵,在肘窝(手肘的弯曲处)产生了严重的皮肤反应。可能与皮肤的堵塞有关。DEET,或者任何其他昆虫驱避剂,的确不能在就寝时间使用。DEET 对眼睛和黏膜都有刺激性,所以脸部使用时应小心。

DEET 使用的一个潜在的缺点是,它是塑化剂型,往往会破坏与其接触的任何塑料物质。对于塑料眼镜和手表面盘,应该特别小心。此外,一些人对于 DEET 的气味反感,但是大多数人认为它可以接受。

对于 DEET 引起全身不良反应的报道,使一些驱避剂品牌改变配方,变成无 DEET。但是,全身不良反应的发病率应该全面观察。DEET 从 20 世纪 50 年代开始被使用,据估计,在美国,大约 30% 的人口每年至少一次在使用含有 DEET 的产品。目前,英国的数据在大约为 25% 的人口。对于这么数量庞大的使用者,副作用和毒性发病率显然是很低的,低发病率同时被美国毒物咨询中心的一个调查报告所证实。不像在英国,美国的报告可以由公众以及健康工作者直接提出。调查发现,对 1985 年到 1990 年 3098 例 DEET 不良反应的报告中,只有 44 例入院,只有 5 例被认为是严重的不良反应。大多数的不良反应归因于 DEET 的不恰当使用,例如吸入或者与眼睛接触。反应与产品中 DEET 的浓度无关。意外口服大量的 DEET 可导致心血管、呼吸和中枢神经系统的毒性。一些毒性归因于 DEET 合成时的工业甲醇,相当大的剂量(80 mg/kg)的儿童误服 DEET 已被报道,引起了神经毒性,尽管儿童没有其他进一步的并发症,并且得以恢复。成人局部使用 DEET 产品引发毒性,即便是在很高的浓度下,是极罕见的。

近年来,人们最大的关注点在于儿童使用 DEET 的安全性。这是基于 DEET 说明书中的 12 例脑病,但是,在一些情况下,不良反应不能绝对归因于 DEET 的使用。人们争议在于,相对于成人,儿童更大的表面积与重量比,可能会导致使用高浓度产品时,皮肤吸收的增加。但是,研究没有发现当人体局部使用 DEET 时,会有皮肤吸收的或者全身累积的增高。一个研究表明只有 8% 的局部给药被吸收,而且在 4 小时内完全消除。但是这种动力学过程是否会给儿童带来风险尚未研究。有人提出缓释剂型具有较低的皮肤吸收,对儿童和孕妇来说是更好的选择。

在妊娠期,一般不推荐使用 DEET,尽管只有一例对胎儿带来伤害的记录。一个研究考察了 897 名妇女在她们妊娠期中晚期使用 DEET,不管是在出生时或者 1 年的随访中,发现没有对胎儿相关危害的发生,而且没有孕妇不良反应的报道,在 50 个脐带血样品中只有 8% 检测到 DEET。

同时还存在 DEET 可能引起海湾战争综合症(参加过海湾战争的士兵中出现的一组症状)的关注,再一次声明,没有直接的证据证明这种假设,而且在正确使用 DEET 的旅行者中也没有相似症状的报道。

总之,DEET 在毒性方面备受指责。在儿童和孕妇中小心使用是明智的,可能的话可以使用低强度的缓释剂型。

6.5.2 羟哌酯(Bayrepel)(Autan)

Autan 中曾含有 DEET,直到 20 世纪 90 年代晚期重新改变配方,换成羟哌酯,一种新兴的组分。关于这个产品,只有有限数量的独立发表的数据。生产商报道的笼测验只针对 2 种按蚊(疟蚊),而且不包括普遍研究的冈比亚疟蚊时。此外,没有研究发表过其与浓度高于 20% DEET 或者缓释剂型对比的实验室数据。

野外实验的数据同样非常有限。一个已发表的野外实验对比了羟哌酯和 DEET 对抗白纹伊蚊,尽管实验在设计上存在处理过和未处理过的四肢在同一时间暴露方面的缺陷。与 10% 和 20% 的 DEET 的对比,实验表明相同浓度的羟哌酯有等价效果。另一个野外实验室使用最大浓度 15% 的 DEET 和羟哌酯对比,在对抗一系列种类的蚊子,包括疟蚊,表现出了等价性。四肢同时使用不止一种昆虫驱避剂,结果是以叮咬的数量表示,而不是保护百分比。

一个更近的世界卫生组织的实验,虽然没有在同行评审的杂志上发表,声称在抵抗冈比亚疟蚊时,羟哌酯的活性持续时间要比 DEET 更长。对驱避剂各种应用比例($0.1 \sim 0.8$ mg/cm^2)的效果进行了研究,DEET 的 T_{100} 为 $2 \sim 4$ 小时,而 Bayrepel 为 $3.2 \sim 38.7$ 小时,作者承认由于在更高剂量下,叮咬数量的降低,这些在高应用比例下获得的数据可能不可靠。他们也观察到,对比 Bayrepel,DEET 的 ED_{90} 显著较低。但是,必须提到的是,商业化产品含有 Bayrepel 最高浓度为 20%,所以对于使用者来说,获得 0.8 mg/cm^2 的应用率是很难的。

该产品对于使用者来说,是可以接受的,而且它不存在 DEET 带来的塑化效应。

6.5.3　柠檬桉提取物(Mosiguard)

柠檬桉属植物的提取物,一直被称为驱蚊灵,在中国作为昆虫驱避剂使用已有一些年,这种提取物在过去几年里在英国以 Mosiguard 名字上市,这种提取物的主要活性成分为 p-甲烷-3,8-二醇,即 PMD,它是一种半合成产品且被应用于世界范围内的很多配方中。提取物本身含有 PMD 外加一些无活性成分,异胡薄荷醇和香茅。

一个笼试验表明 50% 的 Mosiguard 与 20% 的 DEET 有效作用持续的时间是相同的,尽管在评估中使用的 DEET 棒的时间要先于同等的 Mosiguard 组分($T_{90} = 2.5$ 小时对比 $T_{90} = 1.8$ 小时)。实际上,一个高浓度的 DEET 剂型可以取得较高的应用率,导致有效时间的延长。schreck 和 leonghardt 的早期一系列的研究证明,一般而言,DEET 的活性要高于柠檬桉,他们测定了驱避剂抵抗三种蚊子的第一次叮咬的时间(T_{100}),1 mL 的 15% DEET 溶液的供试品,在抵抗埃及伊蚊时,有效作用时间为 4 小时,而 1 mL 的 30% 的柠檬桉为 1.1 小时。对于 2 种产品,抵抗白端按蚊的有效时间都低于 15 分钟。柠檬桉对比 DEET(剂量－剂量)一般来说,活性要低的这个发现,在其他研究中也有观察到。一个发表的野外实验发现,在抵抗冈比亚按蚊时,供试剂量的 DEET 和柠檬桉的有效作用时间相似,尽管报道的 T_{100} 很长(6～7 小时),可能是因为蚊子的密度较低造成的。

一般来说,柠檬桉已经被很合理的研究,在所有天然植物源产品中,它可能是最有效的。

6.5.4 Merck IR3535

英国生产厂家 Jungle Formula 最近更改了产品的配方,所有的产品,除了 50% 的乳液外,将含有的 DEET 变成由默克公司生产的 IR3535(3-(N-正丁基-N-乙酰基)-氨基丙酸乙酯)。除了文件上的数据,获得确定 IR3535 有效性或者毒性的资料的独立数据很难。英国生产厂家 Jungle Formula 建议基于 DEET 的乳液在前往疟疾流行区域使用,基于 IR3535 的产品在没有虫媒疾病的区域保留使用。

6.5.5 挥发油

许多产品是基于自然产物的,通常含有挥发油混合物作为活性成分,已发表的文献只涉及香茅,其活性时间十分短暂,一般低于 1 小时。人们已对印度自然产物印楝油产生兴趣,但是涉及与其他驱避剂直接对比的试验很少。必须清楚的是,虽然产品是天然产物但未必安全。

6.6 昆虫驱避剂——该怎样建议

大多数市售的昆虫驱避剂是有效的,看似是一个合理的结论。提供产品的正规性是最重要的因素,消费者的喜好是最优先考虑的事。如果使用者发现一个产品从外观上可以接受且过去也使用过该产品,那么在非疟疾疫区,没有理由阻止其使用。真正争论的点在于昆虫叮咬传播疾病的高风险区该如何建议首选剂型。

大多数生产厂家声称他们的产品可以在这种情况下使用,但是毫无疑问,因为过去三十年的广泛研究,DEET 拥有最大量的人体证据背景。在成年人中,至少 DEET 的毒性不是一个需要重点考虑的因素。卫生专业人员应该鼓励驱避剂的正确使用,如方框 6.1。

方框 6.1　昆虫驱避剂的正确使用

- 只在暴露的皮肤上使用；
- 在脸部使用时,将驱避剂放于两手掌,搓揉后,小心的抹在脸上,避开眼部和口部；
- 不能在伤口或者有炎症的皮肤上使用；
- 使用完后将手上的驱避剂洗掉,避免接触眼睛、口或者生殖器。同样,在睡觉前洗掉驱避剂；
- 儿童使用时要小心,不要弄到他们的手上；
- 如果首次使用驱避剂,在皮肤小范围内测试下,以防过敏；
- 遵循厂家的说明书。

作者的感觉是,成年人前往高风险热带区域,应该选择一个高强度的 DEET 产品作为首选,但是,如果他们不喜欢 DEET 的化妆品属性或者它已知的毒性,应该提供他们一个替代剂型。

正确使用昆虫驱避剂的建议的要点如方框 6.1。对于声称从驱避剂获得保护不充分的人,建议他们提高使用的频率。这种建议可能与生产商的说明书上陈述的特定时间间隔和有节制的在暴露的皮肤上使用的常规指南相悖。这极有可能是按照说明书使用时导致了间隔期的低保护。因此在被叮咬后 1～2 小时更经常性的使用产品似乎是合理的,特别是在蚊子密度高的地区。同时,对于一些低强度的产品,相对于推荐的方法,需要更大的剂量。

必须一直强调的是,驱避剂不能作为就寝后的彻夜保护,主要是因为在有效活性时间的长度,不能给予充分的保护,此时应该使用蚊帐,除非在密闭的空调房间内入睡。

6.7　杀虫剂

杀虫剂,作为一种杀死昆虫的产品,在避免昆虫叮咬方面也起着重要作用。有机磷杀虫剂不再作为个人保护的产品使用,公众应该对这个事实安心。普遍来说,目前使用的都是合成除虫菊酯类杀虫剂,最常用的是氯菊酯,合成除虫菊酯类对哺乳类动物的毒性低而且氯菊酯在材料中还具有高残效应的优点,如在处理后的某种纤维上它拥有很长的存留时间。

　　氯菊酯相关化合物的主要用途之一是对蚊帐的处理,对蚊帐处理的原因重要的有两点:一是在人熟睡时偶然碰到蚊帐时,制止蚊子透过网的叮咬。另一个是制止蚊子通过蚊帐的裂口进行叮咬。此外,它还能阻止像蛉这样的小昆虫的进入。有一系列的研究已经证明了这种蚊帐的效用。此法是本地人口疟疾预防的有用对策。可以购买到用杀虫剂处理过的蚊帐,处理试剂盒可每 1 ~ 3 个月对蚊帐重复处理。降低氯菊酯处理过的蚊帐效果的主要因素是经常触摸的磨损以及日光下的曝晒。蚊帐处理剂量的使用率,不同国家的规定是不一样的,特别是涉及自己处理时的最大剂量。通常建议购买处理好的蚊帐,其合成除虫菊酯含量高,在超过一个月的旅行中只需要再处理一次。

　　据说在皮肤上使用驱避剂和在衣物上使用氯菊酯可以取得很高水平的保护,如 Bug Proof. 用氯菊酯处理衣物提供了相对较低的保护水平,但是同时在皮肤上使用昆虫驱避剂,就可以获得更多的保护。这类实验的结果如图 6.7 所示。这是在野外进行的实验,给 30 个研究对象皮肤上提供 2g 的 DEET,将他们 24 小时暴露在潮湿的蚊子叮咬的环境中,总共 14 小时,涉及一天的每个时刻。在实验区域发现了 3 种类型的蚊子。排除可能由于蚊子活性变异和环境造成的随时间推移的在保护方面的波动,将氯菊酯运用在衣物上时,保护一致增加。如果衣服洗过,需要每隔几个星期进行再处理。有证据指出,没有防护措施的个体,靠近在衣物上使用杀虫剂者时,自身的叮咬也会降低。现在也可以购买用合成杀虫菊酯处理过的衣物,一些公司还提供再处理服务。

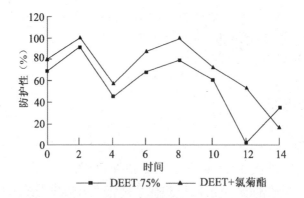

图 6.7　DEET 和 DEET + 氯菊酯在衣物处理中的对比

　　用氯菊酯处理过的袜子和裤子,对抵抗经过灌木丛携带的蜱特别有效,这比处理衣服或者在皮肤上使用 DEET 都优越(虽然那些方法抵抗蜱也有效),而且几周内都不需要进行重新处理。

在睡觉前,可以用杀虫剂清除房间的昆虫。可以通过三种方法来实施:

1. 简单的喷雾;

2. 将小垫片放入一个插在墙壁插座里头的电加热元件,会缓慢蒸发出杀虫剂(电热蚊香片),或者使用电热蚊香液(杀虫剂会缓慢释放);

3. 使用蚊香,释放杀虫气体;

对于哮喘病人应小心使用蚊香和垫片。生产商指出蚊香必须在室外使用。

6.8 避免叮咬的其他方法

有一些传闻,50 mg/d 剂量的硫胺素片可抵抗蚊虫叮咬,但是没有研究依据,片剂需要经常使用,而且这种避免蚊虫叮咬的方法在疟疾流行区域不推荐使用。

香茅蜡烛散发出怡人的味道,可以在其附近提供一定程度的保护,尽管燃烧普通的蜡烛也有效,报道的最奇怪的避免蚊虫叮咬的发生是使用林姆伯格(Limburger)奶酪,晚上在房间里放上奶酪,蚊子被奶酪吸引而不是人。但是,这对于大多数旅行者来说,这并不是很实用的方法,最后,人们应该警惕声称采用超声波驱避蚊子的电子产品,证据显示这些设备作用微弱或者不存在这种效果,在一个控制对照实验中显示它们是无效的。

6.9 要点

降低昆虫叮咬的风险主要有 3 个主要策略:

- 避免昆虫叮咬的实用方法,如把四肢盖上。
- 使用合成除虫菊酯处理过的蚊帐和衣服或者喷雾剂/垫片。
- 皮肤上使用基于 DEET 的昆虫驱避剂。

英国军队的一篇综述的结论表明,同时使用三种措施可以在抵抗节肢动物叮咬方面提供 100% 的保护。

关于这些策略关键点如下:

6.9.1 用于皮肤的驱避剂

- DEET 是作为疟疾区域驱避剂的首选,但更重要的是使用者接受它,愿意常规使用它。

    ◦ DEET 的毒副作用被一定程度的夸大,如果按照方框 6.1 所表述的使用,罕有问题出现。

    ◦ 一般来说,驱避剂的剂量越大,活性持续的时间越久。

    ◦ 避免潜在携带疟疾的按蚊的叮咬,在黄昏到黎明之间,在暴露的皮肤上使用昆虫驱避剂,但不要在就寝时使用,其他种类的蚊子,例如伊蚊,可能在白天叮咬。

6.9.2　其他避免叮咬的措施

    ◦ 穿着相当紧密织造材料的长袖衣服和裤子。

    ◦ 用杀虫剂,如氯菊酯处理衣服,并且在皮肤上使用昆虫驱避剂,可以提供高水平的保护。

    ◦ 在用氯菊酯处理过的蚊帐下睡觉,或者,在经过筛选的房间或在密闭带有空调的房间睡觉是安全的,要保证白天进入的蚊子已经被清除。这可以通过使用杀虫喷雾或者一种可释放杀虫剂的插入式设备实现。

6.10　常见问题

问　题	回　答
1. DEET 安全吗?	这个问题在过去 10 年里已被多次提出,在本文中也有讨论。总结下来,有以下几个要点: • DEET 是所有昆虫驱避剂中最广泛使用的类型,在这种背景下,关于其毒性方面的报道的数量是合理的。 • 在一般成人的使用中,全身毒性是极罕见的,尽管对于局部的应用产品,确实存在过敏反应。 • 儿童中关于脑病的报道使得在小孩子中使用它需要非常小心,但是对于 DEET 的使用量来说,关于这方面的报道数量还是比较少的。
2. 我已经使用了非常高强度的驱避剂,但是仍然被叮咬了。对于我该怎么做方面您还有什么建议?	旅行者应该意识到决定驱避剂效用的因素: • 周边的蚊子的数量可能很大。 • 尽管驱避剂可能降低被咬的概率,但是只有短期内才能维持 100% 的效用。 • 很多因素会降低活性有效时间,如文中描述的,如汗水、摩擦、温度。 • 个体因素导致一些人对昆虫的吸引力更大。 • 一些蚊子种类对驱避剂的敏感性要低于其他种类。

问　　题	回　　答
3. 避免婴儿和儿童昆虫叮咬的最佳方法是?	对于还不能行走的小婴儿,最好避免在皮肤上使用驱避剂,使用其他的方法。这涉及确保晚上婴儿在睡觉时,空间被杀虫剂处理过的蚊帐所保护。保证房间里面没有蚊子,在户外,婴儿尽量多穿衣服是比较实用的,尽可能不要在晚上暴露于户外。 如果儿童可以行走,需要使用驱避剂,如文中所描述的,在疟疾流行区,应该使用活性较长的20% ～ 30%的 DEET。最好避免在手上使用驱避剂。
4. 如果我在睡觉前已经使用了驱避剂,还需要蚊帐吗?	理想情况下,在就寝前,应该清洗掉驱避剂,不应作为睡眠时的保护措施,睡衣下的闭塞会导致更大概率的皮肤反应,驱避剂的活性期不足以保护你整夜。
5. 市售最好的昆虫驱避剂是什么?	最好的驱避剂是个人喜欢常用的。从活性谱以及效用时长上来说,证据支持将 DEET 作为疟疾流行区的一线用药。
6. 我应该购买什么类型的蚊帐(图6.8)	大多数旅行者需要在各种环境中能相对较快悬挂的蚊帐,一个简单的点悬挂蚊帐包括一个多变的束带,悬挂式需要找到牵引钩。在困难的环境中,黏性胶带是有用的。简单悬挂式的蚊帐比需要框架系统的蚊帐要小。后者可作为双倍蚊帐,在待在有固定点的地方是合适的。 图6.8　适合背包客使用的蚊帐

问　题	回　答
7. 什么剂型的驱避剂是最好的?	对于这点还没有很好的研究,除了长效型。涂抹型可以提供最高和最适当水平的驱避剂于皮肤,乳剂经常作为化妆品。喷雾和液体剂型是最经济的。单独涂抹在皮肤上浸渍组织,可能不会有很高的剂量率。
8. 我能只在衣服的边缘使用昆虫驱避剂吗?	再说一次,还没有很好的研究过这个问题。如果足够大的剂量,使用100%的DEET,它可能会保护紧挨着衣服边缘的区域,但是蚊子轻而易举的飞到非保护区是可能的。

7、旅行疫苗接种

Travel Medicine for Health Professionals

Chapter

7

对大多数旅行者来说,接种疫苗看似是一次健康国外旅途的最重要的准备工作。事实上,感染免疫性疾病的概率是非常小的,相对于其他疾病的有害性,过分的强调接种可能导致更大的风险。尽管存在这个观点,在人们明确他们的目的地后,阻碍人们接种疫苗是不合适的。接种疫苗有另一个重要的作用——它使旅行者接触卫生系统,提供了就广泛的旅行卫生问题教育旅行者的机会。

本章讨论了旅行接种疫苗相关的一般原则,给出了对目前医疗用疫苗的一个更详细的考察。本章不涉及儿童疫苗接种,如果可能,在前往某些目的地时,也应该意识到他们接种疫苗的重要性。那些目前在英国不可用的,包括口服霍乱疫苗和抵抗莱姆氏病的疫苗,本章也没有讨论。

7.1 卫生专业人员的作用和在英国国家医疗服务体系的地位

近些年来,英国的医生(GPs)已经趋向获取疫苗的实用菌株(而不是在处方中获得,门诊接种疫苗的角色主要分配给了护士),随着英国病人组指向和非医疗处方时代的到来,使得在医生不在的情况下,护士和药师正式的执行旅行疫苗接种管理工作成为一种可能。这里需附带一种已定义好格式的协议,且需要药师和医生都签字。主要覆盖的领域如表7.1,对于特殊门诊,这些着重点需要差异化处理。

附表并不是一个详尽的指南,只能作为一般原则性的说明。

**表 7.1   指导英国病人组导向一些相关要点以及其在
在护士主导的旅行疫苗接种门诊的应用**

组导向的一些要求	与旅行疫苗接种门诊的关联
名字、接种的日期、有效期	病人组导向定期评估的重要性,注意疫苗生产厂家和给药方法的更改
用药说明和临床情况	陈述在组导向下可以接种的疫苗和疫苗的特殊适应症。特定区域旅行接种疫苗的指南信息来源需要说明,如网站,墙上的图表以及其他资源,确保关于风险组接种特殊疫苗有清楚的理由,如所有的麦加朝圣者需要接种脑膜炎疫苗 ACWY
转诊病人的安排和需要来自医生进一步建议的情况	保证医生可以看到所有的组别,如在妊娠期的活疫苗

续表

组导向的一些要求	与旅行疫苗接种门诊的关联
剂量、总数、剂型、药效、给药途径、给药时间	对接种的每个疫苗写一个关于所有这些要点的标注。其他涉及疫苗使用的相关信息也应给出例如黄热疫苗证书问题,需要在给药方法上特别注意
相关的禁忌/潜在的不良反应(ADRs)	应该列出所有患者的不良反应,包括特殊的禁忌。是在温和/中等程度的不良反应方面,尤其应该告诉患者并提供数据栏,包括过敏反应和昏厥。说明疫苗接种之后的时间,需要去诊所的时间,如日本脑炎疫苗
随访的细节	记录疫苗接种期所有的随访和病人回诊
应对检查的记录存档	疫苗接种期间的所有记录,包括:旅行的目的地、先前的接种史、疫苗给药的详细记录和所有医生问的问题,同时记录目前的用药情况和用药史

　　药师在旅行接种疫苗给出指导建议方面起重要作用。旅行者关于接种疫苗的最初咨询,在就医之前,通常会询问药师。因此,药师应该使用第一章描述的数据库,列出旅行需求。药师在实践支持方面的作用越来越重要,如设计实践协议或者安排高效的供应和正确的疫苗储存。所有疫苗的储存过程和维持冷链的重要性在别处讨论。最近的一个发展趋势是一些大街上的药店现在提供一套完整的旅游健康服务,不仅包括接种疫苗,也有抗疟药物和其他与旅行有关的处方药的供应。这是一种基于更广泛的可用性的药店的旅游诊所。

　　目前正在争论的一个问题是关于英国国家医疗服务体系(NHS)提供的旅行疫苗是否合适。有争议的是,通过供应这种疫苗,政府实际上是在补贴个人的假期。唯一真正反驳这点的是从经济学方面,考虑在治疗国外感染的或者在旅行者回来后传播的疾病的潜在成本。如果感染疾病的概率和死亡率低,那么,辨明英国国家医疗服务体系的供应是困难的,如甲型肝炎在世界某些地区有中等的风险,但是一般死亡率很低。一个关于广泛使用疫苗抵抗甲型肝炎的药物经济学分析指出一个论点,反对在低风险目的地使用常规接种疫苗。一般认为,全球化的旅行接种疫苗并非经济有效,但对高风险的组,它更有用。抛开经济方面的考虑因素,在低风险区接种疫苗的争议在于,疫苗一般都会有不良反应的记录,严重的不良反应是罕见的,因此"过度接种疫苗"可能是无害的。更深一层的考虑是,如果一个病人受到了反对接种疫苗的建议,随后感染了疾病,害怕专业卫生人员会担负赔偿责任。最后是对于病人疫苗收费方面,可能有伦理方面的问题,这点可被视为没有必要。

抵抗对英国公民产生危害疾病的疫苗,一般由英国国家医疗服务体系提供给旅行者。但是,对于像黄热,不是由英国本地的蚊子物种携带的这类疾病的疫苗,需要自己获取。对于这种情况,医生可能会收取病人疫苗的费用以及注射费用。在有些情况下,疫苗可以在英国国家医疗服务体系开具处方,但是注射费用可能酌情而定。这就导致在实际中收费的不同,建议旅行者对比不同的医生和私人接种疫苗门诊。如果旅行者在多家门诊接受了疫苗接种,及时更新疫苗接种记录十分重要。

旅行疫苗的特性,包括他们在英国国家医疗服务体系(NHS)的可用性,如表7.2。

表 7.2　需要旅行疫苗接种的情况

情 况	接种疫苗的举例
食物/水卫生和卫生设施较差的国家	伤寒、甲型肝炎、霍乱
已知有虫媒疾病存在	黄热、日本乙型脑炎、蜱传脑炎
在本地居民中较高的地方流行性	脑膜炎、结核
儿童接种疫苗计划项目较差	小儿麻痹症、白喉
药品供应和设备较差	狂犬病、乙型肝炎、破伤风

7.2　旅行医药学中用到的疫苗的免疫学和种类

疫苗接种的机理是免疫系统受到外来异物刺激,比如抗原。如果抗原同机体存在的对疾病应答的物质相同或者相似,细胞(T 细胞介导的)和/或抗体(B 细胞介导的)免疫机制会直接对抗有机体,对疫苗的初期反应后,免疫系统会"记住"抗原,随后的接触会导致更广泛的免疫刺激,即如果病原体再次入侵时个体就会免疫。有些情况下,一个过程需要一种以上的疫苗来刺激初始反应。

疫苗大致可以分为含有活的,但是无害的(减毒)形式的病毒;含有整个灭活的微生物;或者包含一个可以刺激免疫系统的有机体组分。在一段时间后,免疫力下降,需要单剂量的疫苗加强剂,尽管在某些情况下,一个长期活着的免疫记忆细胞会导致初始疗程后的终生免疫力。与旅行医疗特别相关的是,在初期接种疫苗的过程之后,抗体反应需要 2～4 周,而一个加强剂量几天之后就有效。

免疫刺激过程又被称为主动免疫。也可以使用被动免疫,注射入抗体(免疫球蛋白),直接提供保护。免疫球蛋白通常用于暴露后治疗。

如白喉和伤寒等疾病中,病理的改变是由于病原体释放的毒素。因此,治疗时使用抵抗毒素而不是病原体的疫苗。

生产疫苗的方法有很多,包括培养病原体,然后灭活或者杀死以及现代技术使用重组 DNA 的方法。疫苗中在加入一种抗生素(如新霉素,多粘菌素 B)作为预防药时,需要意识到潜在的抗生素过敏问题。在某些情况下,抗原来自有机体细菌的细胞壁中的碳水化合物组分,即所谓的多糖疫苗。同时,这些疫苗通常只需要单一的注射产生初次免疫应答,往往活性短暂,每隔几年需要加强针,而且这种疫苗在年幼儿童中收效甚微。如果该多糖与载体蛋白可以结合,这些疫苗称为共轭疫苗,可以改善免疫记忆,同时在儿童中的响应比较好,虽然可能需要一个初始疗程的疫苗。

如果疫苗是灭活的,有时需要加入一种佐剂(通常为铝盐),以增加它的致免疫性。由于这类疫苗的刺激性,建议通过肌内注射。每一种疫苗都有给药途径的具体描述,肌内注射到三角肌是最常见的。

7.3 给药方案

旅行者在旅行 8 周前计划接种疫苗是明智的,如此便可以有足够的时间来应对某些接种时间周期较长的疫苗,例如狂犬疫苗和乙肝疫苗。但总有突发情况,有时疫苗可能在非常接近离开时才得以接种。在这种情况下,旅行者需要意识到,接种晚总比不接种的好。每个疫苗的精确的接种方案在表 7.3 中列出,下面会进一步讨论。在旅行前要做好接种计划的更进一步的原因是随时会存在疫苗的短缺。

表 7.3 旅行疫苗的特点

名称	疫苗类型	对于旅行,在英国国家医疗服务体系(NHS)中是否可获取	起效时间
卡介苗(BCG)	牛型结核分枝杆菌中得到减毒菌株	对于某些风险组是	2 个月后起全效
霍乱	灭活的霍乱弧菌血清型 O1	否	第二剂 1 周后起效
甲型肝炎	甲醛灭活的全细胞甲型肝炎病毒(生长于人二倍体细胞)吸附在氢氧化铝支架	是	单剂量 4 周后最大效用
乙型肝炎	利用基因重组技术从酵母细胞获得的灭活乙肝病毒表面抗原(也有铝载体)	否	第二剂后起效
日本脑炎(乙型脑炎)	吸附在氢氧化铝载体上的 VERO(非洲绿猴肾细胞)细胞培养的灭活疫苗	否	成人第一次接种 10 天后可观察到 29.4% 的血清转换率,第二次接种后 1 周可达97.3%
脑膜炎 A、CW135、Y	胶囊脑膜炎双球菌多糖抗原或共轭疫苗	否	10 ~ 14 天
狂犬病疫苗(安万特巴斯德)	冻干灭活的在人体二倍体细胞中培养的 Wistar 大鼠狂犬病病毒菌株	只针对高风险执业者	第三剂后全效
Rabipur 人用狂犬病疫苗(鸡胚细胞)瑞必补尔	在鸡胚细胞中培养的狂犬病病毒菌株	只针对高风险执业者	第三剂后全效
破伤风	类毒素	是	第三剂后起效,(初期疗程)
伤寒疫苗(口服)	伤寒沙门菌减毒活菌株	否	7 ~ 10 天后起效
伤寒疫苗(注射用)	包含 Vi 多糖抗原的胶囊多糖疫苗	是	10 天后起效

续表

名称	疫苗类型	对于旅行,在英国国家医疗服务体系(NHS)中是否可获取	起效时间
蜱传脑炎	被杀死的病毒	否	大约第二剂后1周起效
黄热	在发育的鸡胚中培养的减毒菌株	否	10天

注意:用于儿童的疫苗,只包括不在常规的儿童免疫接种项目之内或旅行时需要加强剂的。

一般来说,灭活疫苗之间或者与活的疫苗间不存在互相干扰作用,它们可以在同一时间接种。活的疫苗可以一起接种,但必须在不同的位置或间隔4周,这是因为理论上存在损伤两种疫苗的免疫反应的可能性。在别无选择的情况下,黄热疫苗与另一活的疫苗的接种的间隔至少要4周。尽管存在取得对第二个活疫苗次优应答的可能,但接种比不接种要好。鉴于上述,接种疫苗需要一个风险与效益的讨论。

决定一个疫苗接种方案的基础是了解旅行者感染疾病的风险。这基于已知的地方流行性,同时通过旅行中的其他相关因素改善,包括:

- 逗留在特殊区域增加了与传染源接触的可能性。
- 接触本地人,当疾病是通过人与人传播时,如脑膜炎、结核和白喉。
- 季节和到郊区旅行会影响感染虫媒疾病的风险,如乙型脑炎。
- 计划好的活动,例如骑脚踏车兜风(狂犬病)、工作(乙肝)。

除了黄热病疫苗,对于其他疫苗的防疫接种证书,没有国际共识。最近几年在麦加朝圣暴发了脑膜炎之后,前往沙特阿拉伯的朝圣者被要求携带对抗脑膜炎疫苗的证明。偶然的特殊疾病的暴发可能会导致一些国家入境时需要接种证明,最近期的一个例子是麻疹的再现,有要求旅行者提供麻疹、腮腺炎和风疹的混合疫苗接种证明的实例。

国家关于这方面的指南,本书中不作特别讨论。前往特殊目的地应该考虑的疫苗接种的国际性指南,在世界卫生组织(WHO)国际旅行和健康手册中有描述,大多数发达国家制定他们自己的国家指南,如美国的疾控中心和英国的卫生部,根据本地的需求和疫苗的可用性制定指南。第一章所描述的数据库同样提供了方便的信息来源,网站也会定期升级。这样过多的资源可能会导致一些困惑,但是来自政府官方的建议通常是可信的。一些关于目的地需要的一般性建议,总结如表7.4。

表7.4　旅行疫苗的给药方案

名称和型号品牌	方　案	给药方式	保护时长
卡介苗(BCG)	单剂量依据结核菌素诊断测试(使用结核菌素纯化的蛋白衍生物,PPD)	皮内注射	未知
白喉和破伤风 *DT/vac/ads*(成人) *Dip/vac/ads*(成人) *Tet/vac/ads*	• 初期　三个剂量间隔 1 个月 • 加强剂　单剂量	肌内或者皮下深层	10 年
甲型肝炎 Avaxim H. avrix mono-dose Havrix Junior,1 ～ 15 岁儿童使用	• 单剂量,6 ～ 12 个月后加强剂	肌内(三角肌)	单剂量后 6 ～ 12 个月,加强针后 10 年
Vaqta 成人 Vaqta 儿童 2 ～ 17 岁	• 单剂量,6 ～ 18 个月后加强剂 •(Vaqta 儿科 6 ～ 12 个月)	肌内(三角肌)	如上
乙型肝炎 Engerix B, Engerix B paediatric HB-Vax II,HB-Vax II paediatric	• 3 个剂量,在第 0、1 和 6 月 • 快速免疫接种:四个剂量在第 0、1、2 个月和第 12 个月时加强针 • 加速疗程　只有 Engerix 可用(只适用于超过 18 岁的成人,但经常在超过 16 岁者中超药品核准标示外使用):四个剂量在第 0、7、21 天和在 12 个月时加强针	肌内注射(成人三角肌,儿童在大腿处)	5 年。如果仍有感染的风险,注射加强针
甲型和乙型肝炎联合疫苗 Twinrix,Twinrix paediatric	3 个剂量,在第 0、1 和 6 个月加速的疗程　Twinrix 只适合成人(年龄大于 18 岁):4 个剂量,在第 0、7 和 21 天以及第 12 个月	肌内注射(成人三角肌,婴儿在大腿处)	乙型肝炎 5 年,甲型肝炎最少 20 年

续表

名称和型号品牌	方　案	给药方式	保护时长
甲型肝炎和伤寒联合疫苗 Hepatyrix Viatim	单剂量	肌内注射（三角肌）	伤寒3年,甲型肝炎6～12月,随后加强针最少20年
日本脑炎（乙型脑炎）	初级疗程:第0、28天给药	肌内注射（三角肌）	如果处于风险,1～2年
脑膜炎 ACWY	单剂量	深层皮下或者肌内	5年（共轭疫苗可能会更长）
狂犬病 Rabies vaccine Rabipur 人用狂犬病疫苗（鸡胚细胞）瑞必补尔	三个剂量在0、7和21天或28天	深层皮下或者肌内（三角肌）	人处于: • 连续的风险（接触狂犬病病毒的实验室工作者）:1年,每3～6个月血清学检测 • 频繁风险（接触动物的工作）:1年,间隔3～5年 • 罕见风险:第10年考虑加强针
伤寒 Typherix Typhim Vi Vivotif	• 单剂量 • Vivotif,在1、3、5天服用1粒胶囊	肌内深层皮下或口服(Vivotif)	3年。然后单剂量加强针
蜱传脑炎	初级疗程:在2周到3个月之间分别2剂,5～12个月之间加强剂	肌内	单剂量加强针3年
黄热	单剂量	皮下	终生保护

注意:用于儿童的疫苗,只包括不在常规的儿童免疫接种项目之内或旅行时需要加强剂的。

7.4　不良反应

反应一般是温和的,包括低烧、肌肉疼痛和疲劳。这些症状通常在一天内消除或者通过服用对乙酰氨基酚得到有效缓解,在注射部位的基本的疼痛反应和肿胀也是非常常见的,48 小时以后可以消除,在大多数情况下,轻度的疫苗不良作用都是可以放心的。更严重的不良作用比较罕见,任何注射位置附近的皮肤反应都应该考虑为真实的过敏性反应。更严重的全身过敏反应,例如血管性水肿或者过敏反应,通常在接种疫苗后很快发生,这种情况需要紧急就医。庆幸的是,这些类型的反应都是比较罕见的,事实上,在 1997—2003 年间,在英国,供给诊所的疫苗达1.17亿。上报到英国药品和健康产品管理局的不良反应有 130 例且无死亡。这就表明不良反应的概率小于百万分之一。在某些情况下,过敏是可以预见的,如黄热疫苗是在鸡胚中培养的,在对食用蛋制品过敏的人们中可能会引起过敏反应。相似的,对抗生素敏感的人,对含有抗生素的疫苗同样敏感,一些个体对个别疫苗中使用的防腐剂硫柳汞敏感。

同一时间接种多个疫苗会出现难以判定究竟是哪种疫苗引起不良反应的问题。由于时间的约束,多个疫苗需要在同一天接种,那么接种处距离应至少相隔2.5 厘米,并记录下每个疫苗的接种处。

有少数药物相互作用或者禁忌症与接种疫苗相关。氯喹降低了狂犬疫苗的反应。如果是在一个月内经皮给药,可能氯喹会引起一种免疫损害。这同样适用于甲氟喹,但是证明这种相互作用的证据很少。甲氟喹和其他抗生素,包括多西环素,不能同时与口服伤寒疫苗给药。进行抗凝治疗的病人应避免肌内注射疫苗。

7.5　需要特殊考虑的族群

尽管设备涉及儿童常规疫苗,这一群体也需要特殊对待,这将在之后本章列出的每种疫苗的说明中进行讨论。作为一般规律,活的疫苗应该避免在孕妇和哺乳期使用,因为存在有机体透过胎盘并潜在影响胎儿的风险。但是,如果去高风险区域旅行,接种疫苗是不可避免的,需要接种黄热疫苗。在免疫抑制的人中也应该避免活的疫苗,例如,携带人类免疫缺陷病毒(HIV),CD4 细胞计数低于 200 个/mm 和高病毒载量者,或者白血病患者,或接受完整免疫化疗 6 个月内的人。活的疫苗同时也应该避免在长期的（＞10 天）、每日的或者短期高剂量的（＞20 mg/d）的皮质激素治疗者中接种。在英国特殊的指南是：口服或者经直肠给药每天 40 mg 泼尼松超过 7 天的成年人不能接种活的疫苗，最少也要在完成了整个疗程 3 个月之后。中度或者高烧者应避免接种疫苗，因为有降低免疫反应的可能，而且从发烧的症状中很难辨别疫苗的不良反应。

已常规接种过流感疫苗的人，如超过 65 岁和/或可能遭受流感感染并发症的人，如孕妇，可能在旅行之前需要再次接种疫苗，因为在西半球，流感可以在一年的不同时间暴发。例如，在南半球的暴发期为 4 ～ 10 月，而热带地区为整年。建议旅行者在目的地寻求疫苗接种来保障疫苗能够抵抗当地相关的菌株。

7.6　旅行疫苗的种类

疫苗的使用和给药总结如表 7.3 和 7.4。本节关注每一种疫苗以及应该接种疫苗的旅行者的类别、该疾病的高风险区、疫苗的效用和需要特别注意的点。

7.6.1　甲型肝炎

在接种疫苗可以预防的疾病中，甲型肝炎是最常见的一种。比如，旅行者感染的概率是感染伤寒的 100 倍。甲型肝炎疫苗是一个灭活的完整的细胞疫苗，可以与乙型肝炎疫苗同时接种，具有协同作用。其中一个品牌的疫苗（Epaxal）由甲型肝炎颗粒吸附到一个新的载体系统上的，所有的配方都是可以互换使用的。

疫苗的潜在缺点是血清转换直到注射后的 4 周才能完成，大约只有一半的个体在 14 天内完成转换。有证据证明，即便在出发前接种，也能提供足够的保护，因为甲型肝炎发病需要几周，在这段时间内，疫苗已经可以产生足够水平的抗体。一般的免疫球蛋白在常规的旅行者的预防中不推荐使用，除了有免疫抑制者。

人们一直在争论，婴幼儿是否需要接种疫苗，他们可能会有亚临床或者温和的感染。反驳者认为一些儿童遭受了更为严重的感染，他们可能将疾病传感给较大的儿童和成人。一旦感染，终生免疫且不需要免疫接种。除了那些已知感染了甲型肝炎的人，那些成长于发展中国家或者超过 40 岁者可能有免疫力。虽然可以通过检测抗体滴度的方法去界定这种免疫力，但是很少这么做，因为对于先前暴露产生免疫力的人来说，接种疫苗是没有伤害的。随着卫生条件的不断改善，发达国家的甲型肝炎的发病率已经降低,于是,旅行者的风险增加了。

前往许多个发展中国家的旅行者需要接种甲型肝炎疫苗,包括非洲、中东、南美和亚洲。单剂量的注射抗体滴度足可以提供近 3 年的保护。第二剂加强针将会最少提供 25 年的保护,一些证据表明它可能提供终生的保护。人们曾经觉得在第二剂疫苗给药之前,不到几年第一剂的疫苗效用就消失。这种观念随着更进一步的证据已修正,在初次注射获得良好的反应并没有时间上限。甲型肝炎疫苗耐受性好,任何局部的反应都可能是因为存在于所有剂型中的铝造成的。

7.6.2　乙型肝炎

现在使用的疫苗是酵母来源的重组疫苗,而不再是从人体的血液制品中获得。从人血液制品中取得疫苗,在早些年使得一些人不愿免疫接种该疫苗。接种一般对接触病人的医疗看护人员是强制性的。

在英国,给低风险的旅行者接种乙型肝炎是不常见的,而在一些发达国家,它是常规疫苗注射项目的一部分。乙型肝炎是一种通过血液制品,未消毒完全的手术器械和性接触传染的疾病,感染乙型肝炎高风险区是撒哈拉以南的非洲地区、亚洲的很多地区以及太平洋岛屿,这些地方有时超过 8% 的人口可能是病毒携带者。据估计,世界范围内有超过 20 亿的人口感染过乙型肝炎,其中大约 3.6 亿人为慢性感染,处于重症和死亡的风险中的主要为肝硬化和肝细胞癌(HCC)患者。在英国,12% 的感染都是因为旅行。推荐长期旅行者、经常前往流行区者、高风险人群(无保护措施的性活动、卫生工作者和任何需要医疗或者牙科手术者)接种疫苗。与乙型肝炎疫苗相关的脱髓鞘疾病的发病率的增加引起了人们的担忧,特别是在法国,导致了其在儿童疫苗项目中的暂停。世界卫生组织和其他主管部门根据可监测的数据,没有发现任何证据证明这个问题。

丙型肝炎和乙型肝炎类似,通过相同的方式感染,同样也是世界范围内的大问题,但是没有适合的疫苗。乙型肝炎疫苗同样可以在抵抗丁型肝炎方面提供保护。

从表 7.3 中描述的接种日程表可以看出,通常需要提前 6 个月进行疫苗接种规划。采用快速接种日程安排的旅行者可减少至 1～2 个月,在第二次注射后可以提供一些保护。通常在高风险职业的工作者中测试乙型肝炎的抗体,因为抗体滴度会有所不同,少数个体需要额外或者双倍剂量的疫苗。一些个体对疫苗没有反应(大约 10%～15% 的成人),甚至反复注射疫苗都不行,一些观点认为皮内注射(没有许可证)在这种情况下是有效的。一般来说,研究表明对比肌内注射,皮下注射的乙型肝炎疫苗的抗体滴度是低的,因此皮下注射在英国是不可行的。除了那些免疫力低下者之外,老人、肥胖者、吸烟者和接受肾透析者,他们往往接种疫苗的应答反应都较差。

对于具有持续风险者,初始疗程之后 5 年可再次接种疫苗。有人认为,即便抗体滴度低,免疫记忆足够对感染产生很好的抗体应答反应。对一些人来说,甲 + 乙型肝炎联合疫苗可能会更方便。有很好的证据表明适用于乙型肝炎疫苗的加速日程表同样适用于联合疫苗。

7.6.3 伤寒

伤寒热是由伤寒沙门氏菌引起的,通过食用污染的食物或水感染。这种疾病会导致腹泻或者便秘等初始的肠胃不适,逐渐引起全身性感染,蔓延到其他器官,伴有严重的后遗症。疾病可以使用抗生素如喹诺酮类进行治疗,推荐前往卫生条件差的地区的旅行者接种疫苗。

尽管伤寒疫苗是一种广泛接种的疫苗,但旅行者感染伤寒的概率是比较低的,在许多国家概率低到 30 000 人中只有 1 人感染。但是在印度、撒哈拉以南的非洲地区和南美的部分地区,概率可以升到 10 000 人有 1 人感染。排除这个风险水平,在发展中国家报告的感染伤寒的案例主要是在海外感染的病人。2010 年,英国报告的输入性伤寒有 515 例。另外要考虑的是,疫苗只能最高提供 70% ~ 80% 的保护抵抗伤寒沙门氏菌,一些研究显示保护水平可能更低一些。疫苗不提供抵抗副伤寒的保护,事实上,在 2010 年英国旅行者的 515 例伤寒案例中,287 例为伤寒沙门氏菌感染,228 例为副伤寒(因此,疫苗可能只有对所有输入性案例中的 287 例起作用)。再者,大多数的试验是在类似尼泊尔这样的国家的本地人口上实施的。来自工业化国家的旅行者的获益率还没有完整的定义。在尼泊尔的一个研究中,随着疫苗的使用,的确使得旅行者感染伤寒的风险降低了,来自不常规接种疫苗的国家的人们要比那些普遍接种疫苗的国家,如美国,感染概率高。定量疫苗的保护水平是非常困难的,因为发病率非常低,以至于研究所需的人数很多。显而易见的是,探亲访友者(VFRs)感染风险增高,在 2010 年所有的输入性伤寒案例中,83% 属于该类,86% 的感染者访问过印度。

口服疫苗包含寿命短暂的伤寒沙门氏突变菌株,必须准确按照表7.4上日程表,饭前 1 小时服药,如果和抗生素和一些抗疟药合用,效果会降低。再次指出,关于其在旅行者中的效用的数据是有限的。证明口服疫苗对抗副伤寒菌株有活性的证据是有限的,虽然产品的说明书上没有该适应症。

与其他疫苗相比,伤寒疫苗提供的保护水平相对要低一些,这就使得因食用污染的食物而摄入大量的有机物仍能导致感染。旅行者应该按照第三章所描述的,注意采取食物卫生措施。

7.6.4　破伤风、白喉和脊髓灰质炎

抵抗这 3 种疾病的疫苗是在儿童期接种的,但是免疫力在 10 年后开始减弱。在英国,建议每 10 年打一剂加强针抵抗破伤风,直到打满 5 个剂量的总量。额外的剂量(例如初级疗程加 2 剂加强针)只有在可能发生感染破伤风的伤害事件时需要,如果抗体水平已经很高,会有流感样症状的不良反应。对于前往医疗条件较差的国家的旅行者来说,需要每 10 年打一剂加强针,甚至超过 5 针的总量,因为在发生伤害事故时免疫球蛋白可能无法获取。

近年来,在许多国家消灭流行的脊髓灰质炎已经取得了进展,但直到本书写作时,该疾病还是存在的,主要是涉及较差的医疗保健基础设施,对免疫项目不支持、不起效。前往这些国家的旅行者,需要每 10 年接种脊髓灰质炎疫苗的加强针。

因为儿童期间的疫苗接种,白喉事实上已经在许多国家根除,因此加强针并不是常规接种项目。在比较贫困的国家,之所以有与脊髓灰质炎般存在相类似的情况,是因为儿童疫苗接种计划的失败,使得白喉成为潜在的风险。对于短期前往这些目的地的旅行者,通常不需要疫苗抵抗白喉。对于长期滞留的,特别是对于接触当地居民的人,推荐超过 20 岁的成人需要加强针。

实际上,前往发展中国家,存在其中任何一个或多于这些疾病的风险时,会为所有的成年人提供合并的三联疫苗(白喉/破伤风/脊髓灰质炎灭活疫苗,TD/ IPV),因为单一组分的疫苗已没有了。

7.6.5　黄热病

黄热病是一种危险的虫媒疾病,在非洲和南美的部分地区流行。黄热病仍然是到达某些国家少数几个需要防疫证书的疾病之一。尽管证书可能只是来自或经过黄热病流行区的人才必须出示。疫苗是活的冻干剂型,在鸡胚中培养,只能由注册的黄热病中心供应。这是部分历史性的问题,因为疫苗对差的储存环境敏感,需要很高的标准制冷设备,通常要求在 2 ℃ ~ 8 ℃储存。一旦配制,疫苗必须在几小时内使用。

黄热病接种疫苗防疫证书直到接种 10 天后才有效,因此好的计划是

非常重要的。即便在入境时不需要证书,存在疾病风险时应该接种疫苗。到目前为止,这种证书的有效期为10年,之后需要再接种。目前已知单剂量疫苗可以提供终生的免疫力,2013年,世界卫生组织指明进一步的加强针已不再需要。但是,对个别的国家来说,入境条例需要更新该政策,因此,短期内前往一些目的地仍需要接种加强针,直到政策被广泛采纳。

6个月以下的婴儿不能接种疫苗,因为存在患脑炎的潜在风险。如果可能的话,应延迟旅行直到婴儿超过12个月,虽然大多数国家对小于12个月的婴幼儿允许免除防疫证书。尽管黄热疫苗理论上禁止在孕妇中使用,但是没有致命的畸形的报告,使用它的利益可能大于风险。

近5%的个体有温和的不良反应,严重不良反应是罕见的。鉴于疫苗培养的方法,需要特别注意的是,病人有没有对鸡蛋的过敏史。在近些年,有一些给药后导致脑病(黄热相关的亲神经性的疾病)的报告,概率范围为在600万～800万疫苗中,有1例报告。年龄超过60岁者黄热相关的亲内脏性的严重不良反应的风险较高,会导致多器官的衰竭,发病率为100万疫苗中有1～2例。年长者第一次接种疫苗时的风险更大。对于那些存在医疗禁忌者,如免疫抑制,在进入需要免疫证明的目的地时,可给予豁免证明书。单独依据年龄,给予豁免证明是不可能的,因此对于老年人,应该对疾病和疫苗的风险进行讨论,使他们能够做出明智的决定,是否取消旅行计划或接种疫苗。

7.6.6 结核

结核对于工作在发展中国家或者与发展中国家当地居民一起居住的旅行者来说,风险最大。直到20世纪80年代,大多数英国的儿童在12岁时接种了卡介苗。2005年,所有在校儿童的常规接种被中断,现在其为一个定向的项目。2003年,英国三分之二的结核案例是发生在不在英国出生的人口中的。因此疫苗只推荐处于显著风险的人接种,例如,在结核平均发病率至少为万分之四的社区的婴儿,本人来自或者其父母、祖父母来自发病率超过万分之四国家的人。这意味着许多年轻的成人没有免疫力。

在旅行疫苗中,卡介苗(BCG)的常规使用存在一些问题。事实上,某人被确立为处于重大风险是非常罕见的。证明其在超过16岁者中的有效性的研究是有限的,因此只建议前往高风险目的地,时间超过3个月的低于该年龄的旅行者接种疫苗。

如果决定接种卡介苗(BCG),个体在接种前检测免疫力是很重要的,因为过度的免疫反应存在危险,这是与尽管接种了疫苗,但Mantoux

曼托试验(Mantoux)/结核菌素纯化的蛋白衍生物(PPD)皮肤测试反应在接种以后的生活中会消失的事实并发的。此外,在接种了卡介苗后,免疫力的形成需要 2 个月的时间。另一个问题是,当卡介苗在年轻成人跟儿童中给予足够的应答反应时,年龄较大的成年人是否可获得相同的免疫力是存在争辩的。有人声称卡介苗没有确切地阻断感染,但是有助于阻断并发症以及疾病的传播。

有时使用塔尼(Tine)或者健康测试(Heath test)检测一个旅行者是否感染结核是非常有用的。这种皮肤检测在个体感染了结核或者已经免疫时都是阳性的。因此,如果先前是阴性的,对于旅行之前和之后都应该进行检测。实际上,疫苗诊所应该主要考虑检测具有最大风险者,例如居住在高风险区的人,特别是多药耐药普遍的地区,以及以前没有接种过的人群。皮肤测试在接种前和接种之后的 4～6 周内都进行,因为检测存在干扰,如第六章描述的,归来之后也应该进行检测,以确保已经感染者获得合适的治疗。有些人持有这样的观点,对于儿童时期没有接受过接种的成人在具有较高的结核风险时,如果测试结果是阴性的,接种疫苗是值得的。

7.6.7　脑膜炎

脑膜炎球菌感染在工业化国家和发展中国家都能发生。在英国,最近期的地方性的暴发是在护理学院的年轻成人中。欧洲感染主要是有脑膜炎奈瑟菌 B 和 C 血清群,在其他地区,如非洲,血清群 A、C、Y 和 W135 更普遍。在非洲有一个"脑膜炎带",从毛里塔尼亚延展到埃塞俄比亚。在这里可以预见旱季(12 月到次年 6 月)A 型脑膜炎发病率的增加,疫情几乎在世界各地都有暴发的可能,经常在旱季发生。居住人口密度大的地区感染的风险很大,近年来,在麦加朝圣期间,有严重的脑膜炎暴发的报道。现在前往沙特阿拉伯的朝圣人员需要提供脑膜炎的防疫证书才能入境,接种时间需在抵达之前,不少于 10 天,在接种后 3 年失效。因此,旅行者中前往有疫情报道的非洲某些地区的,普遍需要接种疫苗,特别对于打算跟当地居民近距离居住的。在世界其他发生过疫情的地方,考虑疫苗接种是有价值的,例如印度新德里附近地区,这里曾偶有过非常严重的疫情暴发的报道。

目前有 2 种疫苗可用于英国的旅行者——多糖或共轭疫苗,抵抗范围涵盖了 A、C、W135 和 Y 菌株。多糖疫苗可提供 5 年的保护。由于共轭疫苗的引入,使得多糖疫苗几乎是多余的。共轭疫苗已被证实比多糖疫苗提供更优越的和更持久的免疫反应,尤其在年幼的孩子中更有效。

目前为止,在英国只允许在年龄超过 11 岁者中使用共轭疫苗,但已有建议,从 2 个月大左右开始,共轭疫苗的使用优于多糖疫苗。也有证据显示,共轭疫苗减少鼻腔的病毒,特别适用于参加大型聚会的人,如麦加朝圣者。迄今为止,关于旅行者在何种情况下需要加强针,还没有阐述,但可以假定与没有取得较长保护期的多糖疫苗(男性 ACWY)的情况相同。2013 年 1 月,一个新的疫苗,用来抵抗脑膜炎 B 和败血病取得了欧委会的许可。已考察过该疫苗能否用于英国儿童免疫接种项目,但由于其成本效益不符,没有启用。

7.6.8 狂犬病

狂犬病致死率达 100% ,尽管只有极少数的旅行者感染了疾病,接触前免疫对于那些具有风险的人仍是一个需重要考虑的方面。狂犬病的传播是由哺乳动物被感染的带唾液啃咬引起的,只有在少数国家被完全消除,如英国和澳大利亚。在大多数工业化国家,对于狗和其他可能携带疾病的动物已经有效控制,狂犬病的风险很低,无必要接种接触前疫苗。在一些发展中国家,需要考虑到被携带疾病的动物咬到的可能性,例如,近年来,巴厘岛、尼泊尔等国家和地区对于流浪狗的管理较差,已成为一个特殊问题,因此,前往非洲、亚洲和南非的旅行者建议接种接触前疫苗。

个人需要意识到,如果被可能携带狂犬病的动物咬伤、抓伤,甚至暴露的伤口/黏膜被舔到,应立即就医并进行接触后的处理,即便他们已经接种了接触前疫苗。应当假定所有的动物都可以是病毒的载体,但它们并不总是有经典狂犬病的症状。许多狂犬病死亡实际上是已知被宠物咬伤却忽视造成的。人们经常问这种暴露后的处理是必要的,何必还要进行接触前的疫苗接种。主要原因是,在世界的许多地方,不能确保接触后的处理。此外,接触前疫苗接种可以为需求医疗帮助有距离的人提供时间,对于接种过的个体的治疗更简单。

狂犬病的治疗包括免疫球蛋白伴随一个疗程的与接触前相同类型的疫苗接种。免疫球蛋白有时候不可获取,存在世界范围内的供应问题,特别是人体免疫球蛋白很难获得。马血清提取的免疫球蛋白在发展中国家广泛使用,但是不良反应发生率较高,现代人二倍体细胞(株)(HDCV)或者其他纯化的疫苗,如鸡胚疫苗,在发达国家使用,与需要一系列非常疼痛的腹部注射的旧的疫苗有很大不同。但是,在一些国家,只地方性生产老的脑源性组织疫苗,一般被视为劣等的。

狂犬疫苗只有在英国国家医疗服务体系获取且只为具有职业性危

险的人提供。例如兽医,疗程包括 3 次价值 155 英镑的皮下注射针。

预防接种门诊经常提供较便宜的疫苗,通过药品核准标示外的皮内路径,需要 0.1 mL,取代了常规的 1 mL。该疫苗需要经过专业培训能成功接种的人来操作。如果完整的 0.1 mL 没有成疱,被接种者可能无法达到提供足够的保护所需的 0.5IU/mL 滴度水平。同时要注意第四章描述的关于皮下路径如果同时服用氯喹的警告,即便非常低剂量的皮质激素类合并用药,会导致血清转化的失败。

狂犬疫苗的不良反应的发生是相对比较频繁的,大约 5% 接种者在接受了加强针后会有迟发 3 型(免疫复合物)全身性过敏反应,包括荨麻疹和不适。局部和其他温和的全身性反应,如头痛和恶心在 10% ~ 40% 的个体中有报告。

7.6.9 日本脑炎(乙型脑炎)

日本脑炎是一种虫媒病毒感染,在旅行者中是罕见的,发病率约为每 100 万人中有 1 例。如果前往乡村的疫区,发病率可能会升高。最大风险的为那些旅行时间超过 2 ~ 4 周的,在雨季前往亚洲某些乡村,特别是养猪的区域的旅行者。因为猪是重要的疾病载体。

目前在英国唯一许可用于日本脑炎的疫苗,是由诺华公司生产的 Ixiaro。注射日程包括当天和第 28 天 2 针,如果在风险中,建议在 1 ~ 2 年注射加强针。这是一个相对较新的疫苗,因此超过这个日期该如何推注加强针没有进一步的指导。目前只在全球少数国家供给,也被称为 JESPECT。诺华公司 Ixiaro 的旅行者市场包括北美(美国/加拿大),欧洲以及拉丁美洲和亚洲(墨西哥、阿根廷、新加坡和香港地区)等。CSL 生物科技公司被授权在澳大利亚、新西兰、巴布亚新几内亚和太平洋岛屿销售和将疫苗分装为 JESPECT。迄今为止,SPC 表示,该疫苗不可以与以前使用的未经许可的疫苗——JE-VAX (Biken)和绿十字(Green Cross)互换,因此之前接种过这两种疫苗中的任何一种者,如果处于风险之中,需要重新开始新的疗程的治疗。换句话说,新的许可疫苗不能作为旧疫苗的加强针使用。然而最近有研究已经提出这个建议可能会在不久的将来改变。对于出发前时间有限的旅行者,已有加速的注射日程被证明可以提供一些保护,但未知保护能持续多久。最近该疫苗已被许可在儿童中使用。

7.6.10 蜱传脑炎

蜱传脑炎在欧洲的许多地方存在,除了葡萄牙、比利时、荷兰和卢森堡,在波罗的海东岸地区的发病率最高。其通过在树木繁茂地区繁殖的蜱的叮咬感染。推荐林业工作者和打算在乡村广泛行走的旅行者接种疫苗。TicoVac 疫苗有成人和儿童剂型可用,在欧洲是被许可的。

7.6.11　霍乱

霍乱对一般的旅行者来说风险很小,然而疫苗应考虑在打算居住和/或工作在获得清洁的水和食物受限的偏远地区的人中接种,如难民营或暴发霍乱的目的地。霍乱是由革兰阴性杆菌霍乱弧菌血清型 O1 或 O139 引起的腹泻样疾病。一种口服灭活疫苗在 2004 年 5 月首次在英国获准上市。自此霍乱病例并没有发生显著下降,因为事实上,霍乱病例数本身就很低;2012 年只有 12 例,其中 6 例来自印度。2011 年,大多数病例还是来自印度或巴基斯坦。在其他国家,包括加拿大,疫苗也被许可用来抵抗常导致旅行者腹泻的 ETEC 大肠埃希杆菌(肠毒性大肠杆菌)。在英国不准许其这样使用。

7.7　扩展阅读

1. Salisbury D, Begg N, editors. Immunisation against infectious diseases. London：Stationery Office；2006

2. NaTHNaC. Health Information for Overseas Travel. 2010

7.8　常见问题

问题	可能的解决方案和考虑因素
关于黄热病的信息陈述:来自疫区的旅行者需要防疫许可证,如果我从英国出发,需要防疫许可证吗?	这个陈述的确引起了一些混淆。如果从英国直飞到其他国家,不需要防疫证书,如果中途前往另一个有黄热病存在的国家,即便是转机,即便疾病区国家不需要防疫许可,也要获得防疫证书。但是,需要注意的是,前往任何黄热病区都需要接种疫苗,不管是否存在强制性的国际防疫证书。
因为伤寒疫苗只是部分有效,前往风险较低的目的地是否值得接种?	关于接种疫苗"必要性"的一些一般要点在 7.3 部分已有讨论,对于伤寒疫苗,需要注意的是: • 如果诊断适当,死亡率是比较低的。 • 疫苗的药物不良反应的发生率低,只需单剂量给药。 • 价格是个问题,但是从英国国家医疗服务体系(NHS)可以获得。

续表

问题	可能的解决方案和考虑因素
	• 旅途越长,感染的概率越大 例如,如果一个旅行者打算待在 5 星级的酒店,整个旅途吃喝都在那里,那么他们比打算在偏远的村庄吃喝的背包客的风险要低很多。
基于日本脑炎(乙型脑炎)的在旅行者中发病率很低这一观点,在何种情况下值得接种疫苗?	该问题已被讨论过,但没有确切的结果。旅行者前往亚洲感染乙型脑炎的全部风险概率,已报道的为 1 000 000 分之一;从另一方面来说,一旦感染,它是一个非常严重的疾病。即便全球特殊地区的发生率的相关数据所能提供的指导很少。例如,在加德满都,在本地人口中观察到相对较高的发生率,但是在旅行者中没有相关报道。对比巴厘岛,在 1989—1995 年有 3 例旅行者感染乙型脑炎的报道,但自此就没有过报道。到目前为止,英国旅行者中仅有 2 例报道,其中包括 1 例死亡报道,自 1992 年疫苗引入后,美国旅行者中只有 4 例报道,人们意识到,高概率暴露于乡村者的旅行者需要保证接种疫苗。此外其他避免叮咬的措施可能也有效。风险在雨季和长期待在乡村地区旅行时的确增高,存在风险者需要个别处理。
对于 1 周岁以下的儿童,因家庭迁移需要旅行。 一些疫苗指出是不能在 1 周岁以下儿童中接种的: 黄热 伤寒疫苗 甲型肝炎	比较合理的建议是劝告 9 个月以下的儿童不要前往黄热疫区。如果旅行是不可避免的,疾病的风险可能大于由疫苗引起的脑病,考虑从 6 个月大开始接种。如果黄热风险很高,应该接种。 18 个月以下的儿童对伤寒疫苗的应答反应是很差的。如果前往高风险的目的地旅行,如印度,应该考虑到这一点,应该解释它效果的会降低,不能使用口服疫苗。 感染甲型肝炎症状的风险是最小的,但是婴儿处于将疾病传染给他人的风险中。 记住完成尽可能多的儿童期疫苗的接种。麻疹风疹腮腺炎联合(MMR)疫苗直到 12 ~ 13 岁才能常规接种。所有的疾病在许多国家都是流行的。处于风险中的婴儿可以从 6 个月大开始接种,这个剂量随后应该被忽略,正常在 12 ~ 13 月重新给药。Tet/polio/dip 可以在 1 个月大时开始接种。
在任一阶段可以接种多少种疫苗?	不存在上限,理论上应该接种 5 或者 6 种,数量会因为使用联合疫苗而下降。

问题	可能的解决方案和考虑因素
处于哺乳期的妇女接种疫苗安全吗?	没有理论上的理由禁止旅行疫苗的接种或者哺乳期儿童任何不良反应的报道。
海外的旅行者带来他的疫苗接种册子,但是我不认识他的疫苗的名称。	以下网站将对确认其他国家接种疫苗有用:http://apps.who.int/immunization_monitoring/globalsummary
5 个月的儿童,因为前往发展中国家旅行 8 周,定居 1 年。	所有的儿童疫苗给药都是加速的时间表:IPV,DPT(白喉,百日咳,破伤风混合制剂),HIB(乙型流感)。这些可以从 1 个月大开始接种,乙型肝炎最少也需要最初的 2 个剂量。麻疹风疹腮腺炎联合(MMR)疫苗在离开前给药,同时狂犬病疫苗接种也在离开前,肺炎球菌接种也需要考虑。
这里有报道称在特殊国家边境官员需要霍乱疫苗接种的防疫证书。旅行者希望你能给他们开一张。	不管是疫苗还是防疫证书,因文章讨论的理由而不可获取。同样,问题中的国家不能官方需要这种疫苗接种。
一个怀孕 3 个月妇女,必须前往一个黄热流行区。	理论上推荐等到妊娠中期末。另外,要考虑风险/获益率,尽管有由疫苗接种引起孕期并发症可能的案例证明,已开展的小规模的研究是安慰性的。但是,一个研究指出孕期的抗体滴定度低。风险评估是不容易的,因为来自世界一些地区的官方数据可能报告不全。由于感染黄热的危险,在许多情况下,危险超过风险。最好让病人签署一份有关疫苗接种的效果和风险陈述书,已经对疾病解释过和后果自负的声明。 黄热疫苗的接种和妊娠:一个四年的前瞻性研究 Nasidi A-Trans R Soc Trop Med Hyg-1993 May-Jun;87(3):337 - 9 Exposure to yellow fever vaccine in early pregnancy. Robert E-Vaccine-1999 Jan 21;17(3):283 - 5 Yellow fever vaccination during pregnancy and spontaneous abortion:a case-control study[see comments] Nishioka S de A-Trop Med Int Health-1998 Jan;3(1):29 - 33 Congenital yellow fever virus infection after immunization in pregnancy. Tsai TF, Paul R, Lynberg MC, et al:J Infect Dis 168:1520 - 1523, 1993

续表

问题	可能的解决方案和考虑因素
如果你非常小心的与动物接触,狂犬疫苗的重要性是? 经皮内注射有效吗?	如第五章描述,对于有流浪狗问题的国家,风险较高。同时,暴露后处理比较困难。皮内途径是没有被许可的,有技术操作经验者可能会提供这样的给药方式,确实取得好的反响。值得注意的是,大多数这个途径的研究是基于HDCV(人二倍体细胞疫苗)。进一步需要考虑的是,在寻求暴露后的治疗过程中,一些诊所可能没有意识到皮内途径已经可以提供足够的可靠的保护,在可获取情况下仍然给予全套的暴露后治疗,包括免疫球蛋白。
如果一个旅行者已经错过一个乙型肝炎的第二剂量的预约。疗程需要从头开始吗?	不需要重新开始免疫接种疗程。
旅行者旅行归来5年后,需要乙型肝炎的加强针吗?	目前英国的指南建议仍然有感染风险的人,5年给予单剂量的加强针,适用于某些旅行者。在美国,出于对疫苗的非常长期的免疫记忆的观点,认为常规的再次免疫对于那些初级疗程有反应的人是没有必要的。
推荐的疫苗比较昂贵,而疾病的风险很低,是否值得接种,我该如何决定?	对于推荐接种疫苗的许多疾病,感染的风险通常很低。最好的方式是考虑个人的保险范围内是否有相同作用的疫苗,考虑其是否值得接种来应对十分遥远的风险。
我应该推荐年龄超过60岁的旅行者在前往黄热高风险区接种黄热疫苗,还是给他开具黄热接种豁免证书?	国家旅行卫生网络中心 NaTHNaC 指明一个医疗豁免证明不应该因年龄因素而单独给予。处理这种旅行者始终是棘手的,有时是紧张的,因为我们希望确保我们尽可能给予最好的建议。根据疫苗的风险与疾病的风险的讨论,病人应该能够做出明智的决定。如果他们正在高风险的区域旅行,则应始终推荐接种疫苗。如果他们因来自疫苗副作用的潜在危险而决定不接种,那么由他们的来决定是否去旅行。如果他们得不到保护,应该告知他们不能去旅行。给豁免证明书是不可能的。如果入境需要证书,会成为一个问题。
如果一个旅行者在18天内要离开美国,他们需要接种狂犬疫苗,我应该如何建议。	他们有2种选择:开始疗程并安排其在目的地完成治疗,网站 www.istm.org 可以在许多国家给他们提供旅行门诊相关细节;或者只在旅行前在肌内注射2剂,需要说明他们可能需要暴露后的评估因为未完全免疫,因此可能需要注射5次疫苗,但不需要免疫球蛋白。

问题	可能的解决方案和考虑因素
接种了狂犬疫苗会给暴露后处理预留多少时间?	当你被感染了狂犬病毒的哺乳动物咬伤,你基本上只有病毒到达神经系统的这一段时间。一旦病毒到达神经系统,就会出现症状且无法治愈。这个时间是不同的,从几天到几个月。如果暴露前接种疫苗,身体会立即启动对病毒的免疫反应。建议尽快注射 2 针额外的暴露后疫苗,但如果不立即注射,人也不太可能会死亡。无暴露前预防,患者是没有任何保障的。免疫球蛋白理想的情况下是在 24 小时之内给予,以提供被动免疫(这可以至暴露 7 天后)。该疫苗需要一段时间才能起效,这就是为什么在处于高风险暴露时免疫球蛋白是必不可少的,它可以在开始时杀死病毒,直到疫苗发挥作用。
给孕妇接种灭活疫苗是安全的吗?	由于明显的道德伦理上的原因,大量的研究尚未在孕妇中进行。但已知的是,因为疫苗是灭活的,该疾病不会因为一次注射到体内而复制,因此不会感染胎儿。灭活疫苗已被接种多次,它们从来没有引起并发症。重要的是,旅行健康医生清楚地解释疾病相对疫苗间的风险,允许孕妇来做出明智的决定。这个风险评估的一个重要方面是要认识到,如果疫苗普遍用于目的地,接种该疫苗可能是重要的。例如,如果一个孕妇感染了甲型肝炎病毒,很可能会伤害到胎儿,但疫苗不会。

8、环境风险

Travel Medicine for Health Professionals

Chapter

8

　　到目前为止,暴露于极端环境的风险主要涉及从事科学研究的人或者军事远征军,还有到国外务工人员。他们进行特殊的户外工作,如登山,但随着"冒险性度假"逐渐流行,暴露于极端温度和高海拔旅行者的范围不断扩大。

　　本章从卫生专业人员角度提供适当建议,以降低暴露于这种情况下的旅行者的生理学风险。高原反应的药物处理可成为药师的一个特殊兴趣领域。前往寒冷环境和潜水的旅行者也应考虑到。

　　以下是贯穿该综述的三大主题:

　　1. 通过小心的准备和遵守适应环境的一些简单规划对潜在问题进行预防。

　　2. 避免会破坏正常温度控制的稳态机制的情况,尤其注意那些可能自身稳态机制已经受损的人,如老人。

　　3. 由极端环境引起的情况的处理。

8.1　炎热气候的环境适应

　　前往气候炎热的地区的旅行者可能没有意识到在环境适应之前会发生的暴露相关的风险,以及从事大量体力活动相关的长期风险。有时考虑到热带环境的多样化有助于将风险降到最低。

　　在炎热潮湿的气候,如热带地区,特别是热带雨林,白天和夜晚的气温变化不大,且伴随很高的湿度。在炎热干燥的气候,如沙漠,夜晚温度戏剧性的降低而且湿度很低。

　　人具有在这些气候中生存的能力,但对于来自气候温和地区者,需要一定的时间来形成温度调节机制。当环境温度超过人体温度,散热最有效的方式是皮肤表面汗液的蒸发。出汗机制的紊乱引起了旅行者大部分的问题。在抵达一个具有很高环境温度的地方后,汗腺开始适应,开始增加它们的排出。随着在高温下的持续暴露,肾脏开始保留更多的钠,因此需要喝更多的水。

　　关键点是这些特殊适应需要时间。相比沙漠环境,在炎热潮湿的气候条件下,适应是极困难的,因为汗液的蒸发很困难,而且夜晚也没有机会。热诱导疾病的相关因素,在第一个星期的暴露中特别重要,总结见表8.1。需要注意的是,完全地适应需要接近3周。

　　较差的环境适应的后果可能是轻度中暑/重度中暑,将在下节讨论。旅行者还可能遇见其他更多较小的热相关问题。热昏厥对于那些暴露于炎热气候的人不常见。它大部分是一种伴随一定程度的脱水的血管收缩反应,一般斜躺以及口服补液可以缓解症状。肌肉痉挛在从事繁重体力劳动者中也是常见的,尽管常常归因于盐摄入的不足,但这个病原学说已经遭到质疑。另一个不适应环境的常见问题是足和踝关节的肿胀,可能与皮肤的血管舒张有关。简单的抬高将会帮助缓解症状。

表 8.1　热诱导的疾病的相关因素和预防性措施

因素	预防措施
抵达初期	抵达的第一周内渐进的体力活动。避免长时间不间断的劳动
缺乏适应性和肥胖	如果要从事重体力作业,旅行前需要建立一定的适应性
不合适的衣着	事先计划好衣物和装备
某些药物(利尿剂、拟交感神经药物)	避免
盐分的流失	用食物或饮料替代
较少出汗的皮肤状况	需要额外的警觉
液体摄入的不足	饮入足够量的干净的水,即使不渴

8.1.1　重度中暑(Heat stroke)和轻度中暑(Heat exhaustion)

轻度中暑和重度中暑有时被混淆,事实上它们代表了一个广泛的连续的问题。它们描述了一种机体温度调节机制的崩溃,不是由这些机制的超负荷,就是较差的环境适应(水土不服)造成的。

重度中暑,有时被不准确的认为是日射病,是汗腺和其他温度调节机制突然停止机能的危险情况。体温迅速地超过 40 ℃,机体几乎不排汗并且出现潮红。患者可能最初症状为头痛,出现神志不清,随后谵妄和抽搐。如果对病人不采取降温措施,死亡会在短短的几个小时内发生,这种情况有2.5%的致死率。年少气盛的人遭受一个更"劳累性"重度中暑可能在快速的昏厥前有轻度中暑的症状,只有一半的人表现出汗液排出的减少。需要意识到的进一步的危险是这些症状中有些也可能代表脑型疟。中暑的准确的生理学起因尚未有定义,但是基本确定是由表8.1列出的因素触发的。

轻度中暑比重度中暑的死亡率要低,但是,一些轻度中暑与出汗的减少有关,如果不治疗,可能发展成重度中暑,轻度中暑与重度中暑是很难区分的,海拔对体温和中枢神经系统(CNS)的干扰往往没那么深远。

缺水可以轻易地造成轻度中暑。在一些炎热环境下,可能需要消耗的液体的量令人惊讶(超过 10L/天)。如果液体的摄取在这些情况下是受限制的,可能导致脱水和降低体温所需的汗液产生的不足。最初,患者将会干渴伴随嘴唇干裂和口干;接着患者排尿减少,会产生轻微的中枢神经(CNS)紊乱,如眩晕和神经病变;随着人体温度的轻微上升(不超过40 ℃),呼吸加速,病人开始发绀;如果不再水化,病人可能会昏迷和死亡。

缺少盐分是引起轻度中暑的另一个原因,特别是在存在大量出汗的重体力作业的劳动者中。人体可能维持了液体的摄取但不能取代汗液里盐分的损失。盐分缺乏的症状包括嗜睡、肌肉疼痛或者"热"痉挛。另一种更罕见的轻度中暑被称为无汗性中暑衰竭,可能居住在热气候中几个月后出现,与重度中暑相似,汗腺机能出现障碍,主要在躯干和手臂上端出现。

8.1.2 热诱导疾病的预防和治疗

以上问题的预防总结如表8.1。环境适应是非常重要的。有效的环境适应不仅仅包括暴露于炎热的环境,还涉及维持一定水平的运动。这种环境适应可能需要 10 天时间。从另一方面说,为了适应一个较温热的气候,个体需要小心,不要从事过高强度的长时间的体力劳动,理想情况下是每天不超过 1 个小时。在适应新环境的过程中,个体会对热压力进行更有效的响应,伴有明显的初期反应和更大量的出汗。环境适应的另一重要方面是,盐分不易随汗水排出体外,钠潴留会引起血渗透压的增高,导致非常容易渴,个体往往需要在合适的时间饮水防止脱水。直到环境适应之前,在干渴的时候简单的饮水不足以补充脱水时,会使得风险增加。环境适应能力同样能够消失,比如返回到空调环境中。

除了利尿药会引起盐分和水分的流失之外,其他药物也能影响排汗和温度调节。例如,吩噻嗪类能够抑制出汗,三环类抗抑郁药能够产热。与之类似的,抗胆碱能药物,包括一些抗组胺类药物,具有影响出汗机制的副作用。服用 β 受体阻断剂者在前往较温热的气候时也需要多加小心,其原因是外周血管的扩张和心跳加速,这两种对热环境的重要生理反应过程,使得皮肤表面血量增加以降温,β 受体阻断剂会抑制这两种过程。其他兴奋剂,往往增加兴奋性,如可卡因、苯丙胺和 PCP(五氯酚),同样在炎热环境中有热诱导疾病相关问题存在。

对前往较温热气候区的旅行者来说,摄取充足的水分,知道摄取饮水量仅够解渴远远不够是非常重要的。特别是酒精和饮料,不能作为液体摄取的来源,许多饮料商品含有太多糖分,应该在饮用前进行稀释。

早期液体摄取的不足的危象是尿量的减少以及尿液颜色的加深。因此，需要警觉到液体的消耗量比平常要大，个人不要等到感到干渴时才饮水。

当从事较重的体力劳动时遇到的问题，可以通过保证足够高的盐分摄取来避免。有时人们会要求药师提供盐片，而这并不是盐片的适应症。除了会引起胃肠道的紊乱，片剂本身不能提供合适的日常盐分摄取，而且经常会在胃肠道分散不足。作为代替，建议应该从食物中获取额外的盐分，或者将水进行盐化处理(每升水中加入半勺盐)饮用。

轻度中暑需要进行再水化(补水)治疗。如果病人没有昏迷，需要每15分钟给予半升的水，直到尿液输出正常，一些专家建议使用等渗电解质溶液来治疗轻度中暑，因为大量的水的摄入要比盐分的摄取重要。身体储备必须相对较快的补足，以防盐缺乏诱导的问题。如果口服给药，每升水中加入2勺盐，然后每6小时给予这种盐水半升。对于轻度中暑，建议在凉爽的环境中待3天，然后再逐渐的返回重体力作业。对于无汗轻度中暑，这种恢复需要持续近1个月的时间，总之，这种情况推荐住院。

任何冷却重度中暑病人的措施在紧急送入医院的过程中都应使用。这涉及避免阳光的照射、脱掉所有的衣服、覆盖上潮湿的被单或者相似的材料，浸入冷水中可能是最有效的冷却病人的方法，但在野外比较难实施。容易实施的方法是通过蒸发降温，如保持潮湿材料与皮肤的接触。如果可行，可以在腹股沟和腋下放置冰袋，液体的置换也是非常重要的，如果病人昏迷无意识时，需要静脉输注。

8.2 寒冷的气候

仅仅依靠身体适应寒冷的环境是不太可能的，暴露于寒冷环境中的人应该确保他们维持良好的健康状况，如足够的营养和体能。有时候人们也不赞成这种观点，因为脱水即便在寒冷的气候中也是一种风险，而且这种风险在从事体力活动相当长一段时间时会增大。例如，滑雪时人们可能在干冷的环境下，没有感到非常的热和出汗，因此没有摄入足够的液体。意识到儿童存在的特殊风险是非常重要的，儿童因他们较大的体表面积往往有低体温的倾向，可能意识不到在寒冷的情况下皮肤的暴露。旅行者携带婴儿和初学会走路的孩子时，应该鼓励他们规律性的检查体温，即便看上去穿得很厚实。

适当的衣物和装备可以帮助避免潜在的问题，如低体温和冻伤，这些情况在寒冷气候中探险时时常发生,这种长期暴露于极端环境是可以预见的,比如极地。卫生专业人员给这些旅行者的建议有限,他们应该咨询极地医学的经验从业者。目前,这种类型的最大旅行团是那些滑雪度假者。在此,合适的衣物、装备和关于安全滑雪相关规则的认知都很最重要。

8.2.1   外周循环的相关问题

在长期接触寒冷环境时,存在一系列的潜在情况反映了外周循环系统一定程度的损伤:战壕足、冻疮、冻结伤和冻伤。此处的机理是,接触到寒冷的环境,作为内环境稳定机制的一部分,外周循环会减少,来保持核心温度。如果这种减少被延长或者不适当,组织会缺血,组织冻伤带来的潜在损伤会发生。

战壕足归因于微血管的损伤,在足部长期接触冷水多天或者多个星期后会看见。足部是麻木的、肿胀的,会很疼痛,与肌肉痛性痉挛相关,相对于真的冻伤,造成永久性损伤的概率要小。脚趾上的脓包也是由于接触冷空气后微血管循环的减少造成的,小红瘤在复温后的 12 小时产生,是非常不舒服和瘙痒的。最后,较温和的情况下,冻结伤处血管收缩导致皮肤苍白冰冷,是将要冻伤的警告。

冻伤是一种因寒冷和血管收缩引起的严重情况,局部缺血导致组织破坏,受影响的组织会出现发白、冰冷和蓝斑,伴随失去知觉。这里采取的措施是温暖受影响的部位,使得血液可以循环。应注意不要使皮肤受到冻伤到再冰冻的影响,因为这将会严重扩大组织的损伤。在一些情况下,建议推迟解冻受影响的区域直到确定患者不会再次暴露在寒冷和潜在的再冻伤环境中。解冻的过程最好是进入 40 ℃的水浴,这会导致大量的疼痛,甚至可能需要麻醉剂镇痛。受伤的组织需要专业的伤口护理,否则有可能会导致受伤肢体的截肢。

8.2.2   低体温

这是一种潜在的威胁生命的情况,定义为体温低于 35 ℃。32 ℃以上的情况定义为温和低体温,寒战和外周血管收缩等内环境稳态机制仍能维持人体温度。这个温度以下,严重的低体温会导致个体变得极度思睡,寒战停止,最后昏迷。如果没有复温,会产生有生命威胁的心律失常。突然发作的低体温在掉入冰冷的水中会更加严重:如果个体穿着衣物御寒,救生衣保证头部在水面之上,维持在水里的静止,存活率会大大的延长。另一种是渐渐发作的低体温,在长期行走在寒冷潮湿的气候中发生。

温和低体温时,在除掉所有潮湿的衣服后,应该使用材料包裹手来隔绝寒冷,饮用温热的甜的不含咖啡因的饮料,直到转移到温暖的环境中。保暖救生毯是非常有用的,最方便的热源可能是与另一个人在睡袋中接触相拥。对于严重的低体温,将热量散失降低到最小更实际。而且生命体征是很难监测到的,为了实施心肺复苏,那又是必需的。紧急送往合适的医疗中心是挽救严重低体温者的唯一选择。

对于从任何程度恢复的温和低体温患者来说,最好的措施是保证不再回到寒冷中,虽然感到温暖,但是外周的温暖感并不能反映真实的体温的升高。这是建议避免饮酒的原因。人们一般误认为酒精能帮助取暖,因为酒精是血管扩张剂,能加速血液流向外周。人们可能因此感到酒精带来的暖意,但是这只是简单的中心血液输出的消耗,会引起体温的降低。烟草起到血管收缩作用,能加速冻伤的影响。对于处于低体温患者的其他重要措施是保证干燥、远离水。

8.3　高海拔

许多旅游胜地都在高海拔地区,导致旅行者会碰到大量的健康问题。在环境适应之前,比较明显的是体能耐受的下降,其他一般较小的症状包括令人讨厌的干咳以及伴有经常性惊醒的障碍性睡眠。旅行者应该确保这种症状与急性高山症(AMS)无关,这些症状成为旅行者的潜在问题。一般超过1 500米都被考虑为高海拔,非常高的海拔为3 500米。急性高山症通常发生在海拔高于3 000米处,尽管也有发生在2 000米的高度报道。报道称50%登山者在海拔超过4 000米时有急性高山症。最近的一个研究估计海拔在2 000~3 000米时发生率为25%,确定了年轻者、较瘦的有肺部问题的,更容易产生症状,但是,体力不影响感病性。一般人群中,不易患病和易患者存在很大的变异。

急性高山症的特别重要的影响因素是上升到高海拔的速度,因此,前往高海拔者乘汽车或者火车,而不是使身体可以适应环境的步行,遇见问题的概率更大。相同的,当直飞超过海拔3 000米的目的地时,例如前往南美和喜马拉雅山脉时,旅行者面临高海拔问题的风险。例如,近85%的从加德满都飞往埃弗勒斯峰附近3 740米的旅行圣地的旅行者患有急性高山症。

前往高海拔地区有几个慢性疾病是禁忌的:镰刀形红细胞患者前往海拔超过2 000米的目的地是绝对禁止的,还有有急性的或者代偿失调的心衰、不稳定心绞痛或者近期有心肌梗死的患者。轻度至中度的稳定型心衰(纽约心脏协会Ⅰ-Ⅲ级)可能可以前往高海拔地区,但严重患者不可以。患有更严重慢性阻塞性肺疾病(COPD)会有呼吸困难的恶化,不过轻度至中度的COPD或者哮喘患者在维持最佳药物时似乎适应得很好。相似的,稳定的缺血性心脏疾病,前往高海拔地区似乎也不存在任何问题,尽管对于更严重的疾病需要更多的药物治疗。孕妇在海拔3 000米以上地方应避免睡眠过长时间。总之,前往高海拔相关禁忌症的数据是稀少的,建议患有呼吸系统和心血管疾病的患者应避免前往海拔超过2 500米的地方。

8.3.1　高海拔的环境适应

　　前往高海拔地区的旅行者会经历一定程度的缺氧,表现为体力的下降和呼吸的短促。会产生这种症状的原因是很简单的,因为随着海拔的增加,大气中局部氧气压力(PaO_2)的下降。例如,在海拔2 000米处,对比海平面,氧气压力下降30%左右。机体存在自适应的肺通气机制来抵制这种PaO_2的降低。

- 中枢神经系统中的呼吸中枢能够通过增加呼吸速率对缺氧作出反应。

- 呼吸速率的增加伴有一定程度的碱中毒,会反过来降低呼吸速率,阻碍进一步的加速。

- 几天之后,过多的碳酸氢盐通过肾脏排泄来缓解碱中毒,尽管残余物pH有轻微的升高。呼吸中枢因此设定在一定的海拔处增加呼吸作用,在5天后达最大,随海拔的不断升高需要逐步重新适应。

　　也有其他适应过程的发生,可能存在一些生理学上的问题。它们包括:

- 促红细胞生成素的增加导致红细胞的增加(红细胞增多症)。

- 往往会发生多尿和高渗,会使降低的血浆容积和血液浓稠性增加,这归因于外周静脉血管的收缩,导致中枢血容量的增加,会抑制醛固酮的释放,抑制抗利尿激素,导致利尿增加。

- 肺泡PaO_2的降低往往引起肺部血管收缩和肺部的血压过高。这是肺部受损,氧气输送到健康肺部组织的正常的适应性反应,因此促进了气体的交换的改善。但是,这种机制在高海拔没有优越性,可能会恶化已存在的状况,如心衰。

- 脑部血流量的增加,尽管传递了更多的氧气,同时也会导致颅内压的增加,常发现有些个体相比其他人适应的要好。这可能是基因因素引起的,如不同人缺氧通气反应存在的不同。

总体适应将恢复亚极量运动的耐受,但是对最大运动能力的影响较小。换句话说,个体在海平面取得的最大运动水平在高海拔处是不能获得的。

8.3.2 急性高山症(AMS)的病理生理学

框8.1总结了急性高山症的相关症状。情况最普遍的是轻度或者良性的急性高山症。一般症状是比较麻烦的,但没有生命危险。头痛是最常见的突出症状,俯身使情况更加恶化。患者会感到疲惫和烦躁,症状可能与酗酒宿醉或者病毒感染相似。随着情况的恶化,头痛会更严重,伴随恶心和呕吐,极度疲惫。

框8.1 急性高山病的症状和体征

轻度(良性)
- 头痛
- 无食欲
- 恶心和呕吐
- 失眠
- 胸口紧闷
- 受阻行为能力
- 头晕

高海拔肺水肿
- 呼吸困难
- 咳嗽
- 白痰
- 苍白病

高海拔脑水肿
- 头痛
- 困倦
- 失去平衡
- 行为异常
- 丧失意志或昏迷
- 梦魇

尽管急性高山症是被普遍认知的,但病因仍然是有争论的。症状归因于由气压的降低继而造成 PaO_2 较低引起的机体一系列的生理学效应。

其他因素,如感冒和强体力活动,也有影响。但是身体素质可以提供保护的证据很少。表8.2列出一些与急性高山症相关的生理效应。液体潴留和水肿在症状的病原学发挥核心作用。中枢神经系统的血管渗漏和随之而来的颅内压升高是病理生理学观测的重要的和很好的证据。脑水肿是否促成急性高山症对中枢神经系统的影响,尚未可知(例如头晕和头痛),但可视为合理的解释。

表8.2   促成急性高山症的一些生理学因素

观测	可能的解释
肺泡 CO_2 含量高	一些个体对缺氧的呼吸作用反应较差
肺脓肿的形成	肺部灌注的改变以及肺部血管收缩 毛细血管渗透性的增加
中枢神经系统机能障碍	脑水肿 毛细血管渗透性的增加或者水肿 血块的形成 中枢神经系统缺氧
液体潴留	激素水平的改变—可能与心房利钠肽有关

Hackett 和 Murdoch 已经描述了急性高山症病理生理学的一个可能方式,将交感神经兴奋的增加作为急性高山症发病的一个中央统一组件。在这个模型中,假设脑血流量的增加是由缺氧引起的,如前面所描述的,引起血管渗漏,脑功能的改变,导致交感神经系统的兴奋。在肺部,这种交感神经活性的增加恶化了肺部高血压(通常是肺部缺氧的一种反应),同时释放心房利钠肽,对增加血管渗透性有作用。增加的交感紧张会刺激血管紧张素系统,恶化总体的液体潴留。液体潴留也可能因抗利尿激素输出的增加而恶化,归因于脑水肿/血管渗漏。但是,脑水肿形成的明确机制还是未知的。

为什么一些个体比其他个体更容易有急性高山症症状? 一个解释是,他们在高海拔对任何轻度脑肿胀的耐受可能是由他们的颅解剖结构确定的。

8.3.3   高海拔脑水肿和高海拔肺水肿

良性急性高山症可能会导致更严重的并发症,不是影响肺部(高海拔肺水肿:HAPE),就是中枢系统(高海拔脑水肿:HACE),且可能同时存在,更罕见的是高海拔肺水肿和高海拔脑水肿无预警的发生。4%的急性高山症患者可能遭受这种并发症,攀爬尼泊尔 4 000 米海拔处的发病率估计接近8%。缺氧造成的化学递质的释放,引起的毛细血管的渗透压的增加,可能促成高海拔肺水肿和高海拔脑水肿。

高海拔脑水肿可以作为急性高山症最严重的形式,它有时能够发展,表现为严重的神经学上的障碍,最终导致昏迷和死亡。可能不存在头痛,患者可能最初表现为定向障碍和混乱,可以通过下山、吸氧和使用地塞米松来治疗。

高海拔肺水肿是致命的,快速地下山和吸氧能够很快地扭转病情。它普遍在特殊海拔的第2个晚上发作,4个晚上后罕有发生。症状为预期的任何形式的肺水肿:严重的呼吸困难,运动耐力的下降和干咳。同时可能存在发烧,会干扰诊断。患者将变得急速发绀和缺氧,最终丧失知觉。如前面所描述的,情况与肺部的高血压相关,可能导致微循环的损伤和血管渗漏。高海拔肺水肿的病理生理学相关因素有很多且因人而异,仍然存在争议,需要进一步地研究。有高海拔肺水肿病史的者应该在环境适应时更加小心谨慎。

8.3.4 急性高山症(AMS)的预防

不管急性高山症的真正病因为何,其预防方式是很好被认知的。缓慢的上升速度是重要的,如有经验的登山者认真规划攀岩活动,较临时的背包客,不易患有急性高山症。据说,攀登海拔超过3 000米的地方,每上升1 000米,需要2个晚上的环境适应,另一个格言"爬得高,睡得低",说明如果在夜间休息时回到低处是可以避免急性高山症的。登山者睡觉时的海拔是形成急性高山症一个很好的预警,如果可行,最好在海拔2 800米以下睡眠。这可能是急性高山症在高山滑雪者中不常见的原因。给直飞安第斯山脉的旅行者一些建议是非常有意义的,如先放松几日。其他影响高海拔环境适应的因素包括呼吸抑制剂的使用,比如酒精、安眠药和麻醉性镇痛药。低盐餐可能会有助于降低液体潴留,有一些证据显示,低纤维高碳水化合物的膳食比较有帮助。一般在高海拔干冷气候中推荐维持良好的水合作用,但不要过度水合,特别在强体力的攀岩时,建议每天摄入3升液体。

急性高山症问题的最佳预警方式之一是有病史的易患个体往往有复发趋势。

8.3.5 急性高山症(AMS)的药物处理

急性高山症的紧急处理是简单的:下降到较低海拔。出现良性急性高山症初始症状的登山者,应该建议其休息,不再攀爬到更高的海拔,直到症状有所缓解。对于肺或脑部的症状,快速的海拔下降是可以挽救生命的。氧气可以很大程度上改善症状,但有时不易获取。报道称登山者已在使用特殊的高压膨胀供氧包(Gamow)。但是它们只能提供短期的缓解和有潜在延迟下降的缺点。在可以安排降低海拔时,争取时间是非常有用的。在治疗急性高山症诱导的头痛时,布洛芬是安全有效的。一个试验表明,预防性服用 3 个剂量的 325 mg 的阿司匹林,每 4 小时一次,可降低发病率。

已有一系列药物在预防和处理急性高山症上使用(表 8.3),但是它们的确切的作用机制尚未明了。

8.3.5.1　乙酰唑胺

乙酰唑胺用于治疗和预防良性急性高山症(未许可状态,非适应症),尽管它在治疗学上的位置是存在一定程度争议的。但需要记住的是,在本质上,这种急性高山症是非致命型的,也没有大量的证据显示乙酰唑胺可以预防疾病发展为更严重型,因此,服用乙酰唑胺,应在其不良反应和收益间权衡利弊。这种预防剂的阳性适应症,可能是有急性高山症的既往史或者在同一天内,从海平面出发,在海拔 3 000 米处睡眠者。

乙酰唑胺为碳酸脱氢酶抑制剂,可诱发轻度的代谢性酸中毒,往往有加快呼吸的作用。由此,其在急性高山症中的作用方式可能是通过对呼吸动力的刺激,作为 PaO_2 的代偿。作为利尿剂,它也可以缓解急性高山症相关的液体潴留。推荐剂量时(表 8.3),最常见的不良反应是手指和脚趾的触觉异常,同样可以引起对碳酸饮料的味觉丧失,此剂应避免在磺胺类药物过敏者中使用。

表 8.3　急性登山症的药物治疗

药物名称	方案	使用原则
乙酰唑胺	预防剂:500 mg 缓释晚上服用或者 250 mg 每日 2 次,在到达海拔 3 000 米前一天开始服用(例外的情况见正文) 治疗:首剂量 250 mg	预防剂 轻度症状的处理
地塞米松	首剂量 8 mg,后每 4 小时 4 mg	脑部症状的处理
硝苯地平	首剂量 10 mg 舌下含服,后 20 mg,在高海拔处,每 6 小时服用。如果血压 10 分钟内下降不超过10 mmHg,每 15 分钟重复舌下含服	肺部症状的处理

少数试验表明乙酰唑胺能够作为预防剂使用,但是最有效的服用方案还不明确:是否应该在旅行前服用,应该在出发前多少天服用。一些专家对这种常规地使用乙酰唑胺存在争议,除了急性高山症特别麻烦或

者上升速率相对较快时推荐使用。其他建议的用药方案为在到达海拔后只持续服药2天,症状变得麻烦时再重新服用。对于大多数前往尼泊尔的登山者,逐渐地上升是比较实际的,也就不需要这种预防剂。

近期发表的一个综述,关于使用药物作为急性高山症的预防剂的相关数据表明,日服乙酰唑胺750 mg比普遍服用的每日500 mg更有效,此外,在上升速度小于500米/日时,预防剂是被视为无价值的。但是,这种特殊分析存在缺陷,因为没有包含一些重要实验结果,如在对比两种剂量时,要考虑到不同上升速率和严格的预防急性高山症的终点。

乙酰唑胺也用来缓解良性急性高山症相关的症状。这里的问题可能是出于安全,因为其理论上可以获得症状的缓解,使得登高者继续上爬,反过来会使得情况变得严重。但是,没有已报道的研究指出这会是个问题。如果因此而服用乙酰唑胺,花点时间休息,减慢海拔上升速度更为明智。乙酰唑胺作为急性高山症治疗的理论依据没有其作为预防剂强大。一个在已确诊为急性高山症患者中的小研究表明,单剂量250 mg的药物可以缓解症状。125 mg的剂量据说对缓解高海拔睡眠障碍有效。

8.3.5.2 地塞米松

地塞米松的使用原则是缓解高海拔脑水肿或更严重的急性高山症。对于后者,它比乙酰唑胺的作用更快。不能单一依靠药物治疗,下降到更低的海拔是重要的。不像乙酰唑胺,它实际上并不有助于环境适应,因此,试图通过服用地塞米松进一步上升高度是不明智的。它的主要效应可能是减少脑水肿,尽管其确实降低了血管渗透性。它也可起到有效的预防作用,但是预防一般偏向于使用乙酰唑胺。

8.3.5.3 硝苯地平

硝苯地平紧急状况下用于缓解高海拔肺水肿(未许可)已被研究证明。但是,迄今为止,支持其有用性的数据很少,推荐的治疗方案主要都是经验性的。作用的机制可能是舒张肺部血管。这缓解了肺部的高血压,这个在高海拔肺水肿中存在的肺泡缺氧后的生理学反应。高海拔肺水肿伴随治疗包括使用氧气,如果可以获取的话,合并快速的海拔下降,效果会比单独使用硝苯地平要更好。在治疗与高海拔肺水肿和高海拔脑水肿相关的水肿时,也可以使用呋噻米(速尿)。

8.3.5.4 β-受体激动剂

在易患个体中预防高海拔肺水肿的一个潜在有用选择是使用β-受体激动剂,近期的一个试验已证明该点。使用了预防性沙美特罗吸入剂后,在这类个体中,高海拔肺水肿的发生率降低了50% 。

8.3.5.5　本土草药治疗

在安第斯山脉,旅行者有可能会遇到一些当地的预防急性高山症的方法。当地人称这种症状为安达斯高山病。其中主要使用一种从古柯叶浸渍得到的茶,在这种浸渍液中几乎没有可卡因,但传言,旅行者饮用后可以缓解一些轻度急性高山症的症状。使用古柯叶制成的糊状物,含在口中,有助于呼吸刺激来缓解急性高山症症状,尽管这种做法不推荐在旅行者中使用。更令人担心的是,作者遇到过呼吸兴奋剂可以自由出售给旅行者的实例,如尼可刹米。从另一方面说,这是支持使用银杏叶预防性降低急性高山症发病率的一些证据。

8.4　海洋灾害

海洋灾害主要归因于游泳或者水上活动事故以及来自海洋动物的危险。最后一个因素将会在第十一章讨论。

潜水的旅行者应该意识到配套水下呼吸器潜水相关的生理学上的危险,如减压病,这并不是大多数专业卫生人员的给予特殊建议的常见领域,但对于试图进行这项运动的人来说,我们都应该强烈建议其进行潜水课程培训,不管是在英国还是在他们的目的地。应该告知旅行者参加海外的国际专业潜水教练协会(PADI) 或者国际潜水教练协会(NAUI)颁布执照的潜水课程。本书将不对潜水的危险以及处理进一步的讨论。该方面有用的汇总可以在《Traveller's Health》和《Textbook of Travel Medicine》两本书中找到。

某些医学问题,涉及范围从脑到心脏的情况,可能使得某人不适合潜水。给潜水者特别重要的一条建议是避免在潜水前飞行一天或者避免在潜水后飞行一天,来避免减压病。

在海洋和泳池里游泳的非常普遍的问题是中耳的感染,将在第十一章讨论。

8.5　设备和衣物

对于目的地特殊环境,合理计划的重要性已在本章强调。一个旅行者可控的重要方面是在旅途中携带的衣物和设备。它们受到个体所能携带的空间和数量的限制,本节会假定一个旅行者是背包客,所有的设备都需要本人携带。

8.5.1 炎热气候所需的衣物和设备

8.5.1.1 衣物

在热带的穿衣原则是身体可以自由地出汗、可以蒸发和冷却皮肤。棉质是传统的可以达到这一目的的材料,还有涤棉和尼龙制成的专门适用于炎热和潮湿的热带气候的衣物。这些纤维织物可以使得衣服更快的干燥,不需要熨烫(图8.1)。同时,材料使得汗液远离与皮肤的近距离接触,因此更舒服。不管选择何种材料都是个人的选择。在极度潮湿的热带环境,可能棉质和合成的材料都会变得相当饱和渗透。一些人不喜欢合成材料的轻薄感,而其他人倾向于不易起皱的。防撕裂的材料拥有特殊的交叉编织纤维,使撕裂最小化,能够延长茂密丛林下行走时衣服使用的时间。

旅行者需要穿着长袖衬衫和裤子,特别是在夜间,以避免昆虫的叮咬,提供最大的保护。理想的衣物应用杀虫剂处理过的,如第六章所描述的。最少要携带两组这样的衣服:对于那些因白天昆虫叮咬较少而穿短袖者,底部可以拆除的裤子是非常有用的。依照一年的时间段,在夜间穿着暖和的衣服,比如可以推荐轻便的羊毛,尽管是在热带。对于雨林,或者在其他潮湿/多雨的环境中行走的旅行者,需要防水性的衣物,在炎热气候白天可能不穿雨衣是方便的,但是在露营和休息前,保持干燥舒适是很重要的。对徒步和漫步者来说,最通用的覆盖物之一是军用斗篷(图8.2),它可以保证空气的良好循环,同时能覆盖身体和背囊,斗篷同时也可作为地面上的床单或者简易蔽所使用。

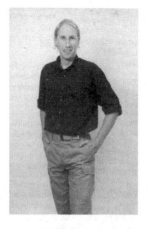 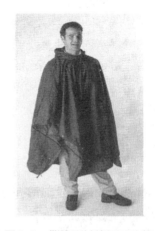

图8.1 适宜热带穿着的衬衫和裤子　　　**图8.2 带棉里衬的军用斗篷**

在热带,头帽不要太重。头帽用来防止太阳的直射和保证汗液的蒸发,花色丝质大手帕是非常有用的,它可作为头部遮盖物,擦拭汗液和围巾使用。如果需要更大程度的防晒,推荐轻便的宽边丛林帽。可能人们会购买军式的卡其绿色或者具有伪装作用的热带服装,但这在前往军事动荡不安的目的地时应该是避免的,因为可能会被当地的安全部队当成敌对势力。

在沙漠,白色的衣物会反射日光辐射热,阿拉伯人式样的头饰在保护头部和包裹住脸部抵御沙尘都是非常有用的。

8.5.1.2　鞋类

对于热带丛林徒步者,靴筒要高以防蛇、恙螨或其他动物的进入。靴子应该足够结实,也应相对轻便且在潮湿的环境中行走一天后比较容易弄干。购买能够满足这些特殊需求的热带丛林靴子,在靴子的底部还要有小的通气孔,使得水能够自由循环(图8.3)。它们很便宜,但不如带有高科技特征的现代登山鞋舒适。从另一方面讲,在酷烈的热带丛林徒步行走非常可能会毁掉昂贵的鞋子。袜子也需要容易脱水,为热带丛林设计的羊毛或者防水袜是合适的。无论何种形式的行走,正确的合适的鞋类是非常重要的,皮肤的损伤能够导致慢性创伤,是非常难愈合,甚至发展为蜂窝组织炎(插图6)。在一天行走的结束后,可能还需要一双鞋子。在热带丛林过露营生活,应该避免漏脚趾的拖鞋,因为存在寄生昆虫。

沙漠中使用的鞋类往往结构要更轻,橡胶底、小山羊皮或者帆布面,可能不适合粗糙坚硬的地形。

如果预计会严重暴露于水蛭,需要考虑水蛭不能穿透的帆布水蛭袜(图8.4)。

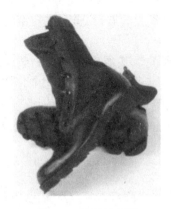

图8.3　热带丛林靴

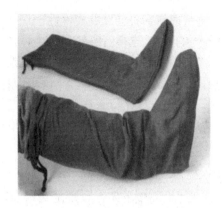

图8.4　水蛭袜

8.5.1.3 设备和睡眠

在炎热气候首先要考虑的设备是一个合适的水瓶,这些瓶子有很多的型号。如果离可靠的水源供应一直不远,那么水瓶的型号就不是很关键。探险者和徒步者需要小心选择,一个非常有用的水瓶是膀胱型的气囊,会将携带的重量最小化(图8.5)。外面用结实的材

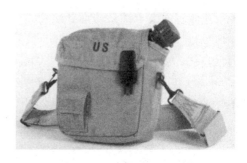

图8.5 膀胱型水瓶

料包装后,可以用水保湿,通过蒸发来保持气囊内含物的凉爽。

在热带长期行走,一直携带帐篷是不实际的。在任何情况下,炎热气候中,在户外睡觉要更舒适,在这种环境中,轻便的吊床是有用的装备,使用吊床时应勒在树木之间,保持人在地面之上。在吊床上应该再增加一个用杀虫剂处理过的蚊帐。被单(或者斗篷)也可以挂在吊床上以防夜间下雨。

在各种气候中,睡袋都是需要购买的,但是有些对于热带来说太热了,可能只需要一个简单的带有里衬的睡袋。一个更多功能的替代品是使用斗篷里衬或者绝缘的轻便的合成纤维制成的热带棉被。它将在夜晚或者白天有需要时提供温暖,也可以使人在地面舒服的伸展。

保持物品的干燥对于登山者和徒步旅行者来说,自始至终都是一个问题。在睡眠时尽可能保持衣服的干爽是特别重要的。防水的货物袋是非常有用的,使用它们可以帮助组织一个拥挤的背包。如果需要背负很长一段时间,需要小心选择背包,因为不适合的背包可能导致背部拉伤,背带擦伤感染会发展成慢性创伤。咨询专业的旅行/露营供应商,尝试不同的背包,选择舒服的是一个好办法。

步行者和登山者在任何环境中都必须关注基本生存所需的装备。地图和指南针等在某些情况下是可以挽救生命的。在紧急时,口哨可以吸引注意。全球定位系统(GPS)在从事任何形式的远离文明的探险时也是必需的。火把、火柴和应急食物供给也是许多前往外地的旅行重要准备的组成部分。

8.5.2 寒冷的环境

在寒冷环境下穿衣原则是穿着多层衣服来隔绝冷空气。贴近皮肤的那层衣物应该是最薄的,最外层理想的是完全防水的,由结实的现代

合成纤维制造。同样重要的是因强体力活动时汗液从皮肤的蒸发,应避免封闭的布料。一种通风的方式是外层衣物腋窝下具有"呼吸洞",使得腋下和腕关节可以通气。上面描述的斗篷具有良好的空气循环,但下面需要穿着防风的衣物。透气或者半透气的材料,比如冲锋衣(Goretex)作为外衣都是非常有用的。

　　一般来说,对于零下温度,原则是不暴露任何皮肤于环境。穿戴有沿的盖住耳朵的帽子,下巴和脖子用围巾和巴拉克拉法帽包裹。不分手指的手套比五指手套更好,手套和外套间无暴露皮肤的间隙。

　　在寒冷或者潮湿大风的环境中露营时,一个合适的帐篷也是至关重要的。炎热气候的一般生存装备如上面描述的基本相同。

8.6　要点

8.6.1　炎热气候

- 在从事高强度体力活动时,预计需一周的时间来适应环境。
- 经常饮水解渴。
- 注意轻度中暑的首要症状,采取措施冷却降温。
- 如果在炎热环境中处于延期的体力活动时,增加饮食中的盐分。

8.6.2　寒冷气候

- 环境适应是不可行的,正确的衣物和装备是重要的。
- 注意可能会发展成冻伤或者低体温的症状。
- 如果发生冻伤,保证融化四肢前没有再冻的风险。对于低体温,保持温暖和干燥,寻求医疗帮助才是主要目标。

8.6.3　高海拔

- 如果有可能,对于超过3 000米的海拔,每1 000米花时间去适应环境。
- 注意急性高山症,高海拔肺水肿和高海拔脑水肿的症状。可行的是组里的其他人发现症状,帮助患者下降至低海拔。
- 如果急性高山症是比较麻烦的问题,服用乙酰唑胺,出现症状时就不要再攀爬至更高处,如果他们没有得到缓解或者情况恶化,那么应降低海拔。
- 对于高海拔肺水肿和高海拔脑水肿,必须下降至低海拔。地塞米松对高海拔脑水肿有效,硝苯地平对高海拔肺水肿有效,对于高海拔肺水肿患者,需要特别供给氧气。

8.7 常见问题

问 题	回 答
1. 如果前往高海拔处旅行,哪些情况服用乙酰唑胺是合适的?	有三种情况是值得考虑使用乙酰唑胺的: ① 有急性高山症既往史的人。 ② 在文章中说明的直接从海平面坐飞机直飞或者坐火车到达高海拔的人。 ③ 需要快速上升海拔的情况。 队伍组织者可能会推荐药品给前往高海拔旅行的人,健康个体开处方时基本没有禁忌症。有时建议在海平面水平尝试单剂量或者两个剂量以检测耐受性。
2. 服用乙酰唑胺的最佳方式是预防还是在必要时?	大多数的研究声称预防性使用,但是,一般共识是其在缓解急性高山症症状时有效。一种方法是如果有急性高山症既往史或者预见需要有快速的上升速度,那么使用乙酰唑胺作为预防剂。在其他情况下,在需要的时候再使用。 要注意到尽管服用了乙酰唑胺,也不能攀爬到更高处,直到症状改善。如果症状恶化或者得不到改善,那么下降到低海拔。
3. 对于儿童来说,在高海拔处存在问题吗?	儿童比老人不易有高海拔问题。但是,对于儿童来说,诊断是困难的,因为幼儿是不能自己描述他们症状的。不建议父母携带非常小的孩子前往高海拔地区旅行,因为高海拔增加了婴儿猝死的风险。另外一个综合症可能对于居住在海拔3000米以上的幼儿也是一个小风险,叫做亚急性小儿高山病。
4. 乘坐飞机飞行的人有深静脉血栓(DVT)的风险,在高海拔处也有这个风险吗?如果服用口服避孕药,会增加高海拔处DVT的风险吗?	在飞机上形成DVT主要因素是不动性(见第10章)。对于登山者来说,如果长期待在小帐篷里,这可能是一个风险因素。在高海拔处,还有造成DVT的其他风险因素,比如红细胞增多和脱水的趋势。在本文中,口服避孕药是否会成为额外的风险因素的是未知的。

问 题	回 答
5. 古柯茶或者咀嚼古柯叶,作为一些南美国家的风俗,预防急性高山症有用吗?	当然,通过普通浸渍过程从茶里提取的活性生物碱是非常少的,因此,从这个角度讲,它可作为无害的安慰剂,旅行者需要注意的是,这种茶是被定级为受管制用药。通过海关时是存在问题的。 如果咀嚼,叶子需要混合其他糊状含钙植物来释放可卡因。这将充分增加儿茶酚胺水平来加速呼吸。但是,初次使用者会有副作用,不鼓励旅行者使用。
6. 如果对乙酰唑胺过敏,能够使用地塞米松吗?	地塞米松是急性高山症治疗的二线用药,因为它实际上并不有助于环境适应,但是个合理的替代者。
7. 在炎热气候徒步行走,常饮用电解质溶液有用吗?	如轻重度中暑章节中描述的,汗液排出的增加能够导致炎热气候盐分耗尽,会加重轻度中暑。一些电解质溶液因含盐量相对较低(见第三章),并不是一个十分有效的解决困难的方式,推荐增加饮食中的盐分作为替代,这对于首先需要大量的液体摄取治疗的轻度中暑也是特别有效的。据传,有一些通过消耗等渗葡萄糖/电解质溶液来改善在热带环境长途跋涉后健康的报告,这可能与此种状况水分更有效的吸收相关。
8. 在炎热气候,每人每天要喝多少的水?	推荐在渴前就饮水。作为基准,在潮湿炎热环境中从事非常繁重的体力活动的成人,可能每天需要消耗 10 升左右的液体来维持淡色的尿液。如果深色尿液和/或排尿减少,说明所饮用水分是不足够的。
9. 对于前往热带的旅行者,盐片有效吗?	如文章所描述,一般应该劝阻,不推荐使用。

9、阳光和热量相关的皮肤状况

Chapter

9

本章涵盖了阳光紫外辐射对皮肤的影响以及可以采取的避免皮肤损伤的预防措施。给公众普及的主要信息是:遮光剂旨在保护而不是用来增加阳光下暴露的手段。

过度暴露于太阳的紫外(UV)辐射,并不是只有海外旅行才会遇到的问题,以下提供的建议同样适用于英国阳光灿烂的夏日。

对于想晒黑皮肤和渴望长时间日光浴的旅行者来说,有很多因素可以导致前往某目的地的旅行者处于短期或者长期的阳光造成的危害风险中,特别是某些皮肤癌症。此外,越接近赤道,紫外线辐射的量越大,如果前往热带地区,这是一个重要的需要考虑到的方面。相似的,滑雪度假者晒伤的风险会增加,雪反射的紫外线加剧了暴露。

因此,本章侧重考虑紫外线辐射对皮肤的影响和能够采取的避免皮肤损伤的预防措施。特别强调的是遮光剂,尽管它只是预防策略的一个组成部分。暴露于日光相关的其他罕见情况(光照性皮肤病)将会与痱子一起加以简要讨论。后者是一个普遍的症状,虽然不是直接由过度暴露于日光引起的,但也是公众寻求建议的一个方面。卫生专业人员应该知道一些能够潜在引起光敏反应的药物。

9.1　紫外(UV)光线对皮肤的影响

能造成皮肤伤害的 UV 辐射带宽有 3 个范围:UVA(320 ~ 400 nm),UVB(290 ~ 320 nm)和 UVC(200 ~ 290 nm),UVA 已被再细化分为短波(UVAⅡ,320 ~ 340 nm)和长波(UVAⅠ,340 ~ 400 nm)。到达地球表面80% 的 UV 是在 UVA 范围内的,20% 在 UVB 范围内,大多数 UVC 由臭氧层滤出。

UVB 是造成晒伤的主要原因,皮肤晒黑的过程,某些皮肤癌(光致癌)和光老化都涉及 UVA 和 UVB,将在以下面的内容描述。引起皮肤慢性作用的确切 UV 波长和造成改变的机制尚未清楚。有关加剧日光作用的因素总结如表 9.1。

表 9.1　暴露于阳光紫外(UV)辐射的影响因素

因　素	预防措施
太阳在地平线的角度越高,辐射穿过大气层所需的距离就越小,大气吸收的辐射就越少,仲夏的午间是太阳当头直射的时候	正午至少前后 2 小时,应避免阳光。4.30 p.m. 之后,风险要低一些

续表

因　素	预防措施
赤道的 UV 最强烈	在热带要格外小心
海拔每上升 300 米,导致由 UV 造成晒伤的风险增加4%	在高海拔处要时刻小心
UV 是分散的,在多云的天气不一定被吸收	即便温度让人感觉凉爽,也要小心
雪、冰和浅色的沙子可以反射辐射	需要小心! 即使太阳的直射作用得以遮挡,也无法获得足够的保护。另外,来自水的反射,没有玻璃反射得多
UV 可以穿透水和一些湿衣物	白色的 T 恤在游泳时不能提供足够的保护(SPF7),应穿着黑色的、紧密编织的材料
UV 对有些衣物的穿透力要比其他的强	如果预期存在大范围的暴露,需要小心选择衣物
风能加剧由日光造成的皮肤伤害	特别是滑雪的人和水手,需要防护

9.1.1　晒伤

晒伤代表了一个急性问题,如果涉及身体一个足够大的体表面积,会造成生命危险。晒伤是由辐射引起的一种炎症反应,因此会观察到典型的急性炎症表现:皮肤发热、发红和肿胀,伴有疼痛和不适。反应分两个阶段:过度暴露于阳光后,皮肤立即会变成粉红色且很快消失。6 小时后,皮肤严重发红、发热、轻度的肿胀和疼痛。同时可能有全身症状,比如寒战、发烧和恶心。这些都是由化学介质引起的血管舒张和毛细血管渗透性增加引起的炎症反应的结果。更严重者,会有皮肤发泡。皮肤的剥离通常在 2～3 天后开始。轻度晒伤的可以使用冷却洗剂,比如炉甘石洗剂,炉甘石乳剂可能是一个更好的选择,因为它有助于皮肤水合。镇痛药,比如对乙酰氨基酚和布洛芬可用来缓解疼痛。

非甾体类抗炎药,比如吲哚美辛,可以降低紫外诱导的红斑,但它们解决症状和助于愈合的作用相关证据是缺乏的。更严重的晒伤可能需要住院。

9.1.2　晒黑

晒黑的过程是一个适应机制,可以保护皮肤,抵御紫外辐射。晒黑的过程有 2 个阶段。速发期涉及皮肤已有黑色素的氧化,使其表现为褐色。这个时期是由 UVA 辐射介导的,持续不超过一个小时,真正的晒黑是长期暴露于 UVB 辐射后造成的,影响了皮肤的表皮基底细胞层。这种形式的晒伤,涉及 UVA 辐射很少,开始于暴露 1 ~ 2 天后。暴露于 UVB 更深层的影响是皮肤变厚,引起表皮增生,需要考虑皮肤保护。值得注意的是,由 UVA 日光浴引起的晒伤将不会引起这种增厚,对准备通过日光浴晒黑者,应该劝阻。

　　经常发现一些人更容易晒黑且灼伤比其他人少。虽然这有助于人们知道他们皮肤的类型(框 9.1),这不是对防晒因子的选择必要指导条件,主要是因为现在建议人们一点都不要晒黑。争论在于,在晒黑的过程中,皮肤会大量暴露于紫外辐射中,导致以下描述的慢性皮肤问题的形成。因此,尽管变黑可以以防晒伤,但仍存在其他问题。

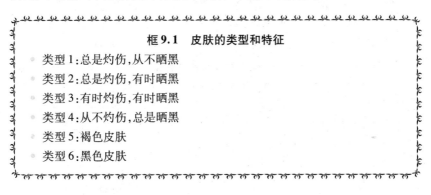

框 9.1　皮肤的类型和特征

- 类型 1:总是灼伤,从不晒黑
- 类型 2:总是灼伤,有时晒黑
- 类型 3:有时灼伤,有时晒黑
- 类型 4:从不灼伤,总是晒黑
- 类型 5:褐色皮肤
- 类型 6:黑色皮肤

　　对于坚持要晒黑的人,需要解释这只有化妆性质的作用,没有任何医学上好处。需要强调有潜在的光老化和皮肤癌症的可能。推荐人造的晒黑产品,而非晒黑加速剂或增强剂。

　　尽管对皮肤伤害的证据不断增加,但是许多度假者仍想晒黑。一个爱尔兰度假者的调查发现,90% 的人希望皮肤晒黑,估计 40% 的人有可能被灼伤。如果个人仍然强烈要求晒黑皮肤,那么忠告其逐步晒黑,建议的方法是浅肤色的人初始将他们的皮肤暴露于阳光下,当 10 ~ 20 分钟皮肤大部分变深时,提供防晒因子 10 左右的遮光剂。暴露时间可以逐渐增加,等到防晒因子几天后降低,黑色皮肤形成。

9.1.3　皮肤癌

　　在阳光防护领域,暴露皮肤于阳光下和某些皮肤癌症的形成的相关性引起了人们的关注。居住在赤道附近的白色肤色的人,这种癌症的发病率要更高些,因此澳大利亚走在皮肤癌症研究的前沿不足为奇。3 种类型的皮肤癌症与暴露于阳光有关:

- 基底细胞癌（BCC）与间断的、严重的晒伤有关,常见于皮肤类型
1 和 2 的人中,往往发生在脸部,是一种缓慢生长的肿瘤,极少转移,尽管
其侵入较深,引起较大死亡率。
- 鳞状细胞癌（SCC）与不断积累的 UV 辐射量相关,发生在皮肤最
常暴露于阳光的区域,如面部、头皮或者手背,早期这种暴露造成的损
害,被称为光化性角化病,是由增厚的鳞状皮肤组成的一种癌变前的皮
肤损伤,但这转化成鳞状细胞癌的概率为千分之一,这是高加索人种第
二常见的皮肤癌症,而且会转移。
- 恶性黑色素瘤（MM）是最严重的皮肤癌症,在所有皮肤疾病中,
死亡率最高,与儿童时期暴露于阳光下和后来的偶然烧伤有关。恶性黑
色素瘤是由黑色素细胞异常造成的,表现为特异性的痣（表 9.2）。恶性
黑色素瘤发生在女性的腿部和男性的面部,通常在中年出现,发病率女
性是男性的两倍。

表 9.2　黑色素瘤检查表

检查的点	注　解
痣的大小是否增加	可能是已存在的痣在变大或者出现一个新的痣
痣是否有 1 公分或者在直径上更大	非恶性的痣通常比铅笔钝头小
痣的边缘是不规则的还是有缺口	普通的痣是有规则的光滑的形状的
痣里面是否有各种黑色或者褐色阴影	普通痣有均匀的阴影
痣是否有炎症	恶性的痣可能有略带红色的边缘
痣是否出血、渗出或者结痂	普通的痣里一般不常见
痣是否痒	普通的痣与疼痛或者搔痒无关

　　确定 UV 光引起皮肤癌症的真正因子,还需要做很多的工作。研究
因缺乏可靠的能预测人类皮肤变化的动物模型而停滞不前。目前研究
主要为以下几个领域：

- UVA 和 UVB 对基因突变的影响。可知的是,在超过 90% 的鳞状
细胞癌和 50% 的基底细胞癌病例中,发现 UV 能诱导肿瘤抑制基因 p53
的突变。其他与 DNA 损伤有关的机制也已确定,特别与嘧啶二聚体
有关。
- UV 对免疫抑制的影响。已知暴露于 UV,会引起免疫抑制,导致
免疫监视的降低和肿瘤的增长。大约三分之一的个体有 UV 诱导的免疫

抑制的倾向,在 90% 的皮肤癌患者中能观察到免疫抑制。免疫抑制大部分是由暴露于 UVA 引起的。

　　• 暴露于 UVA 在恶性黑色素瘤和基底细胞癌中的作用。UVA 和 UVB 都能引起鳞状细胞癌,但是涉及形成恶性黑色素瘤和基底细胞癌的确切 UVA 波长范围是未知的。黑色素瘤的一种罕见形式,痣黑色素瘤,与暴露于 UVA 有很大的关系。这种与其他形式皮肤癌的关系的直接证据是矛盾的。

　　• 皮肤中存在的黑色素的种类。一些证据表明晒黑皮肤不能本质上预防浅色皮肤者的癌症。可能的解释是与肤色较黑的人相比,较小保护形式的黑色素的存在(嗜黑色素),降低了皮肤的修复能力。

　　平衡的,暴露于 UV 辐射是鳞状细胞癌主要形成因素。尽管暴露于 UV 在恶性黑色素瘤和基底细胞癌中所起的作用尚未明确,定义 UV 暴露为一个可能的风险因子,需要小心谨慎。当然,早期的阳光防护是降低这种癌症发病的关键。

9.1.4　皮肤老化和损伤

　　把自己暴露于阳光下和经常晒黑的人们会遇到很多问题,如皮肤老化和损伤,它们是由真皮结缔组织的损伤造成的。光老化的皮肤看起来是发黄的、粗糙和有皱纹的。这些影响与暴露于 UVA 特别相关。有人已提出抗氧化剂和维甲酸有助于控制这种皮肤老化。

9.1.5　眼部问题

　　过度暴露于 UV 光下能引起急性眼部问题,通常指的是"雪盲症"。大部分是发生在暴露于非常明亮的光和日光反射下,通常来自雪的反射,在高海拔比较常见。UV 能伤害眼睛的表面,导致疼痛和炎症。视觉会变得模糊,眼睛会对光非常敏感,导致眼睑的痉挛,轻度的症状可以通过使用人工泪液缓解,如羟丙甲纤维素。更严重的情况可能需要使用润滑眼部的软膏,如简单眼药膏于眼部包扎或者将眼部置于护具之下。对于登山者,预防措施是使用合适的 UV 过滤眼镜;推荐滑雪者的护目镜,因为其还有防风功能,风可能会造成眼部的积水。

　　长期暴露于 UV 日光能够导致永久的视网膜变性,浅肤色和蓝眼睛人种风险最大,白内障手术患者也有潜在的风险,即便具有过滤 UV 的埋植也不能充分保护视网膜。具有家族史或者视网膜变性病史者,在老年人中比较常见,应该在日光下更加小心,这类人都应该戴上具有 UV 过滤功能的品质好的眼镜。

9.1.6 多形性日光疹

10%的人易对日光有真实的过敏性反应,称为多形性日光疹。这种反应在肤色较深的人中较少见,在少女中比较常见。反应最常见的表现为强烈的痒,湿疹性斑点(丘疹/丘疹水泡),它有时易与热疹和痱子混淆。反应可能在暴露于日光数时到数天内发生,有时出现在能够让日光穿透的衣服下,这些人应该尽可能的遮蔽自己,特别是对 UVA,它是引起反应的主要波长。

需要额外小心慢性疾病与 UV 光相关的反应,比如全身性红斑狼疮和某些卟啉症。冷疱(单纯疱疹)也能由日光触发。

9.1.7 药物诱导的光敏反应

卫生专业人员应该熟知潜在能诱导光敏性反应的药物。有些药物使得皮肤对 UV 光敏感,强调它能引起急性疾病,如晒伤,有时指的是光线损害性的反应。更有效的感光剂,比如补骨脂素类,用于治疗银屑病,不管局部给药还是口服,都会增强 UVA 治疗的效果。显然,使用这些药物的人们,应该小心谨慎,避免暴露于日光直到补骨脂素已从体内消除。补骨脂素天然存在于某些植物中(如佛手柑),接触这些植物同样引起光敏。由接触植物引起的光敏有时称为植物光照性皮炎,很多常见的柑橘类水果(酸橙和柠檬)、蔬菜(如芹菜和胡萝卜)和草本植物比如茴香和莳萝子都能引起这种反应。一些化妆品和香水也能引起光敏反应。

许多我们常使用的药物都能引起光中毒性反应,一个例子就是胺碘酮,发病率在30%~50%,使用这个药物的住院病人在晴天靠近窗户坐着都会出现光中毒性反应,胺碘酮的这种反应在中断治疗后能持续数月。这种类型的反应通常在暴露于阳光下几小时后发生,炎症表现为在没有防护皮肤区域界线分明的夸张的晒伤。长期不间断的暴露能导致慢性炎症性的改变和皮肤损伤。这些药物吸收 UV 范围内的光线,是潜在的感光剂,特别是分子中有氯取代的,比如氯丙嗪。在旅行者携带的药物中,各种抗菌药物是最有可能引起光毒性的,包括四环素(如多西环素)、氟喹诺酮(比如环丙沙星)或者磺胺类药物,如乙胺嘧啶 – 磺胺(防治疟疾),一些非甾体抗炎药也能引起光毒性,旅行者经常将它们用作镇痛药。奎宁很少有这样的反应。

一个不同的少见的光敏形式是光变应性的药物反应。这种类型中,UV 光线能够引起已分布于全身或者局部用于皮肤的药物结构的改变。受影响的药物,称为半抗原,将与蛋白结合授予抗原性质,引起免疫反应,导致皮肤的炎症,形成的疹子与慢性湿疹相似,除了分布是局限于皮肤没有日光防护的部分,这可能与光毒性反应的界线难以划分。

9.2　避免日光伤害的一般措施

　　目前的指导并不只定向于避免晒伤,同时反对将皮肤晒黑,尽管许多打算去阳光充足的地区的度假者下定决心不听这个建议。避免暴露于日光的一般指南总结如表9.3和框9.2,其中局部使用遮光剂只是策略之一。证据显示公众对指南的依从性并不是很好,他们将遮光剂(防晒霜)作为主要的抵御日光的手段,而且可能使用不当,如下面遮光剂章节所述。例如,瑞士的一个研究确定,公众一般不使用衣物或者其他方法遮挡阳光,尽管他们往往在户外时使用遮光剂作为第一层防护,比如在游泳而不是暴露于阳光时。在从 1 858 例英国成人的调查中发现,35% ~ 40% 的作答者打算在研究进行的年份晒黑皮肤,在早前的 12 个月,有相同比例的晒伤报告,在观察者中存在良好的相互关系。

表9.3　避免日光伤害的措施

建　议	注　解
在日光最强烈时,应避免日照	正午前后的 3 或 4 小时
坐在阴凉处避免直接暴露于日光	注意日光的反射
穿着合适的衣物	保证衣物编织足够密实
戴有边缘的帽子	保护面部、耳部和后颈区域
在出门日晒前常规的使用高防晒系数的遮光剂于暴露的皮肤	遮光剂不是唯一的措施,不能用于增加整体暴露于日光。敏感区域需要特别小心,如足底、膝盖和乳头
皮肤癌既往史者需特别小心	特别是皮肤类型为1和2者,癌症前期病变者需额外小心

框9.2　健康推广信息

SHADE 记忆法是英国健康协会关于日光下的安全性的活动。关键信息是遮盖、寻找阴影、使用防晒霜和保护儿童

- **S**eek the shade　寻找阴影——特别是在正午日光最强烈时
- **H**ats on　戴上帽子——戴宽边的帽子和紧密编织的衣物来保护自己
- **A**pply SPF 15　使用 SPF15 的遮光剂——使用足够高防护作用的遮光剂
- **D**o not burn　不要晒伤——灼伤不能保护你,也不会增进你的晒黑
- **E**xercise care　小心活动——保护婴幼儿

注:SPF,防晒系数

穿着正确类型的衣服是重要的(表9.1)。在澳大利亚,已经引进防晒系数(SPF)定级的衣物。应该使用墨镜阻断UV,特别是在有日光反射的情况下,如滑雪场。

相对于天然晒黑,推荐使用伪装或者人工自助美黑产品这种装扮性质的方法。这些自助乳膏含有二羟丙酮,与角质层中的蛋白反应产生褐色,类似于天然晒黑。随着角质层的脱落,黑色会褪色。这些产品提供不了多少日光防护作用(SPF3-4),对于设想他们使用这种美黑产品就不会被太阳晒伤的人们是存在风险的。在一个调查中显示了一个趋势,伪装美黑产品的使用者往往在阳光下遮掩部分少,比没有使用美黑产品者遭受更多的晒伤,尽管发现他们一般是较高频的遮光剂使用者。添加遮光剂的这些美黑产品,可能会提供安全性的误导,在人工美黑之前,保护会逐渐消失。

最小化暴露于日光后的皮肤损伤的进一步有用的保护方法是使用保湿霜和洗剂,大面积的用于暴露的皮肤。剂型和类型因人喜好而异,如果涂抹面积较大时,偏向少油的产品。有人已提出含有抗氧化剂,如维生素E和其衍生物的产品,会有助于皮肤的修复和伤害的最小化,在暴露前使用,可能具有光保护效果。

9.3　遮光剂

最早记载的遮光剂是19世纪使用的奎宁洗剂和药膏。20世纪早期,基于栗子的提取物的产品开始流行,从20世纪40年代起,随着对氨基苯甲酸(PABA)的引入,可用的药物和剂型如雨后春笋,20世纪60年代随着海外旅行的流行,度假者有前往日光充足的目的地晒黑皮肤的趋势,在这个时期,遮光剂只是简单作为逐渐晒黑皮肤而不被晒伤的一种方法,现在看来是有缺点的,就像以上讨论过的。最近,已生产出具有不断增高的SPF值的遮光剂。这个概念常被公众曲解为"防晒效果",可以无限制地整天暴露。卫生专业人员应该建议他们合理的使用,解释清楚这种误解。

近些年来,对遮光剂的使用存在很多的争论,包括它们增加了癌症的风险而不是降低了皮肤中维生素D的合成、在暴露于日光时失效。

因此,对于专业卫生人员,需要很好地理解使用遮光剂的科学原理和它们有效性的证据。在美国,遮光剂作为非处方药,许可的类型、有效成分的浓度、标签和保护界定是明确定义的。

　　遮光剂制备中有效活性组分分为两组：

　　1. 吸收性遮光剂,同时也称为有机遮光剂,是在分子水平上吸收 UV 能量的化学物质(图9.1),含有自由电子,通过 UV 辐射,具有离域能力。在分子回到基态时,能量以热量的形式释放。例子包括对氨基苯甲酸(目前不常用)、对氨基苯甲酸酯类、肉桂酸盐和苯甲酮(羟苯甲酮和甲克酮)和二苯酰甲烷(阿伏苯宗),除阿伏苯宗外,吸收性遮光剂在 UVB 范围内更有效,对氨基苯甲酸和其酯类能够保护皮肤外层的角质层,时间从 0.5 小时到 2 个小时,对比其他类型的遮光剂,不易清洗。

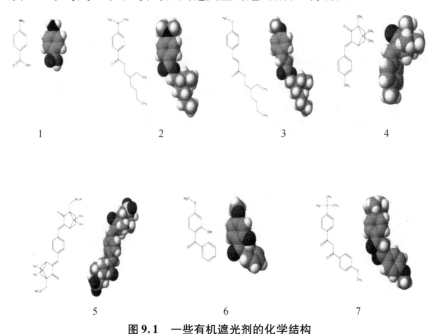

图9.1　一些有机遮光剂的化学结构

　　2. 反射型或者可以对 UVA 和 UVB 辐射形成反射屏障的无机遮光剂。有人提出它们通过半导体效应吸收紫外辐射。钛的二氧化物最普遍使用的化合物。它给皮肤留下一层白色、银色的膜,尽管其可能因为微粉化而减少。产品可能含有微粒化的氧化锌。厚的氧化锌膏,可制成色彩鲜艳的棒是完全的防晒乳,可以在敏感区域使用,如鼻梁。一个研究表明微粒化的氧化锌在抵御 UVA 时提供更好的保护,与相同浓度的微粒化的二氧化钛相比,引起皮肤变白的程度要小一点。

　　需要注意的是,某些有机遮光剂是不耐光的,比如,它们会被日光降解。阿伏苯宗就很好的证明了该点。除了这种降解,足够的活性只维持一段时间,需要再次供给。可以通过添加稳定剂来改善遮光剂的光稳定性。英国国家健康中心目前规定的遮光剂的有效活性成分列于表9.4。

表9.4 一些普遍使用遮光剂的性质

类型	化学名称	其他名称	UV 吸收	UV 防护
对氨基苯甲酸和其衍生物	对氨基苯甲酸(1)	PABA	283	UVB
	2-乙基己基对二甲氨基苯甲酸乙酯(2)	Padimate O;对二甲氨基苯甲酸异辛酯	311	UVB
肉桂酸盐	4-甲氧基肉桂酸-2-乙基己基酯(3)	对甲氧基肉桂酸辛酯;octinoxate	311	UVB
樟脑衍生物	3-(4-甲基亚苄基)茨烷-2-酮(4)	4-甲基亚苄亚基樟脑;Enacamene	300	UVB
	3,3′-(1,4-亚苯基二次甲基)-双-(7,7-二甲-2-氧代-双环-[2.2.1])庚烷-1-甲磺酸(5)	对苯二亚甲基二樟脑磺酸;ecamsule	345	UVB,UVA II
二甲苯酮	2-羟基-4-甲氧基二苯甲酮(6)	二苯酮-3;oxybenzone	288,325	UVB,UVA II
二苯甲酰甲烷衍生物	1-(4-叔丁基乙基)-3-(对甲氧基)-1,3-丙二酮(7)	Avobenzone；丁基甲氧基二苯甲酰基甲烷	358	UVA II
二氧化钛			防护范围 250-240	UVB,UVA II
氧化锌			防护范围 250–240	

UV,紫外线

9.3.1 防晒系数(SPF)和星级系统

为了能够选择合适的遮光剂,人们制定了一个衡量对遮蔽抵御 UVB 有效性的评价系统,称之为防晒系数(SPF)。SPF 是保护和未保护的皮肤在晒伤所需时间上的不同。在这个测试中,在皮肤上使用标准的 $2\ mg/cm^2$ 剂量遮光剂,然后暴露于测量量的 UVB 辐射下,直到出现轻微的红斑。过程在未处理的皮肤上重复。SPF 的数值为处理过的皮肤产生红斑所需的时间除以未处理过的皮肤产生红斑所需的时间。

SPF 系统的不足是,它鼓励人们暴露皮肤于日光下更长时间,可能导致了遮光剂的使用和恶性黑色素瘤风险增加间的关系(将在下面讨论)。很多时候,即便使用了高保护的遮光剂,人们还是会被晒伤,达菲(Diffey)尝试解释这种显然的矛盾,他认为应该摒弃用 SPF 值定义遮光剂从低到高的保护作用。他指出,即便是在热带,大多数人也不可能在一天之内获得超过 35 的标准红斑剂量(一种红斑性辐射测量)的 UV 辐射,晒伤需要 2 ~ 3 个剂量,皮肤类型 2 和类型 3 的人使用可以降低这种晒伤所需时间 15 倍的遮光剂(如 SPF15)就已足够。但是,研究发现有些人只涂抹 0.5 ~ 1.3 mg/cm²,所以大多数人需要 SPF 值 30 的或者更高的遮光剂来避免晒伤就显得不足为奇。此外,人们暴露的皮肤在使用遮光剂时涂抹不均匀,而且在合适的间隔内也忘记再次使用遮光剂。根据这些观察结果,可以给使用者提供建议,使得他们能够确定正确的产品用量。在这个方法中,身体被分为 11 个区域,2 条遮光剂,就如从手掌中心开始测量的中指和食指的长度,在每个区域涂抹。这就保证了 2 mg/cm² 的使用率。人们认识到很少有人愿意涂抹这么大的用量,所以使用一个手指的长度会使得标签上 SPF 值减半——要获取 15 的 SPF 值,需要使用 SPF 值为 30 的遮光剂。此外,规则不适用于现在常用的遮光洗剂或者喷雾剂。

在定义 UVA 防护效果的最佳方法上不存在争议。因为暴露很长的时间,UVA 诱导的红斑才会出现,因此需要使用体外模型。这些模型通过用遮光剂处理过的特殊磁带来测量 UVA 光线的吸收。

Boots the chemists Ltd 是英国首批采用星级制度(除 SPF 值外)来衡量遮光剂的公司之一。在任何 UVA 遮蔽测验中的一个重要因素是过滤 UVA 的带宽,应该覆盖 UVA Ⅰ 和 UVA Ⅱ。表 9.4 列出了 UVA/UVB 的范围以及一些常见遮光剂的最大吸收值。从表中可以看到,涵盖所有的光谱需要遮光剂的混合,特别重要的是,检查产品里是否存在用来抵御 UVA Ⅰ 的阿伏苯宗或者微粒化的氧化锌。

一些专家持有 SPF 体系不能真实反映抵御日光长期作用保护效果的观点。有人提出产品的分类,应通过它们遮蔽已知的造成皮肤损伤因素的能力。例如,可以通过抵御对 DNA 嘧啶二聚体的损害能力,抑制 p53 基因突变能力和抵抗抑制免疫力的能力来评估。SPF 仍然是预防晒伤的国际公认标准。

9.3.2　遮光剂的选择和使用

直到现在,通过个人的皮肤类型选择遮光剂仍是常见的做法,如皮肤类型 1(181 页框 9.1)建议使用最高的防晒值。绘制图表推荐,随皮肤晒黑,逐步选择防晒值较低的遮光剂。虽然这种方式预防了晒伤但对长期并发症的预防没有作用。

采用的最佳原理应是"没有晒黑的晒才是安全的晒",遮光剂应该用来防止晒黑。目前推荐的是,除了根据皮肤选择特定的遮光剂,所有高加索人(白种人)都应该使用 SPF 值 15 或者以上的遮光剂。这简化了一个遮光剂的选择,强调了结果重点在于不要晒黑。坚持要晒黑的人可能希望降低使用的防晒值,尽管 SPF 值 8 以下就没有什么作用了。有意思的是,在美国 SPF 值已经超过 30,此外,美国遮光剂有标准化的 UVB 防护测量措施,但 UVA 没有。遮光剂使用的要点列出如下:

- 大多数人遮光剂的用量不足,有些使用者已被界定为特别弱的遮光剂使用者。男性一般比女性较少使用遮光剂或者应用不当。在 18 ~ 24 岁的欧洲学生的平均使用厚度只有 0.39 mg/mg^2。估计 100ml 的量只够涂抹整个身体 3 次。

- 遮光剂应该在暴露于日光前 30 分钟使用,每 2 小时再次使用,支持这种使用频率的证据很少,尽管看起来是合理的,因为有通过汗液移除和摩擦的损耗,同样需要指出的是角质层的正常脱落速率也会导致产品在几个小时后失效。但是,一个检测遮光剂在儿童中的效用的研究发现,6 小时内只使用一次遮光剂提供了每 4 小时一次相同的保护水平。对含有对氨基苯甲酸的产品来说,在暴露前使用遮光剂更为重要,特别是那些易晒伤的人,大部分产品在使用后 5 ~ 10 分钟起效。

- 遮光剂不应该用作增加暴露于日光总时间的方法,尽管它们是保护暴露皮肤的一种方便的方法,不用在温暖的气候中覆盖衣物。

- 防水型遮光剂声称在身体浸没水中仍然有效。在美国,如果 SPF 水平在浸入水中 40 分钟后仍能维持,能贴上"耐水"的标签,80 分钟后的为"防水"产品。最近的一个对比研究发现各种产品,不管是耐水的还是防水的,在 4 次 20 分钟的浸渍后,保护水平会逐渐降低 60% ~ 90%。这可能对长期在水边玩耍的孩子来说特别重要,在儿童中常规多次使用产品需要小心谨慎。

- 遮光剂的有效性可能因储存条件而降低。比如,在海滩暴露于热量中。因此,需要每年购买新供给的遮光剂。

正确使用遮光剂能够预防晒伤,证据还表明使用广谱的遮光剂有助于预防老化。对光照性皮肤患者尤为重要,但是,如下节所描述的,这些产品在预防皮肤癌的作用方面有很多争论。

9.3.3　癌症的预防

遮光剂预防恶性黑色素瘤的相关证据是矛盾的,并不是所有专家都赞成暴露于 UV 辐射和某些皮肤癌症间的病理学关联。一些研究证实防护可以抵抗恶性黑色素瘤,但是其他的研究不是显示没有保护作用就是使用遮光剂反而增加了疾病风险。这些研究是媒体非常感兴趣的。卫生专业人员应该知道哪些因素促成了这些发现:

- 研究经常涉及给公众的问卷。可控性差或者偏向回顾性。
- 许多年前,尚未有高保护水平遮光剂,某些对于 UVA 的防护作用较差,可能会对现在恶性黑色素瘤形成产生影响,对 UVA I 有很好防护作用的产品直到近些年来才有。
- 患有恶性黑色素瘤的人可能是使用遮光剂不当、增加了日光下的暴露、合并反复使用的频率不足。前一个观点得到了瑞士人和法国旅行者的研究的支持,他们被随机的安排使用 SPF10 或者 SPF30 的遮光剂,使用防晒系数高的组日光浴花费的时间显然要更长。
- 关于遮光剂致癌性或者它们直接损伤皮肤的证据是不足的。
- 综述和各种试验的荟萃分析验证了恶性黑色素瘤和遮光剂使用间的关系不存在关联。

更多的证据显示遮光剂在抵御非黑色素瘤皮肤癌上提供了很高的防护作用。2 个试验指出通过使用高防晒系数的遮光剂,光化性角化病发病率,有所降低。与这种发现相关的是遮光剂能够降低 p53 肿瘤抑制基因的突变。

9.3.4　不良反应

遮光剂的局部反应是有报道,与乳膏剂和/或有效成分相关。遮光剂有效成分的过敏反应是不常见的。在一个研究中,尽管有 19% 的反应率,活性和安慰剂组反应率是没有区别的,表明反应是由介质而不是有效成分造成的。天然活性成分反应率小于 10% 。遮光剂的光敏反应是非常罕见的。在 2 715 例病人的光斑贴试验的回顾分析中,52 人对遮光剂中含有的化学物质有光敏性,最普遍的是羟苯甲酮,引起了 14 例反应。只含有二氧化钛的物理遮光剂可能比有机类型的遮光剂产生的副作用要少,但是还未在实践中得到证实。

有人声称遮光剂的过度使用会导致皮肤中维生素 D 的缺少,虽然没有发现这种缺少引起临床相关症状,也没有证据显示它们有增加骨质疏松症倾向。

因遮光剂的吸收造成的不良反应尚未有报道记录。已知的是二苯甲酮类可以透过皮肤吸收,而且其乙醇溶液更易吸收,在其他独立或者合并的遮光剂中相关数据较少。

9.4 痱子

痱子,或者热疹,是在前往炎热、潮湿气候的度假者中常见的症状。

普遍认为它与暴露于日光无关。这种情况正确的术语叫做红痱,由汗腺的阻塞引起的。疹子是汗液排出皮肤表面受阻,最后形成反向压力导致汗腺或不同部位的导管破裂,外溢的汗液流入邻近组织引起的炎症反应。阻塞导致皮肤暴露于汗液的时间延长(比如在闭塞的衣物下),形成角栓。可能与某种细菌的存在有关。

痱子常见的位置是可能与衣服摩擦的皮肤皱褶处,在其他区域也有发现,比如脖子、面部和婴儿的腹股沟处。这种红色的丘疹,不止搔痒,还给人以不舒服的刺痛感,一次发病在阻塞清除后能持续几周。

保证易感染区域的干爽能预防痱子。穿着宽松的、轻便的衣服,每晚洗澡,充分擦干皮肤有助于预防痱子。最佳预防方法是待在凉爽或者有空调的环境。

炉甘石洗剂或者软膏可以提供一些缓解,更严重的情况下,使用 1% 的氢化可的松。一个小研究表明,通过每日服用抗坏血酸(维生素 C)1g,维持 1 周,能够改善症状。

9.5 要点

- 3 种普遍问题与过度暴露于日光下相关:急性晒伤、慢性皮肤损伤和皮肤癌症。

- 晒伤可以通过采用措施避免暴露于日光下或者晒黑来避免。晒黑活动是不推荐的,因为已知白种人的晒黑与皮肤损伤相关。晒黑和皮肤癌症间的关系还未确定。

- 恶性黑色素瘤是潜在的具有生命危险的皮肤癌症,与过度暴露于日光相关,可以归因于偶然的晒伤。鳞状细胞癌与暴露于日光下关系很大。

- 还存在其他情况,称为光照性皮肤病,由日光激活。许多药物与光敏性相关。痱子与暴露于日光无关,与汗腺阻塞有关。

- 除了使用遮光剂之外,还有各种措施可用于降低日光下暴露,可作为整体策略的一部分。

- 遮光剂的 SPF 值是防御 UVB 的指征,通过对个体暴露于日光下,对晒伤前时间的测量确定。在这个时间之后再次使用遮光剂将不会提供更进一步的防护。

- 评估 UVA 的防护作用没有统一标准的共识。理想的遮光剂应该包括能抵御 UVB、UVA I 和 UVA II 的有效活性成分。

- 遮光剂需要大量和均匀的使用以取得所述的 SPF 值,在白天反复使用,使用防晒系数高于 SPF15 的遮光剂的可能的好处是可以降低使用频率。

9.6 常见问题

问 题	回 答
晒黑能够预防皮肤癌症吗?	晒黑肯定会损伤皮肤,晒黑的人可能增加暴露于阳光的时间,能够增加某些皮肤癌症的风险。
传说遮光剂能够增加皮肤癌症的风险,这是真的吗?	遮光剂本身是致癌物的证据是没有的,研究表明使用遮光剂和皮肤癌症之间的关系不是特别大。一些数据因为使用较老的,不能抵御 UVA 的遮光剂而无法得出正确的结论。还有可能是因为人们使用遮光剂来慢慢晒黑,因而增加了日光暴露。
针对我的皮肤类型,如何选择最佳遮光剂?	如果打算晒黑,根据目的地、皮肤的洁白程度和晒伤的趋势,使用因子低于 SPF15 的遮光剂。但是,不推荐这种行为,尽可能劝阻旅行者晒黑,一般应该使用高防晒系数的遮光剂。
治疗或者避免痱子的最佳方式是什么?	这是非常常见的问题,缺少最佳治疗方法的相关数据,应该排除光照性皮肤病或者其他过敏。其他治疗方法经验性的基于皮肤过敏性反应,比如润滑剂、口服抗组胺药和少量的皮质类固醇类。保持皮肤的干爽是最佳的预防措施。
日光浴浴床能为暴露于日光做准备吗?	尽管现代的日光浴浴床比老式的射出更多的 UVB,能够给出一定的保护,但不足以抵御晒伤,仍需要遮光剂。通过这种方式晒黑仍易光老化和患有癌症,推荐一年不超过 2 个疗程。

问　　题	回　　答
人工美黑安全吗？它能抵御日光吗？	是的，现代人工美黑剂是安全的，应避免使用含有佛手柑的老式剂型。它们不能抵御太阳射线。
如果对氨基苯甲酸和其酯类能够渗透皮肤，因此需要少反复使用，在游泳时，它是理想的产品吗？	氨基苯甲酸不能防护 UVA。因此在含有对氨基苯甲酸的广谱遮光剂，UVA 遮蔽剂将不会渗透皮肤，因此易被清洗。提醒人们即便使用对氨基苯甲酸，不推荐更大面积的暴露于日光下是重要的。
总是使用含有遮光剂的化妆品是好主意吗？在温和的气候里需要一直使用遮光剂来防止光老化吗？	使用足够的产品以取得所述 SPF 似乎是不可能的，同时需要其他措施保护脸部。在英国的冬天(10 月至来年 3 月)使用遮光剂没有什么用处。

10、航空和海洋运输相关的健康问题

Travel Medicine for Health Professionals

Chapter

10

本章着眼于航空或者海洋旅行会碰到的一些问题;讨论一般的飞行卫生问题以及如何避免飞行中的不舒服的方法;同时,飞行的适宜性,是具有一定医疗条件的情况下需要重要考虑的因素,也将讨论。

这里有几个与旅途相关的健康问题。晕动病是任何形式的运输,不管是通过陆地、海洋还是航空,都会普遍遇到的问题。需要药师或者其他专业卫生人员给出预防建议。对于航空旅行,"经济舱综合症"危险引起了媒体的强烈兴趣,需要药师提供合理的供给来预防深静脉血栓症(DVT)和低剂量阿司匹林必要性的建议。时差综合症是个长期问题,可以通过在飞行中的某些措施使问题最小化,据说一些补充疗法也可以提供帮助。另一个飞行中常见的问题是气压性损伤,特别是对于中耳,非处方药(OTC)减充血剂可能有用。

10.1 晕动病

任何形式的运输,从汽车到宇宙飞船,都能够引起动物和人类中的晕动病,确切的生理学过程尚未完全清楚,虽然问题的描述记录可以追溯到远古时代。不可否认,它是大脑对于某些"非自然"形式运动不适反应的结果。现有的解释是,人脑就像一个存储器,对在二维平面的、人类自驱式的常规运动做出反应,如步行或者跑步。进化还未使人类适应其他人工的运输方式。晕动病也见于其他环境中,感官面对真实的或者近似的,不寻常的运动时,比如飞行模拟器或者计算机虚拟的环境。

10.1.1 晕动病的起因

一个流行的理论是神经元的不匹配,大脑已经形成特殊的内部模式来控制姿势和平衡,以应对正常运动活动。当来自感官的信号与内在的这种模式因一些非典型持续运动而不匹配一段时间后,就会出现晕动病的症状。这的确解释了为什么大多数人通过几天后的内部模式的更新,最后可以适应那种形式的运输,但这种不匹配是如何引起特殊症状的却尚未知晓。据说,脑干区域的呕吐中枢,可能是孤束核控制定位,同时也负责检测某些毒物的存在,感官的不匹配引起了毒性的生理学反应,如恶心和呕吐。这种假说可能解释为什么嗅闻和品尝能够强化疾病,如对潜在毒物的反应。人们认为,脑干中的呕吐中枢可以接受一系列的输入,包括来自前庭、延髓呕吐中枢和自主神经系统,引起呕吐。来自较高中枢的输入,可能解释晕动病趋势和焦虑或者某些性格类型间的关系,尽管飞行焦虑引起的疾病与晕动病无关。

晕动病反应也涉及自主神经系统的激活,副交感神经系统刺激引起的胃排空和交感神经系统引起的其他症状,比如心率和冷汗的增加。感官输入的一大部分是与前庭感官系统相关的,由中耳介导,所以聋哑人和狗没有前庭,不会遭受晕动病。但是,这并不是唯一重要的输入,视觉上的不匹配,皮肤机械感受器和肌肉骨骼系统都会产生影响。

常见的情形是,不是所有个体都易产生晕动病。据估计,尽管每个人都易产生一些形式的晕动病,5%的病情非常严重,5%只有很轻微的症状。在任何特殊旅途中,乘客和机组人员的发病率很大程度上依刺激的严重程度而定,比如天气造成的障碍。

表10.1总结了易罹患晕动病个体的特征。怀孕期易感性的增加是可以预见的,特别是怀孕早期,合并叫做早孕反应,一般胃肠道不适和经期激素水平的变化也会恶化晕动病,特别是经期头痛会加重晕动病的发病率,偏头痛患者也最易受到影响。晕动病在2岁以下的儿童中是不常见的,在2～12岁的儿童中最常见。在晕机中,焦虑占症状的大部分,足够的休息是有帮助的,尽管一般的身体素质是没有防护作用的。中国人似乎比欧洲人更易患此病。研究也确定了最易产生晕动病的运动类型和频率(表10.1)。令人惊讶的是,健康的人往往易感性更大,好好休息可能会缓解症状,通过长期的晕动病引起的失眠可能会造成缺乏睡眠的恶性循环,在严重气味和食物面前,一些人可能症状会恶化,如上面所描述的。

表10.1　晕动病的诱因

因　素	注　解
性别	在女性中比男性更常见(1.7∶1) 同时,在经期附近和孕期更严重
年龄	<2岁罕见 2～12岁常见,12岁发病率最大 12～21岁,发病率下降 >21岁,随着年龄的增加,显著下降
精神状态	疲劳、失眠、焦虑
种族	中国人
身体素质	增加有氧健身
继发性刺激	刺鼻的气味、食物的气味和外观、其他人呕吐的声音
原发性刺激	船舶－0.2HZ垂直振荡 汽车/飞机－线性加速和转弯/漂移

10.1.2　晕动病的症状和避免措施

晕动病的症状是各种各样的,从轻度的疲劳困倦到因过度呕吐造成的有生命危险的脱水。大多数会有各种程度的恶心和呕吐,伴随不适、腹部的不舒服和冷汗。常常有"雪崩"样的症状,起初是轻度的腹部不舒服,伴随面色苍白、出汗和轻度的头痛和抑郁,后发展为恶心和呕吐。困倦和瞌睡在呕吐缓解后几个小时可能出现,如所描述的,现象与自主神经系统的活性相关,一系列的普遍症状反映了副交感神经系统的刺激,比如唾液分泌的增加,胃胀气和交感系统的紊乱,比如冷汗和面色苍白。困倦在儿童中特别常见。

一些常见的措施可以用来减轻症状,尽管没有一个是可以完全成功的,这里的原则是将移动的不正常平面的感官输入最小化。

- 对于坐船外出者,推荐待在甲板上,眼睛与海平面平视,这将为感观提供一个固定不变的参考点,如果在甲板下面,船的中心造成晕动病移动的频率最小,如果不能待在甲板上,建议靠近船中平躺着,并闭上眼睛。一个试验已表明船上的位置的不同,晕动病没有显著的不同。一般来说,躺倒比直立的位置产生的恶心感要小。

- 飞机上,靠近机翼坐,感受到的湍流要小点。

- 晕车病在儿童中是常见问题,处于安全原因,儿童一般坐在后座。公认的坐在前面相对发病较少,司机通常也不会患有晕动病,可以通过缓慢转弯和避免强有力的加速来帮助乘客。阅读会加重乘客的病情,建议看向窗外。一个在长途汽车乘客中的研究已证实了良好视野的益处。

几天之后,大多数个体将会适应新的运动类型,流行的说法是"getting your sea legs",可以解释为一种神经元不匹配的复位。在长期的海洋旅途回到陆地后,新的内在模式不得不重新适应更稳定的情况,在几个月后,适应会丧失。这个过程最初表现为"mal de debarquement"(上岸综合症),适应了的晕动病个体在回来后有方向知觉的丧失和恶心的症状,比如,在长途的海洋旅行后抵达陆地时,这种综合症的症状要比晕动病温和,内部模式(比如神经元的校正)的适应要更简单,可能是正常运动的模式已被个体"记住",因此会快速地取代那些用于适应非常规运动的模式。

大多数个体在几天就可以适应海洋中的运动,这可能代表了最佳的治疗方式。最好避免酒精,因为其对前庭器官的不良影响,即便消耗很小量的酒精都会对平衡障碍造成持续几个小时的影响,特别是消耗大量酒精导致躺下时感觉天旋地转(眩晕)是常见的。显然,这种影响在遭受晕动病时是另人极度讨厌的。

晕机是不常见的,除了在空气湍流的极端环境下。在所有类型的旅行中,一个进一步的措施是努力限制头部的运动,比如,把头部固定在座位上。

10.1.3 预防和治疗晕动病的药物

晕动病预防性非处方药(OTC)药物的咨询与药师密切相关。广泛使用的两大类药物为抗组胺剂和抗胆碱能药物。预防晕动病的作用机制是不明了的,只是通过过去一个世纪的使用的大量事实确定了它们的有效性。可能是它们抑制了从前庭细胞核呕吐中枢的输入,例如,胆碱能活性能引发呕吐,用于治疗晕动病的抗组胺剂的对中枢神经系统的(CNS)抗胆碱性质,解释了它们的活性,新的非镇静的抗组胺剂未知其有效。这类药物的主要副作用是已知的:抗组胺类药物的副作用是困倦,而抗胆碱类主要是口干眼干,抗胆碱能药物同样也能引起困倦,使用时有一些禁忌症:比如青光眼和尿潴留。

表 10.2 总结了晕动病可使用的非处方药(OTC),所有的药物都应在旅行前服用,一旦出现症状,这些药物作用很小。东莨菪碱起效时间最短,持续作用时间也最短,是相对较短的旅途的首选药物。在抗组胺剂中,异丙嗪的中枢抗胆碱作用最强,往往引发更大程度的嗜睡,是幼儿夜间旅途中首选药物。很多人相信,桂利嗪是需要长期保护时的选择,且在所有抗组胺剂中引起困倦的倾向最小。据说药品溶解在口中可以改善起效时间。桂利嗪的部分作用可能与其钙离子阻滞剂的性质相关,尽管关于钙离子阻滞剂有用性方面没有确实的证据,比如硝苯地平已被用于晕动病的治疗。

表 10.2　治疗晕动病的非处方药

药物	商品名	最小许可使用年龄	达最大效用的时间	活性持续时间
东莨菪碱氢溴酸盐	Kwells Joy-rides	4 岁	0.5 小时	4 小时
桂利嗪 (肉桂苯哌嗪)	Stugeron	5 岁	4 小时	8 小时
异丙嗪茶氯酸盐	Avomine	5 岁	2 小时	24 小时
盐酸异丙嗪	Phenergan	2 岁	2 小时	18 小时
盐酸美克洛嗪	Sea-legs	2 岁	1 小时	12 小时

东莨菪碱透皮贴剂（处方药物）会增加作用时间，存在常见的副作用，有时候，因为药物在皮肤上的累积，在贴剂移除后仍能持续很长时间。它们实际上也可能延迟适应过程。非常年幼的儿童不应该使用东莨菪碱，在老年人中也最好避免。如果一个药物对某个人不起作用，可以尝试另一种药物，最好是不同类型的。

多巴胺拮抗剂，比如胃复安，一般在晕动病中无效。一个研究确实报告了桂利嗪和多潘立酮合并用药的协同作用。

苯妥英是最有效的预防晕动病的药物之一。在严重的晕动病发生时，肌内注射 25 ~ 50 mg 的异丙嗪是常用治疗方法。一个更有效的方案是 5 ~ 10 mg 右苯丙胺和东莨菪碱的合并用药，但是前者是受管制药物，通常处方不用于这种情况。

10.1.4　预防晕动病的其他措施

晕动病的治疗建议有很多，但预防方法缺乏强有力的证据，它们包括：

  - 给穴位提供压力的手腕带，实验室试验证明它们是无效的。一个试验使用了设计用于模拟非正常运动的设备，证明了研究对象在佩戴带子时，恶心和胃活动要少于不佩戴时，但试验没有对照组作为对比。确实出现了一些证据证明佩戴在手腕上的小设备电刺激了 P6，可能使晕动病的症状得到一些缓解。
  - 一个早前的研究确定姜片或者姜粉比抗组胺药有效，但在以后的研究中，发现它是无效的。最近的一个在非常极端环境的船员中的试验表明姜与其他 7 种常用化合物效用相似，包括桂利嗪和东莨菪碱。
  - 装在汽车后部有传导能力的金属棒。
  - 饮食策略。
  - 在外耳道塞一小块棉花（习惯右手的塞在左耳，左撇子塞在右耳）。
  - 观察发现因阅读问题佩戴棱镜眼镜的孩子不晕车。

10.2　时差反应

时差反应显然是一个与穿越多个时区有关的现代问题。它本质上归因于昼夜节律的扰乱。身体的生理学过程是昼夜循环定时，这些周期的时间来自一定的环境线索或"环境钟"，其中光线和温度是最强的影响因素，其他线索可能包括进餐的时间和社会因素，比如工作或者家庭环境。光线对视网膜的影响将抑制松果腺 N -乙酰-5 -氧基色胺（褪黑激素)的释放,而这个激素在调节昼夜节律和时差效应中是一个非常有趣的角色。除了昼夜节律的紊乱外,夜间航空旅行还可能扰乱正常的作息周期,导致症状的产生。

典型症状包括白天疲劳,抵达目的地的晚上不寐,这将使得个人很难集中注意力和完成复杂的任务,受影响的个体可能会容易发怒,表现出较差的动力和头痛。症状可能在抵达后持续一周。个体中的易感性是差异很大的,所进行的旅行的类型影响最强。(表10.3)

表 10.3　时差的严重程度的影响因素

因素	注　解
方向	西向飞行的耐受性高于东向飞行。相位延迟更容易适应新的时间
年龄	老年人中情况更加恶化
跨越的时区	跨越的时区越多,需要更多的睡眠,活动周期超出其他昼夜节律的相位
小憩	抵达后无计划的小睡强化了出发时区的环境钟

朝东方向飞行的恢复时间要比朝西的长,这与人体内源生物钟被设置为25小时左右的周期这个事实相关,因此适应西区飞行后扩展的一天变得容易。这是了解适应过程至关重要的一点,可以用来改变睡眠/活动周期以消除时差。比如,假设一个人从纽约飞到伦敦,离开的时间是上午10点,伦敦时间为下午3点,假设一个8小时的飞行,抵达后当地的时间是夜间11点,但是内在的生物钟(仍然是纽约时间)还认为是下午6点。因此生物钟前移5个小时(相位前移),换句话说,个体必须试着在生物钟认为是傍晚的时候睡觉。但是,如果是相同的情况向西方旅行,上午10点出发,在抵达后当地的时间是下午1点,而内在的生物钟为下午6点,这意味着个体需要回迁生物钟(相位延迟),个体需要更长时间的保持醒着的状态,会发现很容易睡觉(相当于睡眠迟了)。

一般来说,身体与延长的一天重新同步更容易些,就如上面所描述的。更进一步的因素是,前往东方的航班经常安排在傍晚,因此,在纽约下午6点出发,飞行将在当地的上午7点抵达,而内在的生物钟仍认为是凌晨2点,除非对象已经在航班上睡觉了,否则潜在的大量的睡眠时间会丢失,到达目的地后离上床时间还有很多小时。如果搭乘去往东方的航班之后想尝试相位延迟——在第一个例子中,个体逐渐的晚于当地时间上床,需要相位移动的时间是17小时。从另一个方面来说,对于一个超过10个时区的东方的旅行,相位延迟会更实际。

处理和预防时差引起了人们大量的兴趣,推荐的方案有很多,有来自经验证实的有用的措施,也有彻底的骗术。框 10.1 描述了已采用的各种对抗措施:对旅途进行规划和睡眠适应措施,抵达后试图改善清醒/觉醒和适应昼夜节律。最终,经历了长途旅行的旅行者将发现最适合他们的联合策略。

框 10.1　预防和处理倒时差

良好的规划

- 出发前几晚睡眠良好
- 抵达后避免立刻投身于严苛的任务中
- 适应当地时间——考虑安眠药(适度有用的证据)
- 停留时间少于 72 小时,维持原有的本地时间
- 在飞行中,按目的地的时间睡眠和饮食——考虑安眠药
- 在白天抵达后如果疲劳,进行"强有力的睡眠"

保持清醒

- 咖啡
- 芳香疗法
- 高蛋白餐

重置昼夜节律

- 在合适的时间暴露于亮光下(适度有用的证据)
- 褪黑素
- 运动

10.2.1　良好的规划和睡眠适应

一个重要措施是在离开前好好休息,几个晚上良好、无干扰的睡眠应当保证。通过旅行指南预见一些时差同样有用,因此任何需要高水平警戒的活动都应该避免,一贯的经验性的措施是适应当地的睡眠/活动时间,这将涉及相位移动,尝试在家里的昼夜节律之外的时间睡觉。

在抵达后,应该尝试按照当地的时间睡觉,即便没有感到疲惫。一般的"卫生睡眠"措施证明有用:不要喝咖啡;在安静、黑暗的房间里睡觉;温暖的洗浴;吃得很多后不要马上睡觉;喝奶制品饮料。一般来说,长时间不能睡眠时,最好站立而不是躺在床上。应避免饮酒来诱导睡眠,因为这样的睡眠质量是很差的,常常会发生早醒的状况。旅行者经常在抵达后的第一个晚上在睡眠上不会存在问题,因为飞行条件的苛刻和缺乏睡眠,问题常在接下来的几晚出现。可能会使用到安眠药,特别

是在抵达后的第二个晚上,此时睡眠是片段式的,在这种情况下,低剂量短效的安眠药,比如佐匹克隆(唑吡酮),处方药使用不超过连续 3 晚。在离开前尝试药物来确定不良反应和后遗症是值得考虑的。一个研究已证实佐匹克隆对睡眠断裂和日间活动有益,尽管这只在西行的航班上测试过。一个对于类似安眠药唑吡坦的试验发现,当在航班上服用和之后 4 天的服用时,它的安眠效果优于褪黑素。一般最好是达到个人正常在家 24 小时内相同的睡眠量。

一般适应的过程应该从在航班上设定手表的时间为目的地的时间开始,然后饮食睡眠都按照那个时间,睡眠应达到良好的"卫生睡眠",如框 10.2 总结的。另外,可以考虑短效的安眠药,使得睡眠能够按照目的时间进行,但是要注意到下面关于深静脉血栓(DVT)的警告。

框 10.2 健康飞行指南

- 避免在非常规时间的大量进食
- 避免饮用兴奋作用的咖啡和酒精
- 饮用足量的水和软饮料
- 穿着宽松的衣服
- 尽可能的活动和进行腿部的运动

如果停留的时间不超过 72 小时,建议避免适应新时区,因为它引起归途后的扰乱较少。是否要适应,取决于疲劳时日间是否有时间来小睡。在这种状况下,40 分钟左右的"努力打个盹"是最好的方式。人们观察到 40 ~ 120 分钟的小睡能导致睡眠惯性,对象在觉醒时会感到更疲劳,如果试图适应,这种小睡应该与家里午后或者夜间时间相合。

10.2.2 提高警觉

对于不同来源的兴奋剂,在保持清醒的关键时刻,推荐使用咖啡。其他方法,比如芳香疗法和高蛋白餐,它们的有用性缺乏良好的证据支持。

10.2.3 昼夜节律的同步

昼夜节律的同步领域引起了人们的兴趣,特别是从 20 世纪 90 年代推荐使用褪黑素开始。人们已经很好的证实了光线对于昼夜节律的设定是很重要的,一些研究表明暴露于明亮的日光下会改善适应。进一步的建议指出相位移动可以通过在白天某个时间下,小心暴露于光线下来增强,因此,人们声称早上的亮光(上午 5 ～ 11 点)使生物钟前移,晚上的亮光(晚上 10 点～凌晨 4 点)会延迟生物钟,这使得在向东方的飞行之后,应避免晨光,寻找夜光。向西方飞行与之相反。人们绘制了依据旅行的方向和跨越的时区数量,寻找或者避开日内亮光的理想时间的表格。国外旅客的医疗咨询服务中心(MASTA)网站的一个有用的项目:允许输入一个航班行程,会给出了一个光线暴露的时间的建议清单(见第一章)。不幸的是,亮光不是一直能在一天固定的时间内找到,人造光是否有相同的好处,还未得到证实。可能建议向西的飞行抵达后一般的日间暴露和向东飞行跨越 8 ～ 10 个时区后避免晨光更实际。

与光线能够改变昼夜节律的发现相联系的,是褪黑素所起的作用。这是个有争议的问题。褪黑素是由松果腺在夜间分泌的,受日光抑制。人们认为它在设定昼夜节律上起非常重要的作用,如果在早晨服用,它能延迟昼夜节律,如果在夜晚服用,它会诱发昼夜节律的提前。理论上,在抵达目的后的晚间服用口服褪黑素,可作为一种时相药。

据传很多旅行者声称受益于服用褪黑素片,目前在英国这种适应症还是没有许可的,作用的机理是不确定的,因为除了潜在的改变昼夜节律之外,它本身还具有温和的镇静作用,因此有助于睡眠。人们认为这种激素作为安眠药,最好在到达新时区的傍晚服用。在作为时相药时,给药时机可能要更关键。对于向东的飞行,建议在起飞前,目的地的傍晚时间服用,抵达后就寝时服用 4 天,但是,鉴于褪黑素的镇静作用,不要在航班前一天服用褪黑素。对于向西的飞行,在晚上 11 点后服用,飞行之后,服用 4 天。选择 5 mg 剂量的非缓释片。更精确的褪黑素给药时间剂量表已有设计,描述了跨越不同时区的飞行的褪黑素的最佳服药时间。

关于褪黑素有效性的证据仍存在争议,一定数量的小型试验指出,褪黑素可能降低时差反应的严重性和持续时间,尽管在所有情形下,结果不一定都是好的。比如,一个在向西飞行的乘客中的研究表明在抵达后效果不佳,但是在归途后可看见一些益处。这些研究往往使用主观方法来评估效益,比如视觉模拟评分,实验室研究检测了睡眠的质量和睡眠/觉醒循环的改变产生了不一致的结果。一个涉及 586 个旅行者的较大型的研究记录了在时差评分中,相比安慰剂对照组,确实有 50% 的降低。主要副作用是睡意,在褪黑素组发生的概率是 8.3% ,这种副作用使得其在航空公司的飞行员中禁用。Cochrane(询证医学)数据库中的 9 个试验的综述给出了结论,有足够的证据支持短效褪黑素在缓解时差中的作用,如果在目的地国家的就寝时间前,特别是向东飞行之后使用。他们发现相关副作用的证据很少,除了在不恰当的时间服用引起的困倦。要注意的是,褪黑素应在癫痫患者和华法林治疗者中禁用。

褪黑素目前在英国是未经许可的,尽管在美国它是作为食品供给的。因为一般严格的药物制剂的生产准则不适用于这种食品性质的制备,发现产品的质量和生物有效性的方面有很大的不同,可能是由有时报道的个体响应的差异来计算的。

10.3　深静脉血栓

近年来,对于长途飞行更易患有深静脉血栓(DVTs),可能导致威胁生命的肺栓塞并发症的这个说法,存在很多争议。这个问题最重要的因素是狭小的空间和长期的不动,特别是在标准舱,从而引发了“经济舱综合症”。事实上,如果旅行者使用其他类型的交通工具,比如长途汽车,好几个小时不能动,也会产生相似的问题。一些证据显示,在航班上,与地面相比,较低的氧分压(下面会讨论到)可能对凝血机制产生一定的影响。在航班上大量饮酒会加重脱水,使得血液循环变慢。

腿部的深静脉血栓(DVTs)可能是无症状的,可无预警的导致栓塞。另外,脚向上弯曲时会加重的疼痛和触痛可能指示凝块的存在。

深静脉血栓(DVTs)对长途飞行的旅行者来说是一个逐渐增长的风险,其证实出现了一系列的方法学问题:

● 一般的共识是对比飞行旅行的人数,在航班上或之后短暂的时间内形成深静脉血栓的风险是低的。普通人群中深静脉血栓的发病率是低的,因此,需要大量的研究来证实这个旅行中增加的风险。

● 许多患有深静脉血栓的人是没有症状的,只有少数会发展成有生命危险的肺栓塞,其他可能会有局部的损伤和一些病态。

● 与深静脉血栓有关的风险因素是从术后病人(大约10%的手术后病人形成深静脉血栓,患有肺栓塞)的研究中派生的,不是恰恰与大多数因飞行处于风险者相关的。

● 已知的一个人口亚群,先天性患有深静脉血栓,但是确认这类个体不是那么简单的。

直到最近,只有3个病例对照的研究,给出关于深静脉血栓和飞行之间关系的一定程度的矛盾的结果。在其中的2个研究中,确实有血栓栓塞风险增加的记录,通过陆地和航空运输的结果没有不同,可能存在偏见。第3个研究发现没有关联,但是涉及的航空旅行的对象数量太小了。一个随机试验检测了医用弹力袜的好处,发现10%的航班乘客没有穿医用弹力袜,通过超声检查,有凝块的现象,而穿了医用弹力袜的人没有此现象。不像病例对照研究,有血栓栓塞既往史的人是排除在外的,而且飞行的持续的时间要更长一些。用超声评估对象也可能存在一些偏倚,在LONFLIT2研究中采用了类似的设计,4%～5%的高风险对象患有深静脉血栓,而穿了膝下长袜的发病率明显降低。在LONFLIT1研究中,对比了高风险组和低风险组,观察到低风险组没有深静脉血栓,而高风险组的发病率为4.9%。最近一个研究测试了抵达巴黎戴高乐机场的一个较大量的乘客中肺栓塞的发病率。确实发现了旅行的距离和发病率之间很强的关联:5 000 km以下的旅途,每百万中有0.01例,超过5 000 km的,每百万中有1.5例,超过10 000 km的,每百万中有4.8例,因为研究的设计,可能低估了实际的发病率。

　　现在共识是,长途飞行代表风险的增加,但尚未完全量化。再者,假设表10.4中常处于深静脉血栓增加的风险个体易患有飞行相关的深静脉血栓也是合理的。其他可能的风险因素可能包括吸烟和静脉曲张,即便在飞行中不允许吸烟的吸烟者,因生理上的变化仍有风险。肥胖也是个因素,如果它造成较差的行动力风险。同时,个子高的人也会遇到姿势上的问题。

表10.4　旅行相关的深静脉血栓(DVT)的预防指南

类　　别	指　　南
所有乘客	• 尽可能在周边移动,每半小时锻炼一下小腿肌肉,通过弯曲和旋转脚踝几分钟 • 避免有兴奋作用的酒精和咖啡,饮用足量的其他液体
小风险者需要额外警惕的事项: 具备下列条件之一或更多: • 40岁 • 非常高/瘦 • 小腿肿胀既往史 • 最近轻度的小腿损伤或小手术 • 大量静脉曲张	• 避免咖啡,酒精或者地西泮 • 短暂的小睡,除非睡眠位置正常 • 避免腿部的不适和交叉腿 • 考虑弹力袜
中度风险者需要额外警惕的事项: 具备下列条件之一或更多: • 近期心脏疾病 • 妊娠或服用激素 • 近期较大的腿部损伤或手术 • 深静脉血栓家族史	中度风险者在上面基础下外加: • 对于潜在的风险,是否需要医用弹力袜和预防用阿司匹林,寻求专业的建议

续表

类　别	指　南
重大风险者需要额外警惕的事项： 具备下列条件之一或更多： • 早前或现在的深静脉血栓 • 已知的凝块趋势 • 近期大手术或者中风 • 现有恶性病(癌症)或化疗 • 下肢瘫痪	• 考虑搁置飞行和医疗咨询 • 使用上面所有的指南,采用低分子量肝素代替阿司匹林

　　本质上,任何因素,包括睡眠的姿势和紧裹着的衣服,会限制行动和血液循环,可能会增加风险。据说在长期维持一个不好的姿势的睡眠中服用安眠药是一个风险。与之相似的,由酒精造成的嗜睡会造成整体上的行动不便。降低的氧气压可能会导致腹胀及进一步阻碍循环(下面讨论),较低的机舱湿度,合并饮用咖啡和酒精的倾向,会导致循环血量的降低。毫无疑问的,形成深静脉血栓是由多种因素合并造成的。

　　英国国会上议院专家委员会最近给出了在航空旅行游客中预防深静脉血栓方式的相关指南。总结如表10.4。它遵循以下原则:如果不能行动是最主要的诱发因素,那么在机舱中尽可能的走动会降低风险。在客满的飞机中可能不切实际,因为在空间上有很大的限制,建议乘客常在座位上尝试有规律的腿部运动作为一种选择。不幸的是,这种方法看起来并不能很好的改善循环。为了获得这种改善,需要一些有阻力的腿部锻炼,目前有用于此目的的便携式充气浆装置可用。人们更容易相信在更高等级的座位上会有更大的空间,可以进行更大的动作,可以降低深静脉血栓的发病率,没有直接的证据情况是这样的,大概是因为这样的乘客仍很大比例的在航班上相对不动。

　　维持水合是一个有用的常用措施,通过饮用软性饮料,避免有利尿作用的酒精和咖啡。其他主要方法涉及通过医用弹力袜改善静脉回流和使用抗凝剂,高风险者可能需要预防性注射肝素。

　　药师可能会特别提及有关是否服用阿司匹林的决定和合适医用弹力的选择问题。处于小风险组的人可能希望服用阿司匹林,虽然专家委员会不特别推荐其在这类人中使用。低剂量的阿司匹林能预防血栓形成,尽管本文中使用的证据并不是很强有力。大多数的证据都是从术后病人深静脉血栓的预防研究中派生的,即便如此,肝素化仍然是预防性选择。再者,建议的方案纯粹是经验性的,没有共识。建议在旅行前的2小时服用150 mg的剂量。此外,对目前上市的所有阿司匹林产品,仍需要在药师的专业诊断下合理服用。

同样有争议的是理想的医用弹力袜的选择。建议使用 1 级长袜（14 ~ 17 mmHg 压力），因为 2 级长袜（18 ~ 24 mmHg）在航班中的人们很难适应，尽管不是所有专家都持相同观点。对于市售的现成的弹力长袜，Mediven 为 18 ~ 21 mmHg，Scholl 和 Activa 为 14 ~ 17 mmHg。

长途飞行不动的一个更进一步的后果是常见的腿部肿胀。因此飞行中最好避免穿着紧致的鞋子。

10.4　航空旅行的其他问题

当在一个加压的机舱中飞行，氧气的分压与海平面水平是不相同的，但与海拔 6 000 英尺处是相同的，体腔内气体的膨胀能够导致潜在的问题，低氧分压对有病情的患者来说都是有危险的。

10.4.1　气压损伤

常见问题是海拔急速变化时，特别是在降落时的耳部疼痛，称为耳气压损伤。这归因于鼓膜（中耳或者鼓室腔）后的区域与外界环境之间压力的不平衡。随着外界压力的增加，中耳的空气收缩，造成了负压，需要空气进入中耳来平衡。否则，鼓膜上的内部的压力会令人疼痛，这将会造成潜在的损伤。这种平衡是通过连接耳朵和鼻咽的咽鼓管进行的。急速的降落时，负压往往关闭咽鼓管，需要物理应付方法来强迫其打开。特别是任何中耳的炎症或者充血都会妨碍管道的打开，因此，在急性耳炎或者鼻窦炎情况下，避免飞行是理智的。

有两种方法，旨在打开咽鼓管，来缓解症状：

● 托因比动作（Toynbee manoeuvre）。鼻子关闭进行吞咽，在检查耳朵进行诊断时用到。

● 咽鼓管捏鼻鼓气法（valsalva manoeuvre）。把嘴巴闭上，夹紧鼻孔，强行鼓气可能是最常用的方法。

对咽鼓管捏鼻鼓气法进行改进，称为 Frenzel manoeuvre，方法为嘴巴闭上，鼻孔挤压到一起强行鼓气的同时，进行吞咽。鼻窦也需要通过小孔，称为窦口，排入鼻后，鼻窦炎可能会对此有阻碍。气压性鼻窦损伤是不常见的，但是令人非常不舒服。

降落后疼痛经常持续，因为鼓膜后的组织损伤和发炎（耳炎），来自发炎组织的液体往往会积聚，当头部摇晃时会感觉到其在移动，会增加压力和疼痛。气压性损伤的并发症包括鼓膜的破裂和中耳的感染，引起的小穿孔会在一周后自然愈合。治疗包括减充血药比如伪麻黄碱的使用，口服抗生素，在试图使用上面的方法打开咽鼓管时。与之相似的，气压性鼻窦损伤也会导致感染和鼻窦炎，这种炎症需要抗生素治疗，如广谱的抗生素阿莫西林。

减充血药常被推荐作为感冒、鼻窦充血或者有中耳既往史者的预防性用药。建议在下降前 1 小时左右口服伪麻黄碱，可以与鼻黏膜充血消除药比如赛洛唑啉合用。量化这种减充血剂的有用性的研究很少，商业航班飞行员不允许服用这种口服药物。一个研究确实试验了高剂量伪麻黄碱预防药（120 mg）对照赛洛唑啉在气压性损伤既往史者中的效果，尽管伪麻黄碱确实有一些益处，但赛洛唑啉与安慰剂没有区别。

一个潜在小问题是在高海拔处，胃肠道的任何气体往往会膨胀和拉伸腹部，这是在飞机上时常发生，乘客可能感到发胀的，腰部周围的衣服会感到紧紧的。建议避免吃类似抱子甘蓝和豆类这些容易产过多气体的食物。

损伤性气压另一个并发症是飞行上的牙痛，称为航空性牙痛。在这种情况下空气被困在一个填充的齿腔内，就像高海拔处气体的膨胀，牙齿下面的压力增加了不舒服。利用新的填充物来替换会解决问题。有时问题归因于腐烂牙齿释放的气体长时间停留在齿腔内。

10.4.2　旅行的适宜性

是否适合航空飞行是人们旅行前向医生进行咨询的常见问题。这应该在旅行前进行，可以完成国际航空运输标准的医疗信息表（MEDIF），给出是否适合旅行的详情和在航班上任何特殊的医疗需求。

事实是，一些慢性病患者可能由于较低的氧分压使得病情恶化，比如，有严重慢性阻塞性气道疾病或者心衰的患者，低氧分是需要重要考虑一个方面。除非有额外的氧气可用，在一些环境下是不建议飞行的，这应事先就有安排。需要特别考虑的情况的范围总结如表 10.5，所有这些类别的病人在飞行前都应该咨询他们的私人医生。同时要注意第八章提到的减压病，深海潜水员在最后潜水和飞行之间需要留一段适应的时间。

表 10.5　旅行的适宜性——需要考虑的常见情况(明确的建议请查阅其他文献)

问题	建议
心血管系统	
心肌梗死	7 天之内不要飞行,不复杂的情况下,避免飞行 3 周。复杂的情况下,避免飞行 6 周
不稳定型心绞痛	禁忌飞行,直到病情稳定
未控制的心脏衰竭	禁忌飞行,直到病情稳定
呼吸系统	
慢性阻塞性气道疾病	评估呼吸功能
哮喘	携带药物
气胸	不要飞行,除非完全膨胀至少 2 周
中枢神经系统	
中风	3 天内不要飞行
癫痫症	一次发作 24 小时内不要飞行
糖尿病	小心谨慎,合理的变更胰岛素治疗方案
手术	在某种手术后,要避免飞行 2 ~ 3 周,包括胸部的、腹部的、大脑和颅内的手术以及中耳手术。过去 48 小时内有打石膏的骨折,也常是禁止的,除非夹板有一个双壳贝
血液疾病	如果 Hb < 7.5 g/dL 或者镰形细胞危象 10 天内,不要飞行

近期心肌梗死,不稳定型的心绞痛或者不稳定型的心衰都是飞行禁忌症,如果一个人能够行走 100 米没有心绞痛或者呼吸困难的症状,一般考虑他或者她适合飞行,不需要提供额外的氧气来保证情况的稳定。经验性的大概是登机口到飞机的距离。有严重慢性阻塞性气道疾病的患者不能够飞行,其他不那么严重的疾病患者可能需要补充氧气。

因为体腔内气体的膨胀,空气会被困在体腔内,使得一些近期进行的手术之后的飞行是禁忌的,包括近期的腹部和胸腔手术和气胸。气性坏疽也不适宜飞行,恶臭的伤口可能引起其他乘客的不悦。

糖尿病患者需要对旅行进行很好的准备,必须携带所有需要的药物,测血糖设备和葡萄糖以防低血糖,1 型糖尿病患者在跨越一定数量的时区时可能具有血糖失控的风险,因为对自己平时的胰岛素治疗的时间的干扰。向东的飞行往往缩短了一天的长度,降低了胰岛素的需求;向西的飞行有相反的效果。有可用的法则来计算胰岛素治疗的合理改变。

推荐的胰岛素剂量/给药时间的变更可能在严酷的飞行条件下难以遵循,通常强烈建议经常性的血糖自我监控。

怀孕的妇女需要特别注意,为了避免飞行中的分娩,航空公司一般不允许妊娠期超过 36～40 周者飞行,因此在上飞机前最好核对航空公司明确的限制。其他潜在的并发症,比如早产既往史,在孕期早期的飞行中也是禁忌。另一因素是潜在的高海拔处电离辐射的增加可能引起胎儿的损伤,在妊娠期少量的长途飞行中是不显著的,但需要限制总时长不超过 200 小时。其他人在有明显的风险之前,一年可能需要飞行超过 2 000 小时。这要因实际的路线而定,两级的辐射要比赤道的少,引用的数据反映了在这些最高宇宙辐射暴露的地区的飞行时间。

一个未解决的问题是婴儿的飞行安全。有报道称其与婴儿猝死综合症(SIDS)有潜在的关联。万不得已,出生 2 周的婴儿最好避免,但与婴儿猝死综合症直接关联的证据尚未明确。

任何患有潜在传染病的人都应被排除在航空旅行之外。常见的问题之一是患有水痘皮损的儿童可能被阻止登机。直到损伤经过 5～7 天愈合,在医疗评估后才能登机。当然,这 5 天的时间里,儿童能够传播感染,人们很可能没有意识到直到发现有疹子出现。

心理健康问题是另一个领域,需要事先做好准备,特别是行为问题可能会使一起的乘客遇险。同样在这类问题中也包括害怕飞行的,确实能给一起的乘客和乘务人员带来问题,在这些情况下,可能有时需要镇静手段。

10.4.3　客舱空气质量

飞机上的空气质量和从其他旅行者感染传染性疾病的可能性引起了人们的关注。航空公司声称空气有效过滤,病原在客舱循环的概率是很小的。空气在客舱区域再循环,并不通过洗手间和厨房,每隔几分钟经过过滤器,过滤器功率足,能够清除大多数细菌和病毒。结论是空气携带的微生物可能比大多数有中央空调的大楼的空气中的还要少。但是,因为人们长期非常接近彼此的事实,会增加由于接触来自附近乘客被感染的风险。出于这个原因,患有肺结核的乘客必须告知航空公司。

客舱里的湿度很低,这是个事实,因为较高的乘客密度,经济舱受影响更大。正常的口渴机制会做补偿,个体一般不会有任何程度的脱水,当然要注意上面所提到的关于饮酒的警告。可能会感到眼干,在长途飞行中,建议佩戴隐形眼镜者最好换用框架眼镜。吮吸含片能够缓解喉干,但鼻子痛很难处理。皮肤同样感到干燥和发痒,推荐常规使用润肤霜。干燥的客舱环境会使哮喘恶化,因此手里准备好气雾吸入剂是非常重要的。

10.5   要点

* 晕动病归因为运动的感官输入和常规运动的中枢神经系统(CNS)模型的不匹配,最佳的治疗是适应非常规的刺激,抗组胺药和抗胆碱能药都用来预防晕动病,但是必须在出发前服用。可以采用其他措施最小化由非常规运动引起的感官紊乱。

* 时差是由打乱了遵守平常的睡眠/觉醒周期的昼夜节律引起的。周期在新的时区重建后应当立刻得到矫正。向东的旅行的症状要更严重,旅行前做好准备可能是有帮助的,如果旅行者休息好的话。在航班中睡眠是可取的,避免吃得太饱和饮酒。在目的地的夜间时刻睡觉,和在合适的时间暴露于日光下一样,都有助于适应,有一些证据支持褪黑素和短效安眠药的使用。

* "经济舱综合症"可能是一个误称,表示个体在经历了长时间的不动和受限的腿部移动会增加深静脉血栓的风险,一般措施包括维持液体的摄入,不饮酒和规律性的有效的腿部运动。风险组需要附加的措施,可能包括穿着有等级的医用加压弹力袜,预防性阿司匹林和抗凝剂。

* 高海拔处体腔气体的膨胀能够引起一系列的问题,比如气压性损伤,最常见的是耳气压损伤,是由鼓膜后气体的膨胀造成的,打开咽鼓管的一些特殊的方法能够使其缓解。内耳的发炎或者鼻窦的感染能恶化问题,推荐口服和/或局部的减充血药。

* 在旅行前应该考虑到旅行的适宜性,特别是近期做过手术、有心血管、循环系统、血液或呼吸系统问题的人应该咨询他们的私人医生。还有一些其他病情,如胰岛素依赖型,需要特别考虑。

10.6 常见问题

问 题	回 答
1. 从潜在的婴儿猝死综合症的角度来看,婴儿进行长途飞行是安全的吗?	如文中所表述的,当婴儿暴露于一个较低的大气压时,就像在机舱里,一些证据显示会有生理上的改变,尚未证实与婴儿猝死综合症相关。父母应该被告知该点,必须按照婴幼儿旅行的可取性来做决定,随着年龄的增加,婴儿猝死综合症的风险降低。超过 2 岁的儿童的关联性要少一些。在出生后的头 3 个月,父母需要小心谨慎。对于分娩之后的头几个星期旅行的母亲,要考虑到产后并发症和深静脉血栓的风险。
2. 在长途飞行中,对于超过 40 岁的人,能够常规服用阿司匹林作为深静脉血栓的预防用药吗?	在这种情况下,使用阿司匹林的证据并不是强有力的,最好关注于使用医用加压弹力袜和其他飞行中的方法来降低深静脉血栓。理想情况下,需要预防剂者应该咨询医生。
3. 妊娠期长途飞行会增加深静脉血栓的风险吗?	怀孕期间本身就会有深静脉血栓风险的增加,特别是高龄产妇,但飞行同时是否也会使风险增加尚未知,推荐医用加压弹力袜和其他飞行过程中的措施,有深静脉血栓既往史和其他特殊情况者,合并使用肝素。
4. 吮吸甜食有助于预防飞行中的气压性耳损伤?	没有证据证实这可以提供任何保护或者缓解症状,应该使用文中描述的那些方法。
5. 预防儿童晕动病最佳药物是什么?	对于由父母照顾的幼儿,有镇静作用的异丙嗪糖浆可能在旅行中有帮助,应注意的是,此糖浆必须在旅行前使用。

11、医药箱和急救的自我处理，以及旅行者的小型医疗条件

Travel Medicine for Health Professionals

Chapter

11

　　对于旅行者来说,特别是在医疗设备较差时,医疗问题自我处理的关键,是适当的急救/医药箱和产品如何使用的知识。药师在为旅行者提供合适的医药箱方面发挥重要作用。建议大多数度假者携带基本的急救箱和少量的非处方药(OTC)。在前往更多异国特色的目的地时,可能需要考虑携带更广范围的药品。本章描述了建议度假者和旅行者购买何种药品时需要考虑的因素,作为处理各种疾病的一个总结,如旅行者的腹泻,在本书的其他地方讨论过。特别是对叮咬和蜇伤处理的讨论,作为旅行者常见的急救的考虑方面。

　　可以找到的为旅行者设计医药箱的信息是非常少的——只有少数综述讨论了何种程度是可取的。本章主要关注为各种旅行者设计医药箱所要遵循的一般原则(图11.1)。

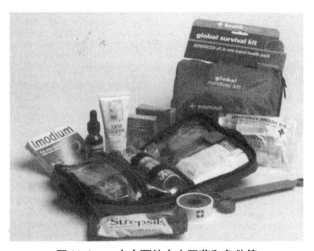

图11.1　一个全面的个人医药和急救箱

　　对于许多旅行者来说,特别是背包客,行李箱的空间是有限的,只有最可能需要的产品或者最重要的物品才会携带。在给出建议时,应考虑到旅行者的旅程,某些活动可能对特殊或者更宽泛的急救项目有更大的需求。另外,药师应该询问有没有需要携带长期服用的药品,以保证足够的供给。有时候,消费者会忽略偶尔需要使用的药品(如轻度哮喘或者花粉症)。在海外,供应的短缺可能会成为一个问题。

　　所有医药箱都应该包装得适合旅行,大多数包装设计是适用于浴室的橱柜,而不是严格的适合开阔的道路。最后,卫生专业人员应该保证旅行者明白箱子里的产品是做什么用的,包括适当的说明。

11.1 海外药品的购买

旅行者经常会被诱惑在所到的目的地获得药品,而不是在本国。这可能是价格的原因,一些药品在海外购买比较便宜。一些旅行者不愿携带用不上又占空间的产品。

旅行者在海外购买药品时要考虑很多重要方面:

11.1.1 交流

旅行者使用外语解释他们所需时可能存在困难。相同的,海外的药师或者医生可能对于他们所提供药品或者处方不能给出足够的信息,即便是手写的形式。

11.1.2 药品的识别

常用药的名称在不同国家可能是不同的。比如,对乙酰氨基酚在英国被称为 paracetamol,而美国叫做 acetaminophen。此外,来自不同国家的具有相同专有名称的药物,与英国用的相比,可能含有不同或者额外的组分。

11.1.3 药品的供应

在一些发展中国家或偏远地区,药品的供应范围是有限的,或者治疗某慢性疾病的特殊药品在市场是没有销售的。

11.1.4 药品的质量

在某些发展中国家,可能会买到假药,或者质量很差的药品。一些研究调查了世界某些地区的药品质量,最普遍的问题之一是质量控制。一个研究分析了从尼日利亚35个药房获得的抗生素和抗疟药中的活性成分,48%的样品被排除在药典之外。在某些情况下,这将导致治疗的失败。另一个有趣的发现是,无论药品是当地生产还是进口的,都不合标准。作者猜测其中一些药品的包装和原产地是伪造的(伪造销售药品)。

有时,这种药品的配制含有危险组分,而这种危险组分会有灾难性的影响。最近的一个例子发生在印度,用二甘醇取代丙二醇配制咳嗽药,导致33名儿童的死亡。不含有效组分的假药的流行是一个很难定量的问题,因为这种药的相关报道经常是奇闻轶事。

对于必须在海外购买药品的旅行者来说,一般的做法是使用信誉良好的资源,而不是购买最便宜的药品。大使馆或者领事馆可以推荐可靠的零售商。

11.2　包装

当携带药品出国时,一些药品需要合适的包装以便于旅行。

如果配备的是松散的药片,在背囊中,它们有可能会变成粉末。因此,尽可能将药品置于铝塑的泡眼包装中。

许多背包客丢失了药品外层的厚纸板包装盒和药品的说明书。为了降低这种可能性,药师应该建议这种旅行者将药片与外包装盒和病人信息活页一起放在可重复密封的塑料袋中,这样也可以起到防潮作用。这些也可以储存在可重复密封的类似特百惠的盒子中,这样容量更大,比塑料袋更结实。背包客会愿意考虑使用各种特殊设计的纤维小药袋。药品通常在销售和调配时,附带病人信息活页,但是有时候给处方药附加一个完整的数据表是非常有意义的,尤其在国外咨询处方医师时是很有用的。

对于一大组人的药品的包装和急救箱,需要特别考虑。外包装应该足够结实,在一些环境中,应该是完全防水的。可以存储很多东西,包含每个成员的特百惠型盒子。

旅行者携带的药品在温热气候中的稳定性没有正式的鉴定标准,短暂的度假可能不会有明显的降解,但有必要建议旅行者在极端气候的长途旅途后,丢掉没有使用的药品。其他问题,比如栓剂或者阴道栓剂的完整性,是可以预见的,因为它们的熔点低。

11.3　法律和道德问题

药品的法律标准在不同国家差别很大,可能会给旅行者带来问题。涉及旅行者携带药品的事故报道相对较少,除了一些携带受管制药品的,但这并不意味着旅行着不会遇到问题。

应该对药品进行包装和标记,如以上所描述的,建议携带来医生书写的病历或者对于慢性疾病(特别是在紧急情况下需要更多药品供给的)复制一份药品的处方。

国家法律法规之间关于穿过国际边境携带药品的差异已由联合国国际麻醉品管制局确认,特别是针对麻醉药品和精神药品,伦敦皇家学院进行了一个关于 57 个国家对于这些药品需求的研究,总结如表 11.1。

人们携带药品的信息的初期研究是通过网络和电子邮件的形式发送给相关联系部门,如果能够被确认则可以携带入境。如果这种方法不能获得足够的信息,则需要进一步的澄清,通过电话联系英国领事或大使馆。29 个国家有相关的网站用于确认,23 个国家提供一个电子邮件查询地址。可致电国家 24 个,但是通过这种方法只能获得一般信息。有 9 个国家,通过何种方法都不能获得数据。

表 11.1　对 57 个国家关于旅行者携带个人使用药品越境的指南和限制的研究
（没有反映实际的法律规定,只包括由网络,邮件或者电话可获得的信息）

国家或地区	禁止项目	限制	受限制物品的最大携带量 （在无许可和注解的情况下）
阿根廷[a]	吗啡		
澳大利亚[a,b]	海洛因	任何注射剂（除了胰岛素）、生长激素、合成类代谢类固醇、卡瓦酒、麻黄、阿拉伯茶	
奥地利[a,b]	—		非欧盟居民,所有药品都需要许可
巴哈马群岛[a,b]	—		
巴林[a,b]	—		
比利时[a,b]	美沙酮 褪黑激素	麻醉剂、万艾可	最大 $ 430 万艾可
百里斯[a]			
巴西			未经确认
加拿大		麻醉剂、传统药物	麻醉剂 2 ～ 3 天用量,传统药物最大 3 个月的供应量
中国[a,b]			需要医生处方
塞浦路斯[a,b]			
捷克共和国			无数据
丹麦[a,b]	阿拉伯茶,海洛因	麻醉剂、精神药物	2 周供应量
埃及[a,b]			
爱沙尼亚		麻醉剂、精神药物、激素、血制品、疫苗	需要特殊许可

续表

国家或地区	禁止项目	限制	受限制物品的最大携带量 (在无许可和注解的情况下)
斐济[a,b]			
芬兰		麻醉剂	许可最大 14 天用量的麻醉剂;其他来自欧盟国家的药品 1 年供应量;非欧盟,3 个月供应量
法国[b]	海洛因		
德国	海洛因	麻醉剂	麻醉剂最大 30 天用量
希腊[a,b]		麻醉剂	麻醉剂最大 30 天用量
中国香港		麻醉剂、药用产品和药物	需要许可
冰岛[b]		麻醉剂、拟精神药物	一些最大 10 天供应量,一些最大 1 个月供应量;其他药品最大 100 天供应量
印度[a,b]		麻醉剂	需要许可
印度尼西亚			无数据
以色列[a,b]			
意大利[a,b]	吗啡,美沙酮		
牙买加			无数据
日本	苯丙胺,海洛因,一些刺激窦药物,例如 Vicks inhalers,伪麻黄碱	麻醉剂,拟精神药物性激素、天然产物、维生素	麻醉剂,拟精神药物和性激素需要许可,维生素最大 4 个月供应量,天然产物最大 2 个月供应量
马来西亚[a]		麻醉剂	最大 1 个月供应量
马耳他[b]	苯丙胺,吗啡,海洛因,巴比妥类		
毛里求斯	镇静剂和催眠药,一些镇痛剂(例如丙氧氨酚复方片)	麻醉剂	

续表

国家或地区	禁止项目	限制	受限制物品的最大携带量 （在无许可和注解的情况下）
墨西哥[a]		麻醉剂,拟精神药物,HIV 药品	携带药物导致监禁,携带任何处方药都应该小心谨慎
摩洛哥	麻醉剂	所有药品	需要审批,除非有摩洛哥领事管/大使馆认证的医生的介绍信
荷兰	所有在英国受管制的药品		
新西兰[b]		美沙酮,吗啡	需要许可
挪威[a,b]		麻醉剂	法律规定麻醉剂最大 1 个月供应量
秘鲁			无数据
菲律宾[a,b]		麻醉剂	需要许可
波兰			无信息
俄罗斯			无信息
罗马尼亚			无信息
沙特阿拉伯[a]			
新加坡[b]	吗啡,海洛因		
南非[a,b]	海洛因	麻醉剂,处方药	所有药品最大 1 个月供应量
西班牙[a,b]			
瑞士[a]		麻醉剂	最大 1 个月供应量
泰国[a,b]		麻醉剂,拟精神药物	拟精神药物最大 30 天供应量麻醉剂需要许可,最大 30 天供应量
坦桑尼亚			无信息可取
特立尼达[a,b]			
土耳其[a,b]	美沙酮		
阿联酋[b]		所有处方药	所有药物都需要迪拜大使馆的许可
美国[a,b]	海洛因		
乌拉圭[a]			
津巴布韦[a]	海洛因	—	—

HIV,人类免疫缺陷病毒。
[a] 允许供个人使用的处方药最大用量为 3 个月。
[b] 需要携带医生的处方或者介绍信。

　　在 48 个信息可获取的国家和地区中,50% 介绍了能够携带的药品最大剂量为 3 个月的用量,必须携带介绍信或处方,13% 只介绍了处方药,17% 只有最大提供量。一些国家同样介绍了非处方药(OTC)的最大提供量,通常不超过 5 盒。19 个国家和地区描述了特殊禁用的一系列麻醉和精神药品。其中有 10 个国家和地区列出了海洛因。12 个国家和地区描述了最大使用时间不超过 3 个月的用量的某类药品。另外有 10 个国家和地区,药品需要特殊许可,通常这种药品为麻醉或者精神药品。

　　某些国家拥有反常的规定:在日本,即便是温和的兴奋剂,比如伪麻黄碱和 Vicks inhaler(印尼纯天然植物精油止咳缓解鼻塞)都是禁止的;摩洛哥的法律规定,所有携带的药品都应该具有由摩洛哥大使馆签署的医生的介绍信。一些国家,像墨西哥,因其随机的执法监管,针对麻醉类和精神类药品,美国的国家相关部门给旅行者发布了特殊警告。

　　从这个研究我们得知,对于旅行者来说,在出发前获取明确的建议是不容易的,或者说在某些情况下是有难度的。由国际机构编辑信息的综合性网站是有用的。对麻醉和精神药品需要特别小心,将在下一节进行讨论。

11.3.1　受管制药物

　　旅行者携带受管制药物更成问题。即便是在英国可用的含有低剂量可待因的非处方药(OTC),如果携带通过某些边境,理论上会出现问题。

　　如果旅行者携带了 Schedule 5 中的受管制的药物,药师应该建议旅行者在海外旅行前咨询相关权威机构。相关权威机构可以是受管制药物管理部门、药品监管机构(MCA)(如果需要出口许可证)、目的地国家和旅行经过的国家的大使馆。尽管这可能并不总是实用的,这要由旅行者决定是否要做这些确认,卫生专业人员给出的建议只能是推荐其做这些确认。

　　对于 Schedule 2 中的受管制药物(例如吗啡),在旅行前必须获得英国内政部的出口许可证。小量的可以除外,但是所有情形下,都应该在旅行前联系相关部门。许可证是相对容易安排提供的,因为其是事先做好的。

　　要从目的地国家获得一个进入许可证或者寻求授权是更成问题的。尽管如表 11.1 的调查所示,大多数是允许携带个人用量而不需要特别的许可。如果药物在某个特殊国家是不允许使用的,那么安排这种许可几乎是不可能的(例如海洛因在美国)。

健康的旅行者,需要携带应急的强止痛剂,应该咨询医生,他可能会同意开出备用镇痛剂,比如曲马多。需要 Schedule 2 中的受管制药物来治疗慢性疾病的旅行者,应该保证取得合适的许可证。

11.3.2　团体旅行

探险或者团体的药品的供应,一定数量的个体使用一个急救箱,是目前英国立法存在不足的领域。

处方药物(POMs)和药店药品(Ps)可以批量供应给在药品法案中可以这样购买药品的个体(比如对团体成员负责的医生和药品管理者)。这种供应需要一个批发经销商许可证,除非批发是整个药品销售中微不足道的一部分。一般批发经销商许可证的需求,在批发量少于许可药品的营业额的5%时,是被药品监控机构忽略的。处方药(POMs)批发供应的一个缺点是药品在没有包装许可证时是不能进行重新包装和贴标签的。事实上,团体和探险队在医生完成申请之后,有时重新包装他们自己的药品,这个是不够理想的。

另一个在实践中常见于小团体的是,一个人获得医生的处方,一旦药品可以供应,大家共享药品。卫生专业人员应该劝阻处方药品的共享,应该推荐旅行者针对各人情况,取得各自的药品供给,合适的包装和标签,除非有专门的医生对整个团队的药品负责。如果一个医生为整个团队的所有成员都开具了一个处方药,团队出于经济因素会选择只购买一个人量的供给。

另一个伦理上的考虑是,"以防万一"的处方药(POM)是否该给旅行者提供。在抗生素中,这个是特别现实的问题,一些医生相信在目的地国家一定能寻求到医疗救助,与之抗衡的论点是国外供应的药品的质量可能很差或者供应的品种不齐全。

最后要考虑的是英国国民医疗保健制度处方中对于离开英国的人只能提供 3 个月的药品供应量。这是因为这段时间之后,个人不再去医生处挂号。

11.3.3　出口

有时候,药师会遇到给已经在国外的人提供药品的情况,比如一名外籍工人。

药师出口处方药(POMs)的方式有两种:一是依靠医生写的处方,医生必须在英国医学总会注册过;二是通过批发经营方式销售。批发经营方式的销售,只能是在交易的过程中,购买产品用来销售,供给或给予另一个人的人。在出口方面,这种定义的组织包括医院、诊所和其他批发商、居住在国外的药师和医生(给病人提供药品而不是医生个人使用)。药师在进行这种供应之前,必须保证订单的善意起源。只有获得相关部门的许可后,批发经销商才能供应受管制药物。

在出口任何药品前,药师应该查询药品监管机构(MCA),看是否需要出口许可证;咨询接受国的大使馆,看是否需要任何的入口许可证;邮递药品出国是可能的,在包裹上提供必要的内含物说明和必要的特殊包装。包装信息可以从海关与货物税务署获得。药师必须保证会到达预期的使用者手中,应该考虑到这种形式发送药品会不会影响产品的安全性、质量和有效性。

11.4　急救和医药箱的设计

给旅行者设计医药箱时要考虑到 3 种基本产品:

A. 急救药

B. 非处方药(OTC)

C. 处方药(POMs)

箱中每种类别药品的范围依照旅行者的类型而定,大致包括:

- 前往发达国家的短期旅行者,只需要基本的急救药品和小范围的非处方药。
- 前往发展中国家和疟疾流行区域的旅行者,需要范围更广的药箱,除了疟疾预防剂或者现有的慢性疾病的治疗用药,处方药很少需要。
- 前往发展中国家和热带区域很长时间者,可能需要更大的药箱和一些处方药。
- 远离医疗救援的探险队,需要全面的药箱。

经常性出国的商务旅行者是个特殊情况,可能发现全面的药品供给是有用的,这种药箱可能是一接到通知短期安排的行程所需的,能够由较大公司的职业卫生部门提供。

对大多数旅行者来说,一个重要方面是要保证药箱中包括最有可能会用到的药品,这需要大量依靠上面所描述的因素。英国皇家学院进行的另一项研究给出了关于旅行者前往较大的发展中国家的各种目的地所使用的医疗水平和急救项目方面的一些见解。在这个研究中,旅行者

前往用来调查的特殊药房,确定他们药箱里哪些是在离开时实际用到的
药品和所有购买的用品。这些人大部分是前往发展中国家的各种目的
地的背包客,结果会以说明的方式在下面的章节中讨论。

11.4.1 急救用品

选择急救用品时最好先询问确切的行程和即将从事的活动。急救
箱可能是很大的,如果团体确定一个人专门负责携带药箱是最好的。但
是,每个人至少应该携带一些急救用品用来自己使用,比如药膏。英国
皇家学院的研究中所使用的各种急救用品如表11.2。

对所有人来说,明白如何使用药箱里的东西和合适的伤口处理是重
要的。急救课程对冒险旅行者来说是非常有价值的。

表11.2　一队前往发展中国家旅行者携带的急救物品和使用率

物品	携带物品的药箱数量 (%总药箱数,n=127)	使用物品的药箱数量 (%携带物品的药箱数量)
膏药	112(88)	52(46)
非粘附性敷料	57(45)	6(11)
医用胶带	67(53)	18(27)
伤口敷料	45(35)	7(16)
消毒纸巾	68(54)	23(34)
消毒创口贴	42(33)	6(14)
纱布	40(31)	6(15)
棉签	54(43)	22(41)
消毒剂	82(65)	32(39)
弹力绷带	56(44)	3(5)
安全大头针	52(41)	12(23)
剪刀	94(74)	37(39)
镊子	82(65)	32(39)
水泡敷料	33(26)	10(30)
无菌 AIDS/HEPB 盒	55(43)	3(5)

AIDS,获得性免疫缺陷综合征;HEPB,乙型肝炎。

　　所有旅行者都应该对处理割伤和擦伤有所准备,需要掌握框11.1
第一部分列出的物品,所有的伤口在包扎前都应清洗。专业卫生人员一
般不使用消毒剂处理伤口,因为其对伤口愈合有副作用,清理割伤和擦
伤,肥皂水足够了。外行人处理伤口时,特别是在野外的背包客,伤口的
处理可能是不充分的,使用消毒剂来防止可能的感染。如果没有现成的
干净的水源,使用消毒剂擦拭伤口是有用的。在旅行时,最好避免管状
的抗菌乳膏,因为经常性的使用会将微生物引入管中。碘制剂的活性范
围最广,因此,干粉喷涂聚维酮碘是理想的,旅行者也可以使用小瓶的聚
维酮碘酊,里面刷子可供使用。污染刷子的任何微生物,在刷子重新浸
入溶液时都会被杀死。

　　某些类型的旅行者需要考虑到框11.1中第二部分列出的物品,前
往热带偏远地区的背包客应该对任何轻度的损伤都保持警惕。一个小
伤口,经常由昆虫叮咬后大力抓挠引起的,会被感染而难以愈合。结果
是有渗出液的伤口被包扎后,因为液体的渗漏而经常换药,导致已形成
的肉芽组织的移除。经过一段时间后发展为慢性伤口。

框11.1　急救物品

大多数旅行者
- 消毒剂
- 膏药

热带,长途旅行或特殊活动的假期
- 弹力绷带
- 脚部水泡膏药
- 亲水性胶质敷料
- 碘制品消毒剂
- 非粘附性敷料
- 无菌盒
- 无菌创口贴(消毒棉条)
- 医用胶带

　　关于这些在旅行者中的"热带溃疡"没有细致的研究,在去往非洲的
参观者中已有报道。有人已提出需要特殊微生物的抗感染治疗,能对这
种溃疡的病因学发挥作用。不管这些伤口的起因是什么,对居住在热带
的人们来说,即便是最轻微的擦伤的处理都是非常重要的。因此,适当

的清理和消毒剂的使用,及时用覆盖物阻止污染是关键。

对旅行者来说,为此携带敷料是有用的:非粘附性的包扎敷料是最好的选择。对于没有干净的肥皂水清理伤口的紧急情况,可以使用 Steripods(含有液体消毒剂或者生理盐水)。最好使用消毒纱布清理伤口,而不是会有纤维脱落的脱脂棉。

如果伤口愈合得很差,需要能够提供良好愈合环境的包扎敷料。据传,旅行者说亲水胶体敷料,比如 Granuflex,能提供良好的愈合。一旦使用,敷料能置于原位近 5 天。强大的防水外层使得敷料在热带环境维持完整性。

其他类型的敷料的需求应该谨慎考虑,如表 11.2,其中可能有些不需要。有支撑作用的弹力绷带在人们长期徒步或者登山扭伤和拉伤时是有用的。但是,携带管型弹力绷带(Tubigrip)是无用的,因为不同的肢体需要一系列的型号。其他物品,例如织孔粗的绷带,旅行者很少使用。

战地包扎用品对于从事可能会受到严重伤害活动的人(比如登山活动)来说是合适的。但是,缝合装备是不需要的,除非旅行团中有接受过缝合培训的人。对较深的割伤,Steristrips(消毒创口贴)是有用的替代品,使用安息香胶酊剂于创口贴的边缘有助于固定。应该提醒使用者,在关创之前要充分清理伤口,清除所有的残屑。徒步者和登山者可以找到特殊设计的水胶体敷料比如 Compeed 足贴处理足部的水泡。

其他物品,比如镊子和剪刀是需要的。许多人发现小的用来指尖采血的无菌采血针在清理碎屑时非常有用,它们同样可用来刺破足部的水泡,需要小心地处理,覆盖消毒的敷料,使皮肤离开水泡的位置。

近年来,旅行者携带含有消毒针和注射器的药箱变得普遍,以防在供应短缺的地方,可能会用到这些装备。在这些地区,有针头重复使用的危险,因此,存在感染通过血液传播的疾病,比如乙型肝炎和人类免疫缺陷病毒(HIV)的可能。前往发展中国家长期旅行的人可能希望携带这种药箱,尽管使用的可能性不大。确保药箱包装完好,标签明确,一般而言,是不会遇到问题的。提醒旅行者应该确保知晓自己的血型。对一些旅行者,鉴于有性传播的疾病这个世界范围的问题,应该建议其携带避孕套。

11.4.2　非处方药

推荐给旅行者的一系列非处方药如框 11.2 所示。比如,大多数人需要携带解热镇痛药,如表 11.3 所示的结果。旅行者的腹泻是各种目的地都会遇到的问题。如何处理在第二章已有讨论,在皇家学院的研究中,洛哌丁胺和口服补液(ORS)的使用率最高,其中口服补液(ORS)的使用要比洛哌丁胺普遍,如第二章所描述的,可能洛哌丁胺在没有痢疾的旅行者腹泻中使用的更广泛。在对可口可乐公司职业卫生部门生产的旅行健康药箱的商务旅行使用者的调查中,可以获得非常相似的结果:最常使用的是镇痛药和治疗腹泻的药。但是,净水药片在商务旅客中是鲜少使用的,对比皇家学院调查的旅客,有一半的人使用。

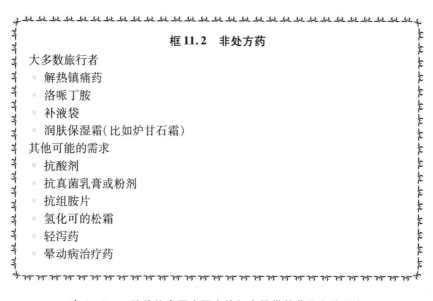

框 11.2　非处方药

大多数旅行者
- 解热镇痛药
- 洛哌丁胺
- 补液袋
- 润肤保湿霜(比如炉甘石霜)

其他可能的需求
- 抗酸剂
- 抗真菌乳膏或粉剂
- 抗组胺片
- 氢化可的松霜
- 轻泻药
- 晕动病治疗药

表 11.3　一队前往发展中国家旅行者携带的药品和使用率

药品	携带药品的药箱数量 (%总药箱数,n=127)	使用药品的药箱数量 (%携带药品的药箱数量)
镇痛药	109(86)	70(64)
抗组胺片剂	67(53)	24(36)
抗组胺乳膏	33(26)	25(76)
抗真菌乳膏	41(32)	12(29)
氢化可的松乳膏	46(36)	11(24)
补液袋	80(63)	40(50)
洛哌丁胺	84(66)	29(35)
轻泻药	11(9)	2(18)
维生素	65(51)	52(80)
抗生素	34(27)	12(35)

防晒和晒伤的治疗在第九章有描述。在英国皇家学院的调查中,大多数人购买和做了合适的准备。可口可乐公司所做的研究发现使用者较少,可能是因为户外活动较少。患有晕动病的旅行者可能需要合适的措施,如第十章所描述的。

在炎热、潮湿的气候中,真菌皮肤感染的风险增加,有足癣(脚气)复发史的人,如果打算徒步旅行,可能会导致病情的暴发。一个类似情形常见于男性,称为"腹股沟癣",是腹股沟周围癣的感染。这种旅行者应该携带咪唑类抗真菌粉剂或霜剂(比如咪康唑,克霉唑),有阴道念珠菌病史的女性会发现携带口服药物是有用的,比如氟康唑,或者阴道霜剂,而不是阴道栓剂。

昆虫叮咬和刺伤的反应是麻烦的,人们可能是希望携带皮质类固醇类制剂的,比如氢化可的松,反应更严重者可能需要考虑更有效的方法——处方制剂。苯茚胺片剂对过敏反应同样有用。镇静抗组胺药(例如氯苯那敏)在晚上昆虫叮咬反应困扰睡觉时是有用的。英国皇家学院的调查显示抗组胺乳膏的使用率很高,尽管在如下的叮咬和刺伤的讨论中,皮质类固醇类乳膏可能是首选。

炎热气候的旅途能够导致便秘,因为不充分的液体摄取和饮食的改变,潜在的患者应该携带温和的泻药,比如番泻叶。

除非超过几个月的旅途或者食用受限制的食物,维生素制剂对健康青年成人是没有必要的。表11.3显示了一半的旅行者携带了这种制剂,超过80%情况,都会服用维生素,依从率比昆虫驱避剂还高:只有78%的驱避剂携带者会使用昆虫驱避剂排除前往疟疾疫区的风险。

11.4.3 处方药(POMs)

除了慢性疾病需要携带处方药,在偶有的紧急情况下提供所需药品也是非常重要的(框11.3)。这包括适用于轻度哮喘的吸入剂、复发性膀胱炎的疗程治疗所需的抗生素,或者旅行者腹泻自我治疗所用的环丙沙星。如果这些药品用于紧急情况的自我治疗,个人熟练掌握正确的使用方法和提供全部书面的说明书是重要的。在许多国家,抗生素可作为非处方药(OTC)购买。在英国皇家学院的研究中,23人(18%)使用了抗生素,但是有一半是在国外购买的抗生素。

框 11.3　处方药(POMs)

- 肾上腺素
- 抗生素
- 抗生素乳膏或粉针剂
- 抗生素眼药膏
- 感染疟疾者的备用应急治疗用药
- 高山病的补救措施
- 强镇痛剂
- 慢性或者复发疾病治疗药

镇痛药,比如二氢可待因或者曲马多片剂,有时适用于离得到医疗救助还有一段时间或者有受伤可能的旅行者,包括远足跋涉者或者偏远地区的登山者。

对于恶心和呕吐,某些情况下,止吐药是有效的。在炎热的气候中,口服制剂可能无法保存很长的时间,栓剂可能会熔化。有用的剂型是在口中溶解的丙氯拉嗪含化片(Buccastem)。

局部抗生素(比如夫西地酸)或者粉剂(Cicatrin)对表面的皮肤感染有效。据传,前往热带的旅行者声称这种制剂有助于预防和治疗慢性伤口,但是缺乏有力的证据。氯霉素眼膏对结膜炎有效。

任何因过敏反应(比如被蜇伤)患有过过敏性休克的人,应建议其携带肾上腺素自我给药,比如 EpiPen 自动注射器。疟疾和晕动病的治疗在前面的章节已有介绍。

一些旅行者确实需要携带抗生素。包括:

- 前往药品供给不能保证的目的地超过几个星期的旅行者。这种情形要求旅行者在疗程开始前必须进行用药咨询。
- 前往医疗设施较远的,需要自我治疗的地区。

最适合旅行者携带的抗生素必须是:

- 涵盖所有需要抗生素治疗的可能问题。包括细菌或者原虫引起的旅行者腹泻或者尿路、胸部和伤口的感染。使用抗生素治疗社区获得型肺炎和蜂窝组织炎也是可取的。
- 副作用少,个体对抗生素没有过敏反应。
- 完善的抗生素,而不是临床实验可能有限的新产品。
- 用药方案简单。

- 便宜。

表11.4列出了已被证明的适合某些旅行者的抗生素。携带一个疗程的一个抗生素能治疗所有可能的感染尽量,尽管没有抗生素能解决所有可能的意外。环丙沙星的抗革兰氏阳性菌谱要比某些抗生素差些,使得其不适合用来治疗社区获得型肺炎和蜂窝组织炎,人们声称左氧氟沙星的抗革兰氏阳性菌谱有改善,但临床数据有限。

表11.4　合适列入药箱的抗生素种类

药物	旅行者的腹泻(细菌)	旅行者的腹泻(原虫)	呼吸和社区获得型肺炎	尿路感染	伤口和蜂窝组织炎
环丙沙星	有适应症	无适应症	无适应症	有适应症	限制使用
复方阿莫西林克拉维酸	限制使用	无适应症	有适应症	有适应症	有适应症
红霉素	限制使用	无适应症	有适应症	无适应症	限制使用(青霉素过敏时使用)
多西环素	限制使用	无适应症	限制使用	无适应症	限制使用
头孢氨苄/头孢羟氨苄	无适应症	无适应症	限制使用	有适应症	限制使用
甲硝唑	无适应症	有适应症	无适应症	无适应症	无适应症

复方阿莫西林克拉维酸是潜在的非常有用的备选品,使用者要对青霉素不过敏。但是,它在旅行者腹泻的使用尚未评估,有时能够引起腹泻。引人关注的是其还能引起胆汁郁积性黄疸,虽然比较少见且一般发生在老年人中,阿莫西林和氟氯西林的联合用药也能起到相似的抗菌活性作用。

红霉素适合青霉素过敏者,但由于它常常引起恶心和呕吐,因此并不适合尿路感染者。其他大环内酯类抗生素中,阿奇霉素对治疗腹泻有用。克拉霉素比红霉素引起的恶心要少,但价格要更贵些。

多西环素通常不在表11.4给出的用于治疗大多数感染的可选择的抗生素之列,不过它对蜂窝组织炎和肺炎有效。头孢氨苄也存在相同的争论,尽管它适用于某些轻度到中度的胸部和皮肤感染,甲硝唑和替硝唑适用于原虫或者厌氧菌的感染。

实际上,环丙沙星和甲硝唑常被推荐给旅行者。常用来解决胸部和皮肤问题是复方阿莫西林克拉维酸或者阿莫西林和氟氯西林的联合用药。

11.5　探险队和团队

适合一大群人的药箱的需求需要咨询专业机构,但对于团体或者探险者的药箱,每个人通常希望携带一些能够从大多数药师处获得的供自己使用的物品。这种药箱能够含有上面已讨论过的许多急救物品和非处方药。个人没有必要携带处方药,因为可以从团体的药箱里获取。

11.5.1　探险队

在探险队里,可能有医务人员或者接受过正确医疗培训的组员,有望在紧急情况下给药。探险队的供给通常安排有综合性的大的基本的营地药箱和一个远离大本营的一小队人携带的移动药箱。探险队里每位成员都应携带他或她自己的含有急救药品的药箱,包括药膏、带有胶带或固定剂的非粘附性敷料、大伤口敷料、支撑材料,比如弹力绷带和三角绷带、消毒纸巾、剥离脱屑和水泡的采血针和少量的对乙酰氨基酚等。

移动药箱(图 11.2)由团队里 1 个或 2 个队员携带,框 11.1 ~ 11.4 中所有的物品都要考虑到,还有框 11.5 中的部分物品,要依情况而定。例如,在高海拔地区者希望携带高原反应的补救品,而在疟疾疫区,应该携带应急的疟疾治疗物品。需要考虑的主要因素是团体的大小、在国外花费的时间和目的地到医疗救助的距离。探险队携带的抗生素的种类、其他处方药和急救物品要比正常旅行的范围更大,以应对各种情况。这个大急救箱中附带的由个人携带的急救物品包括灭菌纱布、棉签、不同品种的伤口敷料,包括适用于眼部的药品、一次性手套、无菌的创口贴和一瓶液体消毒剂,比如碘伏水溶液。应该携带温度计,特别是到疟疾疫区,少量的注射器和针头是有用的。药箱里的非处方药应该包括:温和的止痛药比如布洛芬和对乙酰氨基酚,氯苯那敏(扑尔敏)和洛哌丁胺。对于处方药,口服抗生素先前已讨论过,较强的止痛药,比如曲马多或者二氢可待因是需要的。治疗眼部感染(结膜的)的制剂,比如氯霉素或者夫西地酸眼药膏也是需要的,单剂量的低浓度的 1% 丁卡因对眼外伤疼痛有效。最后,药箱里还应包含所使用物品的各种说明书和一本合适的医学教科书——“Where there is no Doctor” 系列特别有用。

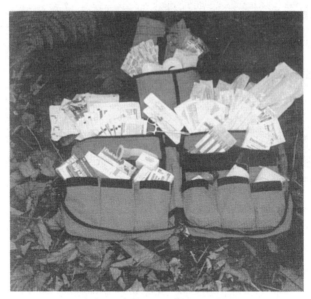

图 11.2   探险队的移动医药箱

框 11.4   其他产品

- 避孕药
- 昆虫驱避剂
- 预防叮咬的其他物品(比如蚊帐)
- 防晒霜
- 净水片

基本的营地药箱在体积和内含物范围上要更大些,不用个人携带,可以通过陆路或者飞机来运输。里面包含移动药箱里描述的所有物品,包括大批量补充野外者的供给。额外的急救物品应包括烧伤水凝胶敷料或者石蜡薄纱,亲水胶体敷料和一系列型号的管型弹力绷带(Tubig-rip)。全方位的无菌器材包括注射器和针头、镊子、缝合用具、手术刀、导管和输液管。也可携带不同型号的夹板(灵活铝制 SAMs 夹板非常流行普遍),或者是使用简单的充气式夹板,所以正确充气是重要的,不要太紧或者太松。药箱的组织条理是非常重要的,这样才能很容易地找到所需物品。最好的选择是将物品按个人分装于 Tupperware(特百惠型)箱中并清楚的标记内容。每个人的箱子应该放置于结实的金属或者玻璃盖容器里。

大量的非处方药也可涵盖在内,用于处理各种小病,包括抗酸药、喉糖、番泻叶片、晕动病治疗药、抗真菌药和氢化可的松软膏。此外,有用的处方药包括丙氯拉嗪口含片、强的松、地西泮和抗菌滴耳液。也可包括大量抗生素,比如复方阿莫西林克拉维酸和甲硝唑。

基本的营地药箱通常含有一些非口服制剂,如果队伍里存在有资格使用它们的人。肾上腺素是治疗过敏反应最有用的制剂之一,通常为易于使用的预充式注射器剂型比如 Epi-Pen。注射用头孢噻肟是常选择的抗生素,因其抗菌谱广,对革兰氏阳性菌和革兰氏阴性菌都有活性。注射用止痛药包括纳布啡和双氯芬酸,纳布啡不在受管制药品之列,尽管它是阿片类药物,具有止痛效果的天花板效应,即增加剂量不会增强镇痛作用,它比其他阿片类药品的呼吸抑制作用要小。注射用双氯芬酸在中枢系统作用效果不佳或者炎症性疼痛方面,能充分缓解疼痛。在紧急情况下,输液可能是必要的,但是空间是个限制性因素。右旋葡萄糖/生理盐水和血浆扩容剂(例如 haemaccel 尿素交联明胶)基本可以应对大多数情况。

框 11.5 探险队和团体的额外供给

- 抗菌滴耳剂
- 止吐药(例如丙氯拉嗪口含片)
- 充气或铝夹板[a]
- 输液[a]
- 1% 的利多卡因[a]
- 微量丁卡因
- 处方药(比如喉糖,减充血药)
- 注射用止痛药[a]
- 注射用抗生素[a]
- 泼尼松龙片(强的松片)
- 地西泮直肠凝胶
- 缝合工具

[a]一般只有探险队使用

11.5.2 陆路团队

一个陆路的团队(比如一个由 10 ~ 20 人组成的在卡车上横贯非洲的旅行)或者小团队的旅行者,如果当地医疗供给不足时,大多数处方药都应遵医嘱使用。对于陆路团队,卡车上的药箱与探险队基本营地药箱相似。注射用药物,除了肾上腺素,其他可能不会用到。此外,个人需要携带他们自己的急救药品供第一时间使用,所以,急救用品和非处方药章节所描述的所有非处方药(OTC)和急救用品都应该考虑到。

11.6　特殊环境

11.6.1　寒冷的环境

目前所描述到的药箱在大多数热带或者温和环境中都是适用的。寒冷环境,尽管有时需要专业的救生设施,但是对药箱的要求没有特别的变化。

11.6.2　潜水

潜水者有耳部感染的风险,特别是在热带水域潜水。有时建议使用Otosporin滴耳剂(新霉素/多粘菌素/氢化可的松滴耳液),但需要低温贮藏。Otosporin的替代品为庆大霉素和氢化可的松的联合用药。避免耳朵积水可以使感染风险最小化,一些潜水员声称醋酸铝滴耳剂是有用的。但是醋酸铝耳剂不易获得,保质期短而且价格贵。有些潜水员使用Spirit滴耳剂(硼酸乙醇滴耳剂),缺点是它们能清除掉有保护作用的耳垢。乙酸滴耳剂(Earcalm)是治疗轻度外耳感染炎症的有效非处方药。

被水母蜇伤是非常痛的,有时是非常危险的。手中持有稀释的乙酸溶液处理某些物种的这种蜇伤是有效的(见下节)。

11.7　叮咬和蜇伤

各种生物的叮咬和蜇伤相比室内的旅行者,在长期户外旅行者中是常见的。目前最常见的伤害是昆虫的叮咬,比如在寻觅吸血对象的携带毒药或者毒液的蚊子。第二个普遍会遇到的是蜜蜂、黄蜂和蚂蚁的蜇伤,作为昆虫的防御机制,毒液会被注入攻击者体内。蜘蛛和蝎子的蜇伤是较少见的,但后者会引起严重问题。下一个常见问题可能是会遇见海洋动物,结果会比蜜蜂或者黄蜂的蜇伤更严重。在旅行者较少见,但最令人害怕的,是被毒蛇咬伤。

最后,如第五章所述,在狂犬病流行区,应该特别小心谨慎处理哺乳动物的咬伤。

11.7.1　咬人昆虫

在某些情况下,蚊子数量之多使得叮咬几乎无法避免,即使采取严密的避免叮咬的措施也于事无补。皮肤产生的反应为对蚊子唾液的过敏性反应。蚊子唾液中含有混合的过敏源。常见即刻的过敏反应为一个非常痒的能持续一天甚至更久的红疱。有些人的反应比较延迟,直到被叮咬之后几个小时才会起反应,且能持续好几天。常常可以观察到在局部反应的严重程度上个体差异很大:一些人几乎没有反应,而其他人可能有严重的起疱反应。也有反复暴露于大面积叮咬产生耐受力的可能。这种叮咬最严重的结果是一个局部感染导致蜂窝组织炎或者个人抓挠导致慢性伤口的形成,如急救物品章节所描述的。旅行者应该注意叮咬周围快速扩散的红肿,特别是伴有发烧,应立刻就医,采用适当的抗生素,比如阿莫西林克拉维酸进行治疗。

对于其他咬人昆虫,比如蜱和蚤,会有相似的过敏反应,某些昆虫是更可恶的,会引起更严重的反应,包括某些黑蝇和采采蝇。

如上面非处方药章节所描述的,这种过敏反应的治疗必须使用皮质类固醇类乳膏和口服抗组胺药,局部使用抗组胺乳膏是非常普遍的,但理论上更倾向使用皮质类固醇类制剂。需在叮咬后立即使用来抑制搔痒,对任何局部肿胀不起作用。因此可以预见其对迟发反应是无效的。它们还能引起皮肤的敏感,有时因此而不推荐使用。关于其有效性的证据很少,但是许多人声称受益。在英国,皮质类固醇类是不能作为非处方药(OTC)购买用于 12 岁以下儿童的。

某些设计用来缓解昆虫叮咬的其他产品,同样是缺乏有效性的证据,但是使用者声称其是有效的。在叮咬区使用会释放电流的小设备,声称能够缓解广泛的叮咬和蜇伤。系统性的文献调查发现,支持这种设备有效性的证据几乎没有。同样流行的是含有走珠的氨制剂(Afterbite),必须在叮咬后立刻使用。

11.7.2　蜇人的昆虫

膜翅目昆虫的比如黄蜂、蜜蜂和蚂蚁的蜇伤,并不是会特别限制旅行的问题,但是旅行者需要在没有医疗设备情况下处理蜇伤。这些昆虫最可能在个体移动时蜇人,因此,建议在它们构成威胁时保持静止,而且它们许多是被香水吸引的。没有强有力的证据支持各种蜜蜂驱避剂的使用。

蜜蜂蜇人后,蜂刺上的毒液袋会留在蜇伤原处,关于移除蜂刺的最佳方式,存在一些争论。在理论上,采用挤捏法移除和扯开蜂刺会挤出更多毒液进入皮肤,引起更严重的反应。通常建议通过刮去的方法移除蜂刺,比如使用信用卡。但是,一个研究表明,最重要的是要快速移除,不管是挤压还是刮去。

对皮肤的影响并不完全与毒液的毒性相关,主要是对其组分的一个过敏反应。因此局部的过敏反应,如疼痛、肿胀和瘙痒的治疗,使用局部类固醇和口服抗组胺制剂。如果可能的话,在皮肤上立刻敷冰袋以限制毒液的扩散。反应的严重程度上有很大的个体差异:从轻度的局部反应到有威胁生命的过敏休克。如果蜇伤的部位在喉咙或者口部,肿胀会阻碍呼吸,可能需要更积极的治疗。大量的蜂刺能够引发毒液的毒性,但这是比较罕见。一个作者声称使用稀释的含有木瓜提取物的肉类致嫩剂在清除蜜蜂蜇伤的疼痛方面非常有效。

过去经历过严重过敏反应的人,包括过敏休克、血管性水肿或者更严重的局部反应,可能需要考虑携带一个疗程的口服皮质类固醇,在蜇伤时立刻服用。有过敏休克病史的人,建议携带肾上腺素,在口服皮质类固醇之后,在有这种反应发生的迹象时使用。

11.7.3 海洋动物

对海中游泳者,遇见各种刺胞动物(水母、海葵和珊瑚)是最常见的问题来源。人们对水母的反应是不同的:从轻度到威胁生命。大部分的水母只引起局部反应,但是少数,比如箱型水母和僧帽水母,能引发全身性毒性,能引起心血管或神经学上的并发症导致快速死亡。建议是避免在有水母的地方游泳。一些非常危险的箱型水母比拇指还小,游泳者可能完全没有意识到它们的存在,它们能在几分钟内杀死受害者。在澳大利亚已引进了一种对抗箱型水母的抗蛇毒血清。应该实施心肺复苏,尽可能维持直到寻找到医疗救助,因为当相对短效的毒液在体内失活时,存在复原的可能。

对旅行者来说,问题是他们可能没有意识到在一年的特殊时间里在某些海滩游泳的危险性。澳大利亚当局在张贴警告禁止游泳方面做得很全面,旅行者应该留意。某些印尼海滩没有放置这种警告,很容易导致观光客的死亡。

醋通过使刺丝囊失活,可以缓解箱型水母的蜇伤。刺丝是水母特殊细胞释放的微小的细丝,能含有毒液。但是,对于其他物种,包括僧帽水母,这种治疗是无效的,甚至可能刺激刺丝囊。一套完整的全身潜水衣能提供很好的保护,其他特殊"带刺"的游泳服也是可取的。

有毒的鱼类,如石鱼或者韦弗鱼,是在浅水处最有可能遇到的,它们可导致足部或腿部的蜇伤。这些蜇伤可能是极度疼痛的,有时需要局麻进行神经阻断。有人同样提倡将受伤肢体浸没在热水中,患者能承受的不会引起组织损伤的热度,而毒素是不耐热的。这种方法存在争议,因为热水会引起皮肤进一步的损伤。对所有物种,任何全身性的并发症是罕见的。海蛇的毒牙过小而难以深层次的渗入皮肤,它们在非失控情况下一般不会叮咬。有少数种类的海蛇是能引起严重的神经学上的并发症,伴有很高的死亡率,所以应该一直避免接触海蛇。

刺皮动物(海胆),能够留下非常痛的尖刺埋入人的足部。这些尖刺中的毒液是不耐热的,可以尝试上面描述的热水浸没法。要注意的是,小刺可能会被留下,最终被身体重吸收。较大的海胆尖刺需要手术移除。

11.7.4　蛇、蝎子和蜘蛛

这些是需要大量考虑的一组,因为毒液引起真正的毒性,而不是过敏反应,有时需要使用特殊的抗动物毒素。

蜘蛛一般对旅行者的威胁不大。只有少数种类是危险的,比如漏斗网蜘蛛和黑寡妇,它们携带神经毒性毒液,致命的螫刺毒作用是极罕见的,因此通过叮咬注入的毒液是非常少的。在许多情况下,真实的叮咬是不被注意的,直到局部的皮肤反应出现才发觉。来自某些类别的蜘蛛的反应能持续很长时间,导致皮肤坏死和大量的疼痛。一般来说一个明智预防措施是检查睡袋和鞋袜,看是否有蜘蛛的存在。

类似的,蝎子的蜇伤在成人中是罕有致命的,尽管他们体重小,但是对儿童来说特别危险。不像蜘蛛的咬伤,蝎子蜇伤的疼痛感是肯定会被注意到的,疼痛是蝎子蜇伤的主要和最令人困扰的特征。全身性的症状归因于毒液引起的全身自主神经刺激,最终导致呼吸和心脏衰竭。治疗全身性作用的最佳方式是使用能够阻断或者逆转毒液释放的儿茶酚胺类作用的药物,包括α-肾上腺素能阻断剂,比如肼屈嗪或者哌唑嗪和钙离子阻滞剂。在知道蝎子可能会存在的特殊地域,检查鞋袜、衣物和被褥是明智的。任何时候都应避免赤脚行走。

相对临时旅行者或者徒步旅行者,实施野外项目的工作者遇到蛇的可能性更大。旅行者意识到处理蛇咬伤的急救选择是有用的。蛇类的注毒作用存在两种危险:能导致非常严重的组织坏死和疼痛的局部反应和全身毒性。全身反应依蛇的种类而定,包括神经毒性、心脏毒性、出血或凝血、休克、肌肉毒性和肾衰。有些种类蛇的毒液能产生全身性反应,而其他种类常见的是局部的坏死反应。对大多数普罗大众(外行人)来

说,意识到各种种类蛇的特殊危险性是不可能的,应该采取以下一般急救措施:

　　• 固定受伤的肢体是第一时间和最有用的做法。这可以延缓毒液的扩散直到寻找到医疗救援。在有些情况下,夹板固定住肢体,带患者一起寻求帮助是明智的。小心保持呼吸道的通畅。保持患者的镇定是重要的。记住,至少有一半的蛇咬伤是不会导致严重的中毒的。同样记住,毒液反应在 24 ~ 48 小时之内不会出现,强烈建议对受害者进行多日的严密观察。

　　• 不应该使用扎紧动脉的止血带,因为其会引起阻碍血流的严重并发症。应该考虑使用弹力绷带缠绕整个肢体作为替代。这可能会在寻找医疗救助过程中,降低毒液的通过淋巴系统的流速,减少扩散和全身症状的发作。缺点是毒液可能保持在刺破的位置,使得皮肤损伤和肿胀的恶化。出于这个原因,一些专家不提倡使用紧的弹力绷带。

　　• 对于疼痛的控制,可以使用对乙酰氨基酚和非阿司匹林或者其他非甾体抗炎药。这是因为蛇毒具有抗凝作用,禁忌具有抗凝作用药物的使用。

　　• 各种蛇咬伤试剂盒中出售吸出和其他设备都是没有经过验证的,可能会恶化局部组织的损伤,因其保持毒液在刺穿部位的高浓度。任何时候,都要寻求医疗救援,如果可能的话,杀死这只咬人的蛇并带上它。

　　蛇咬伤的处理另一个主要方法是使用抗蛇毒血清。一般旅行者应该劝阻他们携带自己的抗毒蛇血清除非有人熟练精通它的使用。它必须静脉给药,理想的是在有重症监护设施的地方,零下 4 ℃保存。过敏是常见的,有时抗蛇毒血清的危险可能要比咬伤的风险大,有些情况下,提倡事先使用肾上腺素。需要供给抗蛇毒血清的主要情形为:一个探险队或团队到达一个已知的蛇类成问题的区域;打算在乡村作业几周或者几个月,而当地的血清供给又是不足的,缺乏有适当经验的医生。如果目的地的血清供应是很好的,从大本营能够合理运输,那么就没有必要携带抗蛇毒血清。在有些情况下,供给是不足的,需要一些研究去确定采用血清的正确类型,因为存在种属特异性,这属于良好的探险规划。这种情形下,可能大多数使用多特异性的类型,以备处理前往区域的蛇类的各种毒液。而单一(特异性)型往往抗原少。抗蛇毒血清在逆转凝血方面比抗神经毒性方面更有效,而在神经毒性方面,抗胆碱酯酶有时有效。

避免遇见蛇的方法涉及一些常识性的措施:穿着长靴和相对较厚的裤子,在搬东西比如石头时要小心,在晚间出去时使用火把。

11.8 要点

1. 在准备医药箱和急救箱时,所有旅行者都应该考虑到以下几点:

   获得长期用药供给或者治疗不常发生,但复发会引发问题的药物的处方。

   尽可能在英国购买药品。

   考虑旅行的行程和活动。

   与医生讨论紧急情况所需的处方药(POMs)。

   知晓如何使用旅行医药箱里的物品。

   包装药品使其适合旅行使用和符合法定要求。如果有需要,携带医生的介绍信或者处方的复本。

   考虑合适的急救和非处方药(OTC)产品以及合适的疟疾预防药。

2. 团体或者探险队需要考虑的:

   确保一个全面的基础的营地或者卡车药箱和个人所使用的物品。

   主要的药箱应该是全面的,适合目的地的,比如在疟疾疫区要包含疟疾应急治疗药品。

   野外的药箱应该适合远离大本营的小团体。

   每个人都应该携带供自己使用的药品和急救物品。

3. 对于叮咬和蜇伤

   叮咬和蜇伤引发的轻度的局部皮肤反应,可以使用局部的皮质类固醇类软膏和口服抗组胺药。

   蛇的咬伤中毒最佳处理方法是固定患者,快速运送寻找医疗救助。夹板固定住肢体或者使用弹力绷带可能在减慢毒液的扩散方面有用。

11.9 常见问题

问 题	回 答
1. 如果我携带含有可待因的非处方(OTC)产品到另一个国家,我会有麻烦吗?	英国皇家学院进行的研究,如文中讨论的,确定了大多数国家允许供个人使用的非处方(OTC)类型的药品的供给。某些国家,如墨西哥,他们的药品供给的法律法规与英国不同;其他国家,像日本,在允许的药品供给方面是限制很严的。根据经验,如果这些药品包装和标记适当,旅行者罕见会遇见相关的问题。
2. 在我的药箱里携带抗生素有用吗?	从文中的研究得出,长途旅行者(比如 1 个月)和前往医疗供给不足或者不可靠的地区者,值得考虑携带抗生素。一般建议这种抗生素应遵医嘱服用。
3. 如果我决定携带抗生素,最好选择哪种?	喹诺酮是最广谱的抵抗旅行中遇见的病原体的抗生素,尽管其抗革兰氏阳性菌活性不是最理想的,可以考虑复方阿莫西林克拉维酸、红霉素或者头孢菌素。对于某些目的地,甲硝唑或者替硝唑是有用的。
4. 我预算有限,我的药箱里最少应包括哪些东西?	对于急救用品,膏药和消毒剂,一些胶布和非粘附性敷料是有用的。携带镇痛药和治疗旅行者腹泻的药物。在疟疾疫区,携带预防性用药,在有以蚊子为媒介传染的疾病的所有地区,携带驱避剂。
5. 在我工作的空档期,我打算为一个慈善机构组织的项目工作。我需要怎样的药品供给?	一个良好的组织机构会提供一个主要的药箱供一组人使用以及个人医药箱携带内容物的建议,当然不要忘记你所有的常规服用的药品。
6. 我很担心被蛇咬伤,我应该携带抗蛇毒血清或者处理蛇咬伤的药箱吗?	对所有旅行者来说,2 个问题的答案都是不用。应始终劝阻使用特别是含有"吸出"毒液设备的药箱。对于探险队,可能需要抗蛇毒血清,参考相关专业中心是合适的。

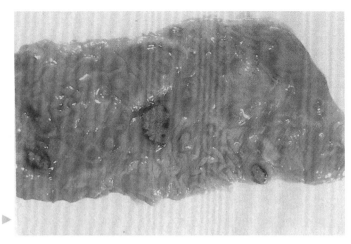

插图1
阿米巴痢疾对结肠的
损伤，显示溃疡和出血 ▶

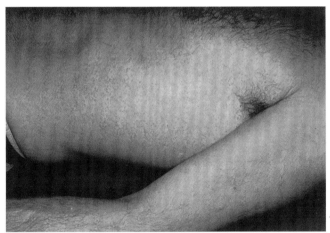

◀ **插图2**
登革热相关的皮疹

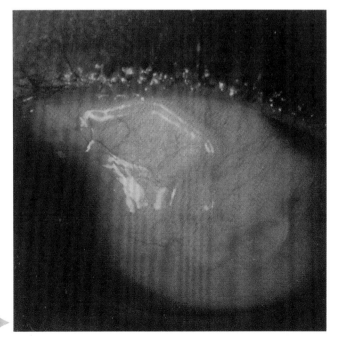

插图3
非洲眼蠕虫 ▶

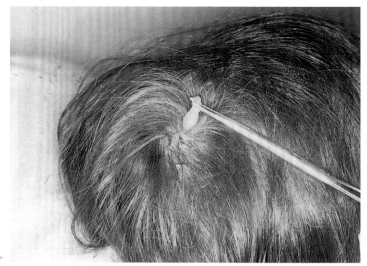

插图4
寄生人类的蝇蛆 2004年 ▶

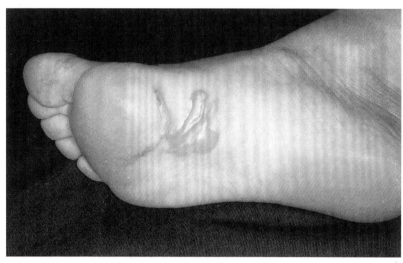

插图5 ▲
皮蚴在脚底的移行症，显示匍行
线可以由水疱病变覆盖 2004年

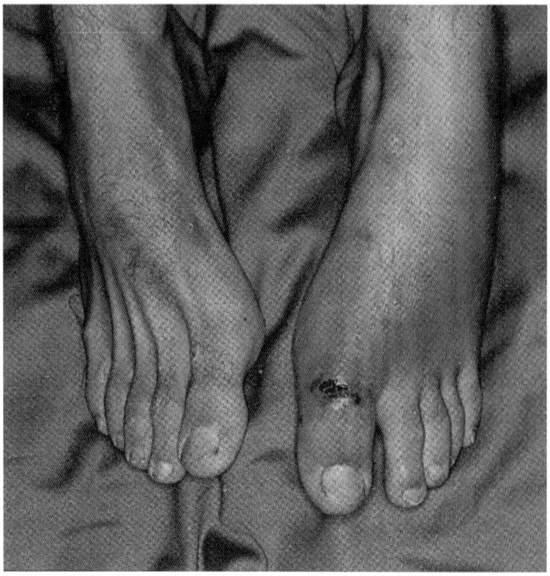

◀ **插图6**
由不合适的靴子造成大脚趾
的坏死性蜂窝组织炎 2004年